Andrea Laghi
Roberto Passariello

La colonscopia
virtuale

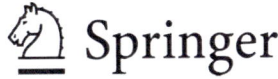
Springer

ANDREA LAGHI
Dipartimento di Scienze Radiologiche
Sapienza Università di Roma
I Facoltà di Medicina e Chirurgia Polo Pontino
ICOT Latina

ROBERTO PASSARIELLO
Dipartimento di Scienze Radiologiche
Sapienza Università di Roma
I Facoltà di Medicina e Chirurgia
Policlinico Umberto I, Roma

ISBN   978-88-470-1066-6
e-ISBN 978-88-470-1067-3

Springer fa parte di Springer Science+Business Media
springer.com
© Springer-Verlag Italia 2008

Progetto grafico della copertina: Simona Colombo, Milano
Realizzazione editoriale: Studio Parole, Milano
Stampa: Printer Trento S.r.l., Trento

Stampato in Italia
Springer-Verlag Italia S.r.l., Via Decembrio 28, I-20137 Milano

La colonscopia virtuale, nota anche come colografia-TC, in poco più di dieci anni è rapidamente evoluta da esame di ricerca a utile strumento diagnostico, pronto ad avere un significativo impatto clinico. La validazione della metodica è stata oramai completata, grazie ai risultati dei recenti trial multicentrici che confermano l'elevata accuratezza della colonscopia virtuale nell'identificazione delle lesioni coliche. La prossima fase consisterà probabilmente nell'introduzione e nella diffusione della stessa nella pratica clinica quotidiana. Tra le maggiori sfide per la disseminazione della colonscopia virtuale sono compresi l'insegnamento e l'addestramento di un adeguato numero di radiologi. Questo fondamentale testo sarà lo strumento per raggiungere i suddetti obiettivi in Italia.

Il prof. Laghi e il prof. Passariello, così come gli autori dei singoli capitoli, hanno prodotto un eccellente lavoro per fornire una visione d'insieme comprensiva sia della colonscopia virtuale sia del suo obiettivo principale: la neoplasia colorettale. Secondo la mia opinione, l'Italia e gli Stati Uniti hanno contribuito più di ogni altro paese all'avanzamento della colonscopia virtuale, in particolare per l'uso quale metodica di screening. Le mie personali collaborazioni con i colleghi italiani sono state particolarmente soddisfacenti e per questo sono proiettato verso il futuro e verso nuovi progetti che possano aiutare ulteriormente lo sviluppo di questa metodica.

Sebbene diverse siano le indicazioni cliniche all'effettuazione di una colonscopia virtuale, lo screening dei soggetti asintomatici per la prevenzione del cancro colorettale è probabilmente la più promettente. Rispetto alla colonscopia ottica, una colonscopia virtuale effettuata con tecnica allo stato dell'arte non solo è altrettanto sensibile (o probabilmente anche più) nell'identificazione di lesioni rilevanti, ma è anche meno invasiva, meno dispendiosa in termini di tempo d'esame, meno costosa, più sicura e, in generale, più conveniente per i pazienti. Per queste ragioni la colonscopia virtuale diventerà probabilmente, nel prossimo futuro, la procedura di scelta per lo screening iniziale del cancro colorettale.

Aprile 2008

P.J. Pickhardt
Department of Radiology
University of Wisconsin Medical School
Madison, WI, USA
Department of Radiology
Uniformed Services University of the Health Sciences
Bethesda, MD, USA

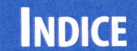

Parte I • Cancro colorettale: epidemiologia e carcinogenesi

Parte II • Colonscopia virtuale: tecnica di esame

Parte III • Colonscopia virtuale: risultati e indicazioni

Capitolo 11.   **Risultati**   115

A. Laghi, F. Iafrate, C. De Cecco

Capitolo 12.   **Indicazioni**   125

G. Simonetti, R. Fiori, F. Laviani

Capitolo 13.   **Il ruolo nello screening**   143

C. Hassan, P. Pickhardt, S. Morini

Capitolo 14.   **Reperti extra-colici: prevalenza e impatto clinico**   155

F. Iafrate, M. Celestre, A. Laghi

Parte IV • Casistica clinica ragionata

ELENCO DEGLI AUTORI

PROF. CARLO BARTOLOZZI
Dipartimento di Radiologia Diagnostica
e Interventistica
Università di Pisa, Pisa

DOTT. DELIA CAMPANELLA
UOA di Radiologia
Istituto per la Ricerca e la Cura del Cancro
(IRCC)
Candiolo (Torino)

DOTT. DAMIANO CARUSO
Dipartimento di Scienze Radiologiche
Sapienza Università di Roma
I Facoltà di Medicina e Chirurgia Polo Pontino
ICOT Latina

DOTT. MICHELA CELESTRE
Dipartimento di Scienze Radiologiche
Sapienza Università di Roma
I Facoltà di Medicina e Chirurgia Polo Pontino
ICOT Latina

DOTT. FRANCESCA CERRI
Dipartimento di Radiologia Diagnostica
e Interventistica
Università di Pisa, Pisa

PROF. MASSIMO CRESPI
Istituto Nazionale Tumori Regina Elena
Roma

DOTT. CARLO DE CECCO
Dipartimento di Scienze Radiologiche
Sapienza Università di Roma
II Facoltà di Medicina e Chirurgia
Ospedale Sant'Andrea, Roma

DOTT. RICCARDO FERRARI
Dipartimento di Scienze Radiologiche
Sapienza Università di Roma
I Facoltà di Medicina e Chirurgia Polo Pontino
ICOT Latina

DOTT. ENRICO FIORI
Dipartimento di Chirurgia "P. Valdoni"
Unità di Endoscopia
Sapienza Università di Roma

I Facoltà di Medicina e Chirurgia
Policlinico Umberto I, Roma

DOTT. ROBERTO FIORI
Dipartimento di Diagnostica per Immagini, Imaging
Molecolare, Radiologia Interventistica
e Radioterapia
Università di Roma "Tor Vergata", Roma

DOTT. PIERLUIGI FRACASSO
Poliambulatorio Don Bosco, ASL RMB
Roma

DOTT. CESARE HASSAN
Unità di Gastroenterologia ed Endoscopia Digestiva
Ospedale "Nuovo Regina Margherita"
Roma

DOTT. FRANCO IAFRATE
Dipartimento di Scienze Radiologiche
Sapienza Università di Roma
I Facoltà di Medicina e Chirurgia
Policlinico Umberto I, Roma

PROF. ANDREA LAGHI
Dipartimento di Scienze Radiologiche
Sapienza Università di Roma
I Facoltà di Medicina e Chirurgia Polo Pontino
ICOT Latina

DOTT. ANTONIETTA LAMAZZA
Dipartimento di Chirurgia "P. Valdoni"
Unità di Endoscopia
Sapienza Università di Roma
I Facoltà di Medicina e Chirurgia
Policlinico Umberto I, Roma

DOTT. FABIA LAVIANI
Dipartimento di Diagnostica per Immagini, Imaging
Molecolare, Radiologia Interventistica
e Radioterapia
Università di Roma "Tor Vergata", Roma

DOTT. PAOLA LUCCHESI
Dipartimento di Scienze Radiologiche
Sapienza Università di Roma
I Facoltà di Medicina e Chirurgia Polo Pontino
ICOT Latina

DOTT. MARCO MACERONI
Dipartimento di Scienze Radiologiche
Sapienza Università di Roma
I Facoltà di Medicina e Chirurgia Polo Pontino
ICOT Latina

PROF. SERGIO MORINI
Unità di Gastroenterologia ed Endoscopia
Digestiva
Ospedale "Nuovo Regina Margherita"
Roma

DOTT. EMANUELE NERI
Dipartimento di Radiologia Diagnostica
e Interventistica
Università di Pisa, Pisa

DOTT. PASQUALE PAOLANTONIO
Dipartimento di Scienze Radiologiche
Sapienza Università di Roma
I Facoltà di Medicina e Chirurgia Polo Pontino
ICOT Latina

PROF. ROBERTO PASSARIELLO
Dipartimento di Scienze Radiologiche
Sapienza Università di Roma
I Facoltà di Medicina e Chirurgia
Policlinico Umberto I, Roma

DOTT. ALESSANDRO PICHI
Dipartimento di Scienze Radiologiche
Sapienza Università di Roma
I Facoltà di Medicina e Chirurgia
Policlinico Umberto I, Roma

DR. PERRY PICKHARDT
Dipartimento di Radiologia
Università di Wisconsin
Madison, WI, USA
Dipartimento di Radiologia
Università di Bethesda, MD, USA

DOTT. DANIELE REGGE
UOA di Radiologia

Istituto per la Ricerca e la Cura del Cancro
(IRCC)
Candiolo (Torino)

DOTT. MARCO RENGO
Dipartimento di Scienze Radiologiche
Sapienza Università di Roma
I Facoltà di Medicina e Chirurgia Polo Pontino
ICOT Latina

DOTT. MAURO RISIO
Servizio di Anatomia ed Istologia Patologica
Istituto per la Ricerca e la Cura del Cancro
(IRCC)
Candiolo (Torino)

PROF. ALBERTO SCHILLACI
Dipartimento di Chirurgia "P. Valdoni"
Unità di Endoscopia
Sapienza Università di Roma
I Facoltà di Medicina e Chirurgia
Policlinico Umberto I, Roma

PROF. GIOVANNI SIMONETTI
Dipartimento di Diagnostica per Immagini, Imaging
Molecolare, Radiologia Interventistica e Radioterapia
Università di Roma "Tor Vergata", Roma

DOTT. ANDREA STAGNITTI
Dipartimento di Scienze Radiologiche
Sapienza Università di Roma
I Facoltà di Medicina e Chirurgia Polo Pontino
ICOT Latina

DOTT. FRANCESCA TURINI
Dipartimento di Radiologia Diagnostica
e Interventistica
Università di Pisa, Pisa

DOTT. FABRIZIO VECCHIETTI
Dipartimento di Scienze Radiologiche
Sapienza Università di Roma
I Facoltà di Medicina e Chirurgia Polo Pontino
ICOT Latina

PARTE I
Cancro colorettale:
epidemiologia e carcinogenesi

CAPITOLO 1

Epidemiologia e razionale per lo screening

Pierluigi Fracasso, Massimo Crespi

Introduzione

Il cancro del colon retto (CCR) è una malattia ad elevata frequenza, potenzialmente letale, ma prevenibile. Uno degli strumenti di prevenzione più efficaci è lo screening, cioè l'offerta ad una popolazione a rischio per una malattia di un intervento atto a identificare e trattare con successo la malattia stessa.

Per essere efficace, uno screening deve soddisfare alcuni requisiti. Deve essere applicato ad una malattia relativamente frequente: se viene infatti utilizzato per una malattia rara o poco comune, non avrebbe alcuna utilità, né alcun impatto sulla salute pubblica; inoltre, la rarità stessa della malattia, o, in altri termini, la bassa probabilità a priori di positività alla malattia porterebbe a risultati negativi in termini di costo-beneficio. Lo screening, inoltre, deve avere un effetto protettivo nel tempo: un esito negativo deve poter assicurare un periodo di tempo ragionevole durante il quale la malattia non si sviluppa, in relazione anche al rapporto tra risorse impiegate e risultati attesi. La malattia oggetto di screening deve essere prevenibile o almeno curabile con successo: in caso contrario, una diagnosi precoce di malattia incurabile avrebbe solo riscontri negativi sulla qualità della vita. Infine, lo screening deve essere accettabile da parte delle persone oggetto dello screening stesso, in quanto un progetto può avere successo solo se l'adesione supera una certa percentuale, prevista preliminarmente, e in genere accettata assestarsi sul 50% della popolazione interessata. Il CCR rappresenta un *target* ideale per lo screening, in quanto malattia frequente, con una storia naturale lunga, prevenibile attraverso l'interruzione della sequenza adenoma-carcinoma mediante la polipectomia endoscopica, curabile con ottimi risultati negli stadi iniziali.

Epidemiologia e fattori di rischio

Gli studi epidemiologici hanno evidenziato come lo sviluppo del CCR dipenda da fattori sia ambientali sia genetici.

Nel mondo esiste una grande variabilità d'incidenza del CCR, con punte massime nell'Europa nord-occidentale, nel Nord America e in Australia, mentre i paesi in via di sviluppo, in particolare Africa e Asia, mostrano incidenze fino a dieci volte inferiori rispetto ai paesi industrializzati [1]. È verosimile che tali differenze siano causate da abitudini di vita (dieta, esercizio fisico ecc.), eventualmente associate ad una diversa suscettibilità genetica. L'ipotesi di una causa ambientale è anche suffragata da recenti dati riguardo l'incidenza di CCR in Giappone, Hong Kong e Singapore, paesi che stanno raggiungendo e superando l'incidenza dei paesi occidentali e dove si sono riscontrate importanti modificazioni degli stili di vita.

A. Laghi, R. Passariello, *La colonscopia virtuale*. ISBN 978-88-470-1066-6 © Springer 2008

Incidenza e mortalità

Nell'Europa comunitaria si riscontrano notevoli variazioni d'incidenza e mortalità (Tabella 1.1). Il CCR risulta al terzo posto come incidenza negli uomini con 150.000 casi/anno, mentre è al secondo posto nelle donne, dopo i tumori del seno, con 130.000 casi/anno. I tassi più elevati si riscontrano nella Repubblica Ceca, in Ungheria, Irlanda, Slovacchia e Slovenia, mentre quelli più bassi caratterizzano paesi come Grecia, Bulgaria, Cipro, Finlandia, Repubbliche Baltiche, Malta e Romania.

L'Italia si situa ad un livello intermedio, con un tasso corretto per età (ASR-W) di 39,2, con 20.457 casi nei maschi e 17.276 nelle donne, per un totale di 37.733 nuovi casi/anno che situano questa neoplasia al secondo posto fra tutte le localizzazioni tumorali.

I dati di mortalità ci danno interessanti spunti di riflessione. Su un totale di 145.076 decessi per CCR in Europa (2002), in Italia se ne riscontrano 9.061 negli uomini e 7.909 nelle donne, per un totale di 16.970, pari all'11,7% dell'Europa. La notevole variabilità di mortalità per CCR in Europa e dei dati di sopravvivenza, che vedremo successivamente, ci dimostrano come lo stato di salute ed il livello di assistenza sanitaria dei paesi che compongono l'Europa Unita siano ancora molto difformi e, in alcuni casi, nettamente deficitari.

Ancora più significativi sono i trend d'incidenza, nettamente in aumento in Estonia, Francia, Italia, Olanda, Polonia, Slovacchia, Slovenia e Spagna, stabili o in lieve declino negli altri paesi. Le cause di questo aumento d'incidenza sono di complessa interpretazione: sicuramente un fattore rilevante è rappresentato dal progressivo estendersi dell'attesa di vita, con conseguente invecchiamento della popolazione. Altra causa ipotizzabile è l'incertezza dei dati epidemiologici riferiti agli anni iniziali dell'ultimo trentennio, specie in alcuni paesi carenti di strutture dedicate alla registrazione dei casi incidenti.

Tabella 1.1 Incidenza e mortalità per cancro colorettale in Europa (GLOBOCAN 2002)

Paese	Maschi				Femmine			
	Casi	ASR-W	Decessi	ASW-W	Casi	ASR-W	Decessi	ASW-W
Austria	2.713	42,1	1.325	20,1	2.451	27,8	1.325	13,9
Belgio	3.304	37,0	1.732	18,7	3.130	26,8	1.764	14,1
Bulgaria	631	25,6	1.114	17,1	1.358	17,0	953	11,4
Cipro	123	23,1	83	15,2	122	19,6	81	12,8
Rep. Ceca	4.374	58,5	2.559	34,0	3.243	32,0	1.938	18,0
Danimarca	1.828	41,0	1.058	23,3	1.800	33,0	1.114	19,2
Estonia	282	31,7	160	17,9	350	23,2	199	12,6
Finlandia	1.031	25,5	477	11,5	1.146	21,1	573	9,8
Francia	19.229	40,8	9.078	18,2	15.718	25,9	8.019	11,8
Germania	31.756	45,5	14.396	19,9	32.053	33,1	16.467	15,7
Grecia	1.937	19,4	1.025	9,7	1.832	15,6	1.006	8,0
Ungheria	3.977	56,6	2.543	35,6	3.509	33,7	2.346	21,2
Irlanda	1.075	43,1	591	23,6	813	27,0	433	13,7
Italia	20.457	39,2	9.061	16,5	17.276	26,6	7.909	10,9
Lettonia	372	24,2	279	18,0	488	17,9	368	12,3
Lituania	615	26,5	424	18,0	616	16,8	434	11,3
Lussemburgo	146	43,6	65	18,6	141	30,7	66	13,4
Malta	77	27,1	46	16,1	78	22,5	46	13,1
Polonia	7.671	31,9	4.432	18,2	7.909	23,5	4.082	11,4
Portogallo	2.826	35,9	1.643	20,0	2.158	21,0	1.307	11,9
Romania	3.429	22,0	2.172	13,6	2.808	14,4	1.843	9,0
Slovacchia	1.745	54,5	1.071	33,2	1.227	27,4	752	16,0
Slovenia	628	43,8	349	24,1	503	25,4	295	14,0
Spagna	12.418	36,8	6.553	18,5	9.546	22,5	5.206	11,3
Svezia	2.761	33,4	1.273	14,9	2.634	26,2	1.209	11,1
Paesi Bassi	4.940	40,9	2.329	18,9	4.582	30,8	2.313	14,4
UK	19.407	39,2	8.912	17,5	16.562	26,5	8.278	12,4
EUROPA	**150.752**		**74.750**		**134.053**		**70.326**	

L'assenza, fino a pochi anni fa, di screening, ma anche di coscienza del problema, è alla base di questi sconfortanti risultati, com'è stato chiaramente dimostrato da un sondaggio in 21 paesi europei condotto dalla Federazione Europea di Gastroenterologia (UEGF, United European Gastroenterology Federation) nel 2004 [2]. Tale studio ha evidenziato, con minime variazioni tra i vari paesi, una scarsa conoscenza delle possibilità di prevenzione del CCR, dei fattori di rischio e dell'esistenza di test di screening. Inoltre, la popolazione intervistata che, al contrario, risultava a conoscenza del problema, ha espresso paura nei confronti dei test di screening e imbarazzo nel dover discutere eventuali disturbi intestinali, persino con il proprio medico.

Infatti, negli Stati Uniti, dove il problema CCR è stato affrontato a tutti i livelli fin dagli anni Ottanta, si è potuta riscontrare una diminuzione d'incidenza dell'1,8%/anno, in quanto misure importanti, sia di prevenzione primaria (dieta, esercizio fisico) sia di screening, sono ormai entrate nella coscienza dei medici e della popolazione.

Sopravvivenza

Un paziente affetto da CCR ha circa il 50 % di possibilità di morire entro cinque anni dalla diagnosi.

Anche in questo caso i dati differiscono tra i vari paesi, con risultati migliori negli Stati Uniti, seguiti da alcuni paesi dell'Europa occidentale, mentre rimangono drammatici nei paesi in via di sviluppo e in svariate nazioni dell'Unione Europea (Tabella 1.2). Un paziente che si ammala negli Stati Uniti ha il 61% di probabilità di sopravvivere dopo 5 anni contro il 30% di un paziente in Cina, ma anche contro il 27% della Polonia, il 37% della Repubblica Ceca e il 38% del Galles (dati dei Registri tumori) [3]. Questa differenza viene attribuita ad una più elevata proporzione di CCR diagnosticati in stadi iniziali e a una migliore qualità delle cure [4].

Tabella 1.2 Sopravvivenza 1 e 5 anni per CCR, dai Registri tumori (EUROCARE-3) – Sopravvivenza standardizzata (%) per età a 1 e 5 anni dalla diagnosi

Paese	Maschi		Femmine	
	1 anno	5 anni	1 anno	5 anni
Austria	73,3	50,8	75,0	54,0
Rep. Ceca	59,2	32,3	61,5	37,1
Danimarca	68,6	42,6	70,2	46,6
Estonia	57,9	35,5	55,7	33,5
Finlandia	73,5	51,7	73,2	52,0
Francia	76,5	54,1	77,8	60,0
Galles	58,2	40,1	56,4	38,2
Germania	72,6	49,0	74,8	53,5
Inghilterra	67,1	44,8	66,7	46,6
Islanda	72,8	47,5	78,2	53,3
Italia	73,4	49,3	73,8	51,2
Malta	63,0	38,5	68,2	53,9
Norvegia	74,2	51,1	75,5	54,5
Paesi Bassi	74,7	53,2	76,3	54,0
Polonia	51,4	26,8	52,5	27,0
Portogallo	71,5	46,3	70,8	43,6
Scozia	67,2	44,1	67,4	46,7
Slovacchia	60,6	32,7	61,1	37,7
Slovenia	60,9	33,9	60,6	36,3
Spagna	72,2	53,0	73,4	54,7
Svezia	76,3	52,3	77,9	55,4
Svizzera	77,8	55,2	78,3	56,9
EUROPA	**70,6**	**47,6**	**71,7**	**50,5**

Fattori di rischio

L'età è uno dei più importanti fattori di rischio. Il CCR, infatti, è raro prima dei 40 anni e il 90% dei casi insorge dopo i 50 anni ed aumenta in modo esponenziale con l'età [5].

Sindromi ereditarie

Esistono due importanti condizioni, trasmesse per via ereditaria in modalità autosomica dominante, che pongono il soggetto affetto ad altissimo rischio di sviluppare CCR. La poliposi adenomatosa familiare (FAP, Familial Adenomatous Polyposis) e la sindrome di Lynch (detta anche tumore ereditario non poliposico, HNPCC nell'acronimo anglofono, Hereditary Non Polyposis Colorectal Cancer) predispongono il soggetto affetto, se non trattato, ad un rischio rispettivamente del 100% e dell'80% di sviluppare CCR.

Queste due sindromi (e le loro varianti, la cui trattazione non rientra nello scopo del presente lavoro) sono relativamente rare e causano circa il 2% del totale dei CCR [6].

Storia personale o familiare di adenoma e cancro colorettale

Le persone con anamnesi positiva per CCR o adenoma sono a rischio di sviluppare una seconda neoplasia. Questo rischio è stimabile intorno al 3-5% per pazienti con CCR o con adenoma avanzato; per adenoma avanzato si intende un adenoma con almeno una tra le seguenti caratteristiche: dimensioni di almeno un centimetro, istologia villosa, presenza di displasia d'alto grado [7]. La rimozione di piccoli adenomi tubulari (inferiori al centimetro) non sembra invece aumentare il rischio di una lesione neoplastica successiva.

La storia familiare positiva per CCR, anche al di fuori delle sindromi sopra descritte, aumenta comunque il rischio di CCR. Avere un familiare di I grado affetto aumenta il rischio personale fino a 2,4 volte rispetto alla popolazione generale, rischio che aumenta fino a 3,8 se il cancro nel familiare è stato diagnosticato prima dei 45 anni di età. Nell'eventualità di due o più casi, il rischio sale ulteriormente fino a 4,2. Il rischio relativo aumenta fino a 1,9 anche se il familiare di I grado è affetto solo da adenoma del colon [8, 9].

Inoltre, le persone con storia familiare positiva si ammalano mediamente 10 anni prima rispetto alle persone senza storia familiare [10]. Per tale motivo si consiglia di iniziare lo screening a 40 anni, oppure 10 anni prima rispetto al caso più giovane diagnosticato in famiglia.

Una familiarità di I grado si riscontra globalmente nel 18% circa della popolazione generale e offre un target preferenziale e prioritario per lo screening, come vedremo in seguito.

Malattie infiammatorie intestinali

L'associazione tra colite ulcerosa e CCR è ben documentata. I principali fattori determinanti sono l'estensione e la durata della malattia. La pancolite aumenta il rischio di 5-15 volte, la colite sinistra di 3 volte. Tale rischio si manifesta generalmente dopo 10 anni di malattia e raddoppia dopo 20 anni. I sottogruppi con colangite sclerosante [11] o familiarità per CCR [12] hanno un rischio ancora maggiore. Le evidenze disponibili sulla malattia di Crohn sono decisamente minori. È accettato comunque che la malattia a localizzazione colica aumenta il rischio di CCR di 4,5 volte [13].

Alcol e fumo

Per un consumo di alcol superiore a 45 g al giorno è stato osservato un aumento del rischio [14]. Anche il fumo di sigaretta è stato associato ad un aumentato rischio [15]. Le persone che uniscono fumo e alcol, inoltre, si ammalano mediamente 7 anni prima rispetto ai non fumatori-non bevitori [16].

Dieta, obesità, diabete mellito

Studi epidemiologici dimostrano che una dieta ricca di frutta e verdura diminuisce del 50% il rischio di CCR nel gruppo a più alto consumo rispetto a quello a più basso consumo [17], anche se uno studio prospettico non è riuscito a riprodurre dati analoghi [18]. Una dieta ricca di carne rossa e di grassi animali espone ad un aumentato rischio di CCR [19]. Uno studio di grandi dimensioni, condotto su oltre mezzo milione di cittadini europei di vari paesi (studio EPIC) ha però confermato l'effetto nettamente protettivo di un'alimentazione ricca di frutta e verdura [20]. Un indice di massa corporea superiore a 25 è associato ad un incremento del rischio del 50% [21], mentre un'attività fisica intensa, sia occupazionale che ricreativa, è associata ad una ridotta incidenza di CCR [22].

Una metanalisi su un totale di più di due milioni e

mezzo di partecipanti [23] ha dimostrato che il rischio aumenta del 30% tra i diabetici rispetto ai non diabetici (RR 1,30, 95% CI 1,20-1,40). Questo dato può anche spiegare, almeno in parte, la maggior incidenza del CCR nelle nazioni industrializzate. La terapia cronica con insulina può a sua volta essere una causa di aumentato rischio nei diabetici: un trial ha stimato in 2,1 (95% CI 1,2-3,4) il rischio relativo associato ad almeno un anno di terapia con insulina [24].

Altre condizioni a rischio

La presenza di anastomosi uretero-colica predispone all'insorgenza di neoplasie in prossimità dell'anastomosi stessa. L'irradiazione della pelvi, in particolare nel cancro della prostata e dell'addome, ha effetto carcinogeno sul colon retto. L'acromegalia predispone ad un aumentato rischio di CCR. Tali condizioni sono comunque relativamente rare come concausa di CCR.

Il razionale per lo screening

Raccomandazioni generali

Le persone con segni o sintomi indicativi di malattia del colon non rientrano, in linea di principio, nelle competenze dello screening (anche se sono di frequente riscontro nella popolazione definita a "rischio generico") e la decisione diagnostica deve essere presa caso per caso dal gastroenterologo.

Tra i sintomi "segnale", di particolare rilevanza sono il sanguinamento rettale e/o una recente alterazione dell'alvo. Uno screening condotto in ambiente medicalizzato deve essere quindi preceduto dalla classificazione del rischio del singolo individuo, basata su alcune semplici domande: ha una storia personale o familiare di adenomi del colon o CCR? Ha una storia personale di malattia infiammatoria intestinale? In caso di risposta affermativa, deve essere fatta un'adeguata stratificazione del rischio di CCR ed eseguiti gli esami diagnostici appropriati; in caso di risposta negativa si può applicare il programma di screening per la popolazione a rischio generico. Nella nostra esperienza si è rivelato utile un semplice questionario per evidenziare le persone sintomatiche e a rischio aumentato. È da sottolineare che il rischio può iniziare anche in età giovanile, per esempio nella FAP o nella sindrome di Lynch, per cui la stratificazione dovrebbe essere fatta prima di sottoporre il soggetto ai test di screening; e ciò non è ovviamente possibile nel caso di screening

generalizzati su popolazione a rischio generico, dove viene offerto il test (di solito quello del sangue occulto fecale) e dove, nei casi positivi, si procede anche agli approfondimenti anamnestici.

Screening nella popolazione a rischio generico

Si è visto che il CCR raramente colpisce soggetti prima dei 50 anni di età. Per tale motivo le Linee guida dell'Associazione Gastroenterologi Americani (AGA) raccomandano lo screening a partire da tale età. In Italia la Legge 388/2000 permette la colonscopia gratuita nel Servizio Sanitario Nazionale ai fini dello screening a partire dai 45 anni di età [25]. I test che verranno qui discussi sono il sangue occulto fecale, la sigmoidoscopia associata o meno al sangue occulto fecale, il clisma del colon con doppio contrasto, il DNA fecale e la colonscopia. La colonscopia virtuale verrà trattata nel Capitolo 13.

Sangue occulto fecale (SOF)

Esistono due tipi di test per il SOF: il test con guaiaco e il test immunologico. Il test al guaiaco richiede restrizioni dietetiche per escludere false positività dovute a perossidasi contenute in alcuni alimenti. L'uso del SOF si basa sui risultati di svariati studi randomizzati, che hanno dimostrato una riduzione della mortalità per CCR [26-29].

Questi studi hanno testato due campioni fecali per tre defecazioni consecutive. In caso di positività il paziente era sottoposto a colonscopia. La ripetizione annuale del SOF ha portato ad una riduzione del 33%, dopo 13 anni, della mortalità per CCR, mentre la ripetizione del test ogni due anni ha dato luogo ad una riduzione del 18% dopo 10 anni, senza reidratazione (che aumenta la sensibilità del test), e del 21% dopo 18 anni con reidratazione. Tuttavia, una grande proporzione di pazienti non ha ottemperato alla ripetizione dello screening, come raccomandato. Nello studio svedese, i soggetti che hanno ottemperato a tutte le ripetizioni biennali del test hanno riscontrato una diminuzione della mortalità addirittura del 55% [30]. Il messaggio è chiaro: l'efficienza del SOF non è correlata al singolo test eseguito una volta sola, ma alla sua periodica ripetizione (annuale o biennale).

Una revisione critica di tali studi ha voluto rimettere in discussione l'efficacia del SOF biennale con attenzione anche alla mortalità per altre cause nel gruppo sottoposto a screening, che è risultata simile al gruppo di controllo [31]. In realtà, un successivo lavoro ha dimostrato che, visti i numeri in gioco, il dato di mortalità generale può essere considerato un risultato casuale [32].

Nei vari studi si è osservato che circa il 2% dei pazienti con SOF positivo hanno un CCR; ciò significa che sono state eseguite circa 50 colonscopie per ogni diagnosi di cancro. In pratica, nello studio USA circa il 38% dei pazienti sottoposti a screening annuale e il 28% di quello biennale sono stati sottoposti a colonscopia; secondo alcuni critici, quindi, la riduzione dell'incidenza di cancro sarebbe analoga a quella riscontrabile con un'esecuzione casuale della colonscopia e non al SOF di per sé. Questo dato ha portato alla proposta di eseguire lo screening direttamente con la colonscopia, esame però difficilmente accettato da soggetti sani asintomatici. Uno studio giapponese su una coorte di oltre 50.000 soggetti della popolazione generale ha però dimostrato, con il SOF, una riduzione del 72% del rischio di morte per CCR e una riduzione significativa del 59% di malattia in stadio avanzato [33].

Comunque, il SOF è il test impiegato nella maggior parte degli screening in Europa, USA e Giappone, data la sua accettabilità da parte di soggetti sani, con risultati più che soddisfacenti [29, 34-35].

In Italia, su 52 programmi di screening attivi nel 2005, solo 6 si avvalgono della sigmoidoscopia, nel quadro, però, di uno studio ad hoc [36].

Sigmoidoscopia

Quattro studi caso controllo hanno riportato che la sigmoidoscopia è associata ad una riduzione della mortalità per CCR [37-40]. Nello studio di Selby [37] la riduzione della mortalità era di due terzi per lesioni localizzate nel retto sigma, mentre negli altri studi [38-40] la riduzione era di circa un terzo. L'effetto di riduzione della mortalità era presente anche dopo 10 anni dal primo esame. Questa protezione protratta nel tempo è confermata da studi di colonscopia [41-43] che dimostrano una bassa incidenza di lesioni dopo 5 anni da una colonscopia negativa e in seguito a un esame iniziale in cui era stata eseguita una polipectomia. Su queste basi, gli esami endoscopici dovrebbero essere riproposti ogni 5 anni.

Una sigmoidoscopia che evidenzi la presenza di uno o più adenomi nel tratto esplorato impone l'esecuzione di una colonscopia totale, specialmente in presenza di un rischio aumentato di neoplasia prossimale: età superiore ai 65 anni, istologia villosa nell'adenoma distale, dimensioni superiori al centimetro e molteplicità delle lesioni. [44]. La riduzione della mortalità per CCR data dall'associazione del SOF e della sigmoidoscopia non è mai

Tabella 1.3 Lesioni prossimali non diagnosticate in soggetti senza lesioni distali alla sigmoidoscopia

Autore	Paese e anno di pubblicazione	Lesioni prossimali non diagnosticate
Betes M	Spagna, 2002	39,3
Cash B	USA, 2001	76
Cheng TI	Taiwan, 2002	39,4
Imperiale TF	USA, 2000	46
Lieberman D	USA, 2000	52
Lin OS	USA, 2002	58
Nakao FS	Brasile, 2001	22,8
Nicholson FB	USA, 2000	25
Rex D	USA, 1999	65,5
Sciallero S	Italia, 1999	15,5
Segnan N	Italia, 2007	62,3
Shoenfeld P	USA, 2002	69
Thiis-Evensen E	Norvegia, 1999	43
Wu JKY	Cina, 2002	53,8

stata studiata in trial randomizzati; tuttavia uno studio ha dimostrato che la sensibilità della sigmoidoscopia per la neoplasia avanzata è del 70% e che aumenta al 76% con l'associazione del SOF [45]. I vantaggi della sigmoidoscopia sono quelli di un esame meno invasivo, meglio tollerato rispetto alla colonscopia e che può essere condotto anche da personale meno specializzato, con preparazione intestinale minima da parte del paziente. La percentuale di complicanze sembra essere minore rispetto alla colonscopia: 0,88 su 1.000 sigmoidoscopie [46]. Tuttavia la sigmoidoscopia, anche eseguita secondo i parametri su esposti, espone ad un rischio elevato di lesioni prossimali non diagnosticate, come dimostrato da numerosi studi (Tabella 1.3).

Tre studi di colonscopia, in particolare, hanno dimostrato che la sigmoidoscopia avrebbe diagnosticato una percentuale di lesioni variabile tra il 35% in uno studio su sole donne [47] e il 50% in altri due studi [44, 48]. Inoltre, non sono ancora disponibili i dati sulla riduzione di mortalità per CCR ottenibili con lo screening mediante sigmoidoscopia, data la brevità del follow-up.

Colonscopia

Non esistono trial randomizzati che dimostrino che la colonscopia di screening di per sé diminuisce la mortalità per CCR in persone a rischio generico; uno studio ha dimostrato una riduzione della mortalità in persone ad elevato rischio (sindrome di Lynch) [49]. La visualizzazione dell'intestino è migliore rispetto a quella nella sigmoidoscopia, sia per la più idonea preparazione intestinale sia per la qualità degli strumenti. Poiché esistono evidenze secondo le quali la sigmoidoscopia riduce la mortalità nel tratto esplorato e con la colonscopia si può esaminare la totalità del grosso intestino, è ipotizzabile che la riduzione della mortalità ottenuta con la sigmoidoscopia sia riproducibile e aumentabile. Due studi di coorte hanno dimostrato che la colonscopia riduce l'incidenza del CCR in persone con polipi adenomatosi [42, 43].

Gli svantaggi della colonscopia sono i problemi ad essa correlati, la necessità di premedicazione, la preparazione intestinale, e la possibilità di eseguire un esame incompleto. Il rischio di perforazione in una popolazione, assistita negli Stati Uniti dal programma "Medicare", era di 1,96 per 1.000 colonscopie, circa il doppio rispetto alla sigmoidoscopia [46]. In un'altra serie di 16.000 colonscopie, la percentuale di complicanze era di 0,8 per 1.000 colonscopie senza biopsie e 7 per 1.000 colonscopie con biopsia o polipectomia [50]. In questa serie la percentuale di colonscopie di screening era bassissima (0,7%) e quindi il dato può essere influenzato dalla co-morbidità. Nella nostra esperienza, su 278 colonscopie di screening non si sono verificate complicanze maggiori [51].

La sensibilità della colonscopia è dipendente dall'esperienza e dalla tecnica dell'endoscopista. Una revisione degli studi sulle colonscopie ripetute (le cosiddette "colonscopie tandem") ha identificato un totale di 465 pazienti con una mancata diagnosi del 2% di adenomi superiori a 10 mm [52]. Un altro studio ha rilevato come la capacità di evidenziare adenomi con la colonscopia fosse influenzata dal tempo di retrazione dello strumento dal cieco, con una variabilità tra il 9,4% e il 32,7%, con una migliore capacità diagnostica per gli endoscopisti che ritraevano lo strumento in più di 6 minuti [53]. Per la colonscopia è considerato ottimale un intervallo di screening di 10 anni, in considerazione della bassa percentuale di lesioni nel follow-up dopo la polipectomia, quindi in soggetti ad alto rischio [54].

Uno studio canadese ha seguito una coorte di 35.975 persone dopo una colonscopia negativa e ha comparato l'incidenza di CCR nella popolazione generale. L'incidenza, dopo 10 anni, era del 72% inferiore all'atteso [55]. Un altro studio, condotto su 154 soggetti a rischio generico con colonscopia

Tabella 1.4 Accettazione dei test di screening in aree italiane

	Nord	Centro	Sud
SOF	37,8%	24,5%	30,2%
Colonscopia	11,3%	14,2%	2,8%

negativa, ha dimostrato un'incidenza a 5 anni inferiore all'1% di lesioni avanzate [56]. Un recente studio multicentrico italiano ha evidenziato un netto gradiente Nord/Sud nell'accettazione di una colonscopia di screening, benché consigliata direttamente dal Medico di Medicina Generale (MMG), mentre l'accettazione del SOF è risultata più omogenea (Tabella 1.4). Fattori culturali e la stessa convinzione dell'MMG nel consigliare la colonscopia hanno pesantemente influenzato questi risultati [51].

In definitiva, la colonscopia è a tutt'oggi l'esame di riferimento, purtroppo gravato da una scarsa accettabilità da parte delle persone sane.

Clisma del colon con doppio contrasto

Anche in questo caso non ci sono evidenze che tale metodica riduca la mortalità per cancro del colon. L'esame permette di analizzare l'intero colon, ma la sensibilità nei confronti della colonscopia non supera il 50% per i polipi di 1 cm o più di diametro [57]. Inoltre, il clisma del colon non può discriminare artefatti dovuti a feci rispetto a polipi, e le lesioni sospette devono essere susseguentemente rimosse o bioptizzate mediante colonscopia. Nella valutazione dei benefici e dei rischi, deve anche essere compreso il pericolo derivante dall'esposizione alle radiazioni ionizzanti (vedi Capitolo 5).

DNA fecale

Un test promettente, ancora non verificato in studi di prevenzione, è l'analisi del DNA fecale. Circa l'85% dei casi di CCR derivano da un'instabilità cromosomica, che permette l'accumulo progressivo di mutazioni a carico del gene della poliposi adenomatosa (APC), del gene oncosoppressore p53 e dell'oncogene K-ras [58]. Il restante 15% deriva da mutazioni in geni del *mismatch repair* del DNA che si manifestano con instabilità dei microsatelliti (MSI) [59]. Uno studio pilota ha valutato sensibilità e specificità dell'analisi del DNA fecale su 21 mutazioni dei geni

APC, p53 e K-ras, instabilità dei microsatelliti e un *marker* di DNA allungato, che riflette i disturbi dell'apoptosi. Rispetto al sangue occulto fecale, l'analisi del DNA fecale si è dimostrata quattro volte più sensibile nella diagnosi di cancro e due volte più sensibile nella diagnosi di adenoma con displasia. La specificità di entrambe le metodiche è intorno al 95% [60].

Questa metodica appare molto promettente, ancorché costosa, per un impiego in screening di popolazione, per il quale non è stata ancora validata.

Screening nelle persone ad alto rischio

Rischio familiare generico

La storia familiare di CCR o di polipi adenomatosi aumenta, come abbiamo detto, il rischio di CCR.

Le raccomandazioni relative allo screening nelle persone a rischio familiare derivano principalmente dagli studi su popolazione generale e dalle conoscenze della biologia e dell'epidemiologia del CCR, in quanto mancano studi specifici. In presenza dei suddetti fattori di rischio l'esame di scelta è direttamente la colonscopia, come richiesto dall'American College of Gastroenterology e codificato dalle Linee guida italiane per il CCR [61]. Il comportamento corretto è sintetizzato dalla Tabella 1.5.

Rischio da poliposi adenomatosa familiare (FAP)

I familiari di I grado di pazienti affetti da FAP hanno un rischio di ammalarsi a loro volta di FAP del 50%, in quanto la malattia è trasmessa con modalità autosomica dominante. I polipi adenomatosi si manifestano, in genere, nella seconda decade di vita e l'età media di comparsa del CCR è intorno ai 40 anni. In questo caso lo screening deve iniziare tra i 10 e 15 anni di età e può essere condotto con la sigmoidoscopia, in quanto i polipi hanno una distribuzione distale. È possibile eseguire il test genetico, che deve essere condotto da genetisti esperti e dopo consulenza genetica familiare [62].

Rischio da sindrome di Lynch (tumore ereditario non poliposico, HNPCC)

La sindrome di Lynch, detta anche tumore ereditario non poliposico (HNPCC), è una malattia autosomica dominante, caratterizzata da una mutazione in uno dei

Tabella 1.5 AssR: Linee guida per il CCR

Soggetti a rischio aumentato

Familiarità semplice
(Un parente di I grado con CCR diagnosticato oltre i 50 anni di età)
- colonscopia periodica (10 anni) ad iniziare dai 40 anni di età

oppure
- stesso screening di quelli a rischio generico (SOF annuale ed endoscopia ogni 5 anni ad iniziare dai 40 anni di età)

Familiarità complessa
(Un parente di I grado con CCR diagnosticato prima dei 50 anni di età)

oppure (2 o più parenti di I grado con CCR)
- colonscopia periodica ad iniziare dai 40 anni di età (comunque 10 anni prima rispetto all'età del parente affetto)

geni che regolano l'eliminazione degli errori di replicazione del DNA (DNA *mismatch repair*). Questa malattia espone il soggetto affetto ad un rischio di ammalarsi di tumore, prevalentemente del colon, di circa l'80%. La diagnosi clinica è piuttosto complessa ed è stata rivisitata varie volte. I criteri diagnostici, noti come "criteri di Amsterdam" [63], sono stati modificati in un successivo meeting a Bethesda e sono elencati nella tabella 1.6 [64]. La conferma del sospetto clinico deve avvenire con un test genetico d'instabilità dei microsatelliti.

Esiste un'evidenza stando alla quale la colonscopia, ogni 3 anni, in questo gruppo di rischio riduce sia l'incidenza che la mortalità del CCR [65]. In questo caso la sorveglianza deve iniziare a 20 anni di età oppure 10 prima del caso più giovane di cancro in famiglia [66].

Pazienti trattati per polipi adenomatosi o per cancro

I pazienti trattati per polipi adenomatosi devono essere classificati in: a) pazienti con adenoma avanzato; b) con adenoma tubulare a displasia lieve o moderata. La polipectomia endoscopica previene l'insorgenza di CCR [42, 43] e l'esecuzione di una colonscopia dopo 1 anno dalla polipectomia non diminuisce l'incidenza di CCR rispetto ad una colonscopia eseguita dopo 3 anni. Anche l'incidenza di lesioni significative dopo polipectomia è bassa [54]. Per tale motivo, una condotta prudenziale consiglia una colonscopia dopo 3

Tabella 1.6 Sindrome di Lynch

Criteri di Amsterdam

almeno 3 parenti di I grado affetti da un cancro associato alla sindrome di Lynch: colon retto, endometrio, intestino tenue, uretere, pelvi renale, più:

uno degli affetti, parente di I grado degli altri due;

almeno 2 generazioni affette, almeno 1 paziente diagnosticato prima dei 50 anni di età;

esclusione della FAP;

verifica istologica dei tumori.

Criteri di Bethesda

B1 Famiglie che soddisfano i criteri di Amsterdam

B2 Pazienti con due tumori correlati alla sindrome di Lynch

B3 Pazienti con CCR e un familiare di I grado con tumore Lynch correlato prima dei 45 anni di età o adenoma del colon prima dei 40 anni di età

B4 Pazienti con CCR o tumore dell'endometrio diagnosticato prima dei 45 anni di età

B5 Pazienti con CCR prossimale alla flessura splenica, con istologia indifferenziata solida o cribriforme, diagnosticato prima dei 45 anni di età

B6 Pazienti con CCR prossimale alla flessura splenica, con istologia a cellule con castone diagnosticato prima dei 45 anni di età

B7 Individui con adenoma diagnosticato prima dei 40 anni di età

anni in pazienti con adenoma avanzato rimosso, e dopo 5 in caso di adenoma tubulare.

Circa il 70% dei pazienti operati per CCR è sottoposto ad un intervento potenzialmente "curativo". Tutti questi soggetti devono comunque essere inseriti in un programma di follow-up in quanto un tumore recidivante si osserva nel 25-42% dei casi dopo chirurgia "curativa", mentre un cancro metacrono viene diagnosticato nell'1-5% dei pazienti. Polipi adenomatosi si sviluppano nel 10-15% degli operati nei 2 anni dopo l'intervento chirurgico, periodo in cui si osserva anche la maggior parte delle recidive. Il rischio di recidiva di malattia è modificato da numerose variabili (età, sesso, stadio della lesione primitiva, familiarità, area geografica ecc.); tuttavia non esiste nessun sottogruppo escludibile "a priori" da un programma di sorveglianza. Infatti, anche i pazienti con neoplasia di stadio I hanno un rischio di recidiva maggiore del 10%. È inoltre indispensabile eseguire una valutazione colonscopica pre-operatoria per escludere la presenza di lesioni sincrone benigne o maligne. Qualora l'indagine non fosse stata effettuata, deve essere eseguita quanto prima (3-6 mesi) dopo l'intervento.

Pazienti con malattie infiammatorie croniche intestinali (IBD)

Nonostante il rischio sia aumentato nelle persone con IBD, non esistono studi controllati che dimostrino una riduzione dello stesso in pazienti sottoposti a colonscopia di sorveglianza. Uno studio caso controllo ha dimostrato una sopravvivenza aumentata nei pazienti sottoposti a sorveglianza [67]. Normalmente, nei pazienti affetti da IBD viene consigliata una colonscopia con biopsie multiple ogni 2 anni.

Conclusioni

Il CCR è una malattia prevenibile, sia mediante misure di prevenzione primaria sia in conseguenza dell'asportazione di polipi adenomatosi. Il problema viene quindi ribaltato sulle strutture sanitarie e sulla loro capacità e priorità nell'organizzare adeguate campagne d'informazione e di screening e nell'assicurare una risposta tempestiva e tecnicamente corretta al trattamento dei casi diagnosticati, specie per quelli in fase precoce.

Una maggiore preparazione del corpo sanitario, in particolare degli MMG, è di grande importanza per l'avvio di soggetti sani allo screening e di ancora maggiore rilevanza nel selezionare, con semplici dati anamnestici, i soggetti possibilmente ad alto rischio.

I test di screening oggi disponibili si sono dimostrati efficaci ed efficienti, ma risentono di una scarsa partecipazione. La disponibilità di nuove metodiche, tra le quali la colonscopia virtuale, apre un nuovo scenario che, una volta validato in studi di popolazione, con una particolare attenzione ai costi, potrebbe incrementare significativamente la sopravvivenza e diminuire la mortalità sede specifica.

Bibliografia

1. Ferlay J, Bray F, Pisani P et al GLOBOCAN (2002) Cancer incidence, mortality and prevalence worldwide. IARC Cancer Base, No. 5, version 2.0. IARC Press, Lyon, 2004
2. Keighley MR, O'Morain C, Giacosa A et al (2004) Public awareness of risk factors and screening for colorectal cancer in Europe. 1 Eur J Cancer Prev 13:257-62
3. Sant M, Aareleid T, Berrino F and the EUROCARE Working Group (2003): EUROCARE-3 Survival of cancer patients diagnosed 1990-94. Results and commentary. Annals of Oncology 14:61-118.
4. Ries L, Kosary CL, Hankey BF et al (1998) SEER Cancer statistic review 1973-1995. National Cancer Institute, Bethesda
5. Eddy DM (1990). Screening for colorectal cancer. Ann Intern Med 13: 373-384
6. Ponz de Leon M, Passatelli R, Benfatti P et al (1993). Identification of hereditary non-polyps colorectal cancer in general population: the 6-year experience of a population-based registry. Cancer 71:3493-3501
7. Atkin WS, Morson BC, Cuzic J et al (1992) Long-term risk of colorectal cancer after excision of rectosigmoid adenomas. N Engl J Med 326: 658-662
8. Johns LE, Houlston RS (2001) A systematic review and meta-analysis of familial colorectal cancer risk. Am J Gastroenterol 96:2992-3003
9. Cottet V, Pariente A, Nalet B et al (2007) Colonoscopic screening of first-degree relatives of patients with large adenomas: increased risk of colorectal tumors. Gastroenterology 133:1086-1092
10. Fuchs CS, Giovannucci EL, Colditz GA et al (1994) A prospective study of family history and the risk of colorectal cancer. N Engl J Med 331:1669-1674
11. Brentall TA, Haggitt RC, Rabinovitch PS et al (1996) Risk and natural history of colonic neoplasia in patients with primary sclerosing cholangitis and ulcerative colitis. Gastroenterology 110:331-8
12. Chambers WM, Warren BF, Jewell DP et al (2005) Cancer surveillance in ulcerative colitis. Br J Surg 92:928-936
13. Canavan C, Abrams KR, Mayberry J (2006) Meta-analysis: colorectal and small bowel cancer risk in patients with Crohn's disease. Aliment Pharmacol Ther 23:1097-104
14. Cho E, Smith-Warnr SA, Ritz J et al (2004) Alcohol intake and colorectal cancer: a pooled analysis of 8 cohort studies. Ann Intern Med 140:603-13
15. Sturmer T, Glynnm RJ, Lee IM et al (2000) Lifetime cigarette smoking and colorectal cancer incidence in the physicians' health study. J Natl Cancer Inst 92:1178-81
16. Zisman AL, Nickolov A, Brand RE et al (2006) Association between the age at diagnosis and location of colorectal cancer and use of alcohol and tobacco: implication for screening. Arch Intern Med 166:629-634
17. Slattery ML, Boucher KM, Caan BJ et al (1998) Eating patterns and risk of colon cancer. Am J Epidemiol 148:4-16
18. Michels KB, Giovannucci E, Joshipura KJ et al (2000) Prospective study of fruit and vegetable consumption and incidence of colon and rectal cancers. J Natl Cancer Inst 92:1740-52
19. Chao A, Thun MJ, Connell CJ et al (2005) Meat consumption and risk of colorectal cancer. JAMA 293: 172-82
20. Bingham SA, Day NE, Luben R et al. (2003) Dietary fibre in food and protection against colorectal cancer in the European Prospective Investigation into Cancer and Nutrition (EPIC): an observational study. Lancet 361:1496-501.
21. Calle EE, Rodriguez C, Walzer K et al (2003) Overweight, obesity and mortality from cancer in a prospectively studied cohort of U.S. adults. N Engl J Med 348:1625-38
22. Nilsen TI, Vatten LJ (2001) Prospective study of colorectal cancer risk and physical activity, diabetes, blood glucose and BMI: exploring the hyperinsulinemia hypothesis. Br J Cancer 84:417-22
23. Larsson SC, Orsini N, Wolk A (2005) Diabetes mellitus and risk of colorectal cancer: a meta-analysis. J Natl Cancer Inst 97:1679-85
24. Yang X, Hennessy S, Lewis JD (2004) Insulin therapy and colorectal cancer among type 2 diabetes mellitus patient. Gastroenterology 127:1044-50
25. Rex DK and ACG Board of Trustees (2004) American College of Gastroenterology: action plan for colorectal cancer prevention. Am J Gastroenterol 99: 574-577
26. Mandel JS, Bond JH, Church TR et al (1993) Reducing mortality from colorectal cancer by screening for faecal occult blood. Minnesota Colon Cancer Control Study. N Engl J Med 328:1365-1371
27. Hardcastle JD, Chamberlain JO, Robinson MH et al (1996) Randomized controlled trial of faecal occult-blood screening for colorectal cancer. Lancet 348: 1472-77
28. Kronborg O, Fenger C, Olsen J et al (1996) Randomized study of screening for colorectal cancer with faecal occult-blood test. Lancet 348:1467-1471
29. Mandel JS, Church TR, Ederer F et al (1999) Colorectal cancer mortality: effectiveness of biennial screening for fecal occult blood. J Natl Cancer Inst 91:434-437
30. Kewenter J, Brevinge H, Engaras B et al (1994) Results of screening, rescreening, and follow-up in a prospective randomized study for detection of colorectal cancer by fecal occult blood testing. Results for 68. 308 subjects. Scand J Gastroenterol 29:468-73
31. Moayyedi P, Achkr E (2006) Does faecal occult-blood testing reduce mortality? A reanalysis of systematic data. Am J Gastroenterol 101:380-4
32. Church TR, Ederer F, Mandel JS (2002) All-cause mortality in randomized trials of cancer screening. J Natl Cancer Inst 94:865-6

33. Lee KJ, Inoue M, Otani T et al (2007) Colorectal cancer screening using fecal occult blood test and subsequent risk of colorectal cancer: A prospective cohort study in Japan. Cancer Detection and Prevention 31:3-11

34. Crespi M, Lisi D (2002) Is colorectal cancer screening by fecal occult blood feasible? Annals of Oncology 13:47-50

35. Benson VS, Patnick J, Davies AK et al (2008) Colorectal cancer screening: a comparison of 35 initiatives in 17 countries. Int J Cancer 122:1357-1367

36. Zorzi M, Barca A, Falcini F et al. (2007) Screening for colorectal cancer in Italy: 2005 survey. Epidemiol Prev 31: 49-60

37. Selby JV, Friedman GD, Quesenberry CP Jr et al (1992) A case control study of screening sigmoidoscopy and mortality from colorectal cancer. N Engl J Med 326:653-657

38. Newcomb PA, Norfleet RG, Storer BE et al (1992) Screening sigmoidoscopy and colorectal cancer mortality. J Natl Cancer Inst 84:1572-1575

39. Muller AD, Sonnenberg A (1995) Protection by endoscopy against death from colorectal cancer. A case-control study among veterans. Arch Intern Med 155:1741-1748

40. Kavanagh AM, Giovannucci EL, Fuchs CS et al (1998) Screening endoscopy and risk of colorectal cancer in United States men. Cancer Causes Control 9:455-462

41. Rex DK, Cummings OW, Helper DJ et al (1996) Five-year incidence of adenomas after negative colonoscopy in asymptomatic average-risk persons. Gastroenterology 111:1178-1181

42. Winawer SJ, Zauber AG, Ho MN et al (1993) Prevention of colorectal cancer by colonoscopic polypectomy. The National Polyp Study Workgroup. N Engl J Med 329:1977-1981

43. Citarda F, Tomaselli G, Capocaccia R et al (2001) Efficacy in standard clinical practice of colonoscopic polypectomy in reducing colorectal cancer incidence. Gut 48: 812-815

44. Lieberman DA, Weiss DG, Bond JH et al (2000) Use of colonoscopy to screen asymptomatic adults for colorectal cancer. Veterans Affairs Cooperative Study Group 380. N Engl J Med 343:162-168

45. Lieberman DA, Weiss DG (2001) One-time screening for colorectal cancer with combined fecal occult blood testing and examination of the distal colon. N Engl J Med 345:555-560

46. Gatto NM, Frucht H, Sudarajan V et al (2003) Risk of perforation after colonoscopy and sigmoidoscopy: a population based study. J Ntl Cancer Inst 95:230-6

47. Schoenfeld P, Cash B, Flooe A et al (2005) Colonoscopic screening of average-risk women for colorectal neoplasia. N Engl J Med 352:2061-8

48. Imperiale TF, Wagner DR, Lin CY et al (2000) Risk of advanced proximal neoplasms in asymptomatic adults according to the distal colorectal findings. N Engl J Med 343:169-174

49. Jarvinen HJ, Aarnio M, Mustonen H et al (2000) Controlled 15-year trial on screening for colorectal cancer in families with hereditary non-polyposis colorectal cancer. Gastroenterology 118:829-834

50. Levin TR, Zhao W, Conell C et al (2006) Complication of colonscopy in an integrated health care delivery sistem. Ann Intern Med 145:880-6

51. Crespi M, Lisi D (2007) Compliance to different screening modalities for colorectal cancer in Italy. Dig Liver Dis 39 S215

52. van Rijn JC, Reitsma JB, Stoker J et al (2006) Polyp miss rate determined by tandem colonoscopy: a systematic review. Am J Gastroenterol 101:343-50

53. Barclay RL, Vicari JJ, Doughty AS et al (2006) Colonscope with dawal times and adenoma detection during screening colonoscopy. N Engl J Med 355:2533-41

54. Winawer SJ, Zauber AG, O'Brien MJ et al (1993) Randomized comparison of surveillance intervals after colonoscopic removal of newly diagnosed adenomatous polyps. The National Polyp Study Workgroup. N Engl J Med 328:901-906

55. Singh H, Turner D, Xue L et al. (2006) Risk of developing colorectal cancer following a negative colonoscopy examination: evidence for a 10-year interval between colonoscopies. JAMA 295:2366-73

56. Rex DK, Cummings OW, Helper DJ et al (1996) Five-year incidence of adenomas after negative colonoscopy in asymptomatic average-risk persons. Gastroenterology 111:1178-1181

57. Winawer SJ, Stewart ET, Zauber AG et al (2000) A comparison of colonoscopy and double contrast barium enema for the surveillance after polypectomy. National Polyp Study Group. N Engl J Med 342:1766-72

58. Lengauer C, Kinzler KW, Vogelstein B (1997) Genetic instability in colorectal cancers. Nature 386:623-7

59. Thibodeau SN, Bren G, Schaid D (1993) Microsatellite instability in cancer of the proximal colon. Science 260:816-9

60. Imperiale TF, Ransohoff DF, Itzkowitz SH et al (2004) Fecal DNA versus fecal occult blood for colorectal-cancer screening in an average-risk population. N Engl J Med 351:2704-14

61. Capurso L, Crespi M, Pacini F et al (2002) Linee guida su screening, diagnosi precoce e trattamento multidisciplinare del cancro del colon-retto. Agenzia per i Servizi Sanitari Regionali, Roma

62. Bertario L, Arrigoni A, Aste H et al (1997) Recommendation for clinical management of familial adenomatous polyposis. Tumori, 83:800-803

63. Vasen HF, Watson P, Mecklin JP et al (1999) New clinical criteria for hereditary non-polyposis colorectal cancer (HNPCC, Lynch syndrome) proposed by the International Collaborative Group on HNPCC. Gastroenterology 116:1453-1456

64. Rodriguez-Bigas MA, Boland CR, Hamilton SR et al (1997) A national cancer institute workshop on hereditary non-polyposis colorectal cancer syndrome: meeting highlights and Bethesda guidelines. J Natl Cancer Inst 89:1758-1762

65. Jarvinen HJ, Aarnio M, Mustonen H et al (2000) Controlled 15-year trial on screening for colorectal cancer in families with hereditary non-polyposis colorectal cancer. Gastroenterology 118:829-834

66. Bertario L, Aste H, Arrigoni A et al (1996) Clinical aspects and management of Hereditary Non-Polyposis Colorectal Cancer (HNPCC). Tumori 82 (2):117-121

67. Choi PM, Nugent FW, Schoetz DJJ et al (1993) Colonoscopic surveillance reduces mortality from colorectal cancer in ulcerative colitis. Gastroenterology 105:418-424

CAPITOLO 2

Carcinogenesi: la sequenza adenoma-carcinoma e i pathway alternativi

Mauro Risio

Le fasi premorfologiche della carcinogenesi

La carcinogenesi è un processo multifasico e multifattoriale che si sviluppa attraverso una sequenza di eventi biologici intermedi tra l'esposizione ad uno o più carcinogeni e l'insorgenza di una neoplasia invasiva. Nei primissimi stadi, l'innesco della carcinogenesi intestinale può essere evidente nella mucosa priva di alterazioni istologiche anche in completa assenza di lesioni neoplastiche endoscopicamente rilevabili. Si tratta di alterazioni cellulari o molecolari associate alla iniziazione/promozione neoplastica, conseguenti all'interazione tra fattori ambientali o microambientali ed epitelio intestinale, che possono essere evidenziate e, in alcuni casi, anche misurate in aree molto estese della mucosa [1].

Sia la proliferazione cellulare che l'apoptosi, dal cui bilancio omeostatico dipende fortemente il trofismo della mucosa [2], sono precocemente alterate nella carcinogenesi. In particolare, il significativo incremento e l'anomala dislocazione dell'attività proliferativa nella mucosa sono presenti nei pazienti portatori di neoplasia colica (Fig. 2.1) e in quelli che la svilupperanno entro pochi anni [3, 4]. Analogamente, anomalie della differenziazione cellulare e, soprattutto, espressione differenziale di numerosi geni notoriamente coinvolti nella carcinogenesi [5] possono essere rilevate nella mucosa normale anche a notevole distanza dal tumore (Fig. 2.2). Nell'insieme questi risultati avvalorano l'ipotesi che, inizialmente, i processi tumorigenetici sono mediati da un *field defect* esteso a tutta o, perlomeno, a gran parte della superficie mucosa dell'intestino. Ne deriva che, anche se si manifesta in forma di lesioni focali di varia tipologia e dimensioni, la neoplasia intestinale è essenzialmente una malattia poli-crono-topica, che origina e progredisce, cioè, nel contesto di una mucosa diffusamente pre-neoplastica, orientata e predisposta a sviluppare, nel tempo o simultaneamente, nello stesso o in differenti segmenti anatomici, multiple neoplasie: da qui il razionale per pianificare le strategie di prevenzione ed i programmi di screening del carcinoma colorettale (CCR).

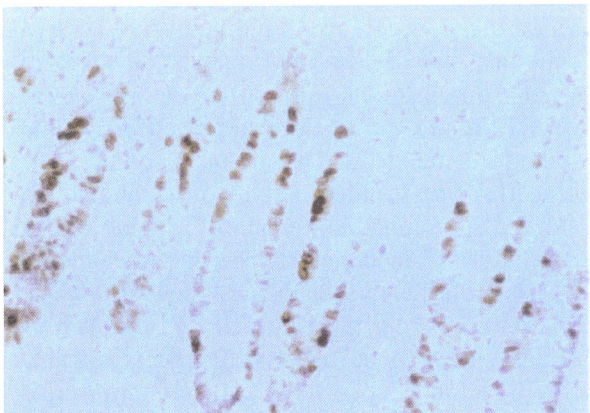

Fig. 2.1. L'attività proliferativa è significativamente alterata nella mucosa intestinale dei pazienti con neoplasia colorettale. Rispetto alla popolazione controllo, il compartimento proliferativo (nuclei marcati in marrone) è espanso e prevalentemente delocalizzato nelle porzioni superficiali della mucosa

A. Laghi, R. Passariello, *La colonscopia virtuale*. ISBN 978-88-470-1066-6 © Springer 2008

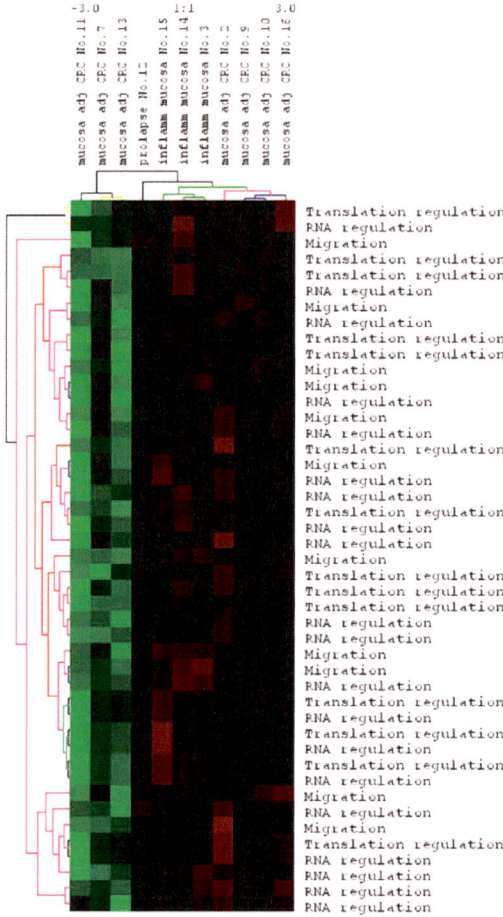

Fig. 2.2. Esempio d'analisi di espressione genica effettuata su campioni di mucosa normale adiacente a tumori colorettali. I tessuti sono stati analizzati per il profilo d'espressione dell'intero genoma, utilizzando microarrays a oligonucleotidi con doppia fluorescenza (Agilent Whole Genome oligoarrays). Prendendo in considerazione alcuni geni che regolano la trascrizione, è possibile osservare come l'espressione sia opposta (incremento/decremento) in alcuni campioni (segnale verde/decremento) ripetto agli altri (segnale rosso/incremento) (Cortesia della prof.ssa M.F. Di Renzo, IRCC Candiolo-Torino)

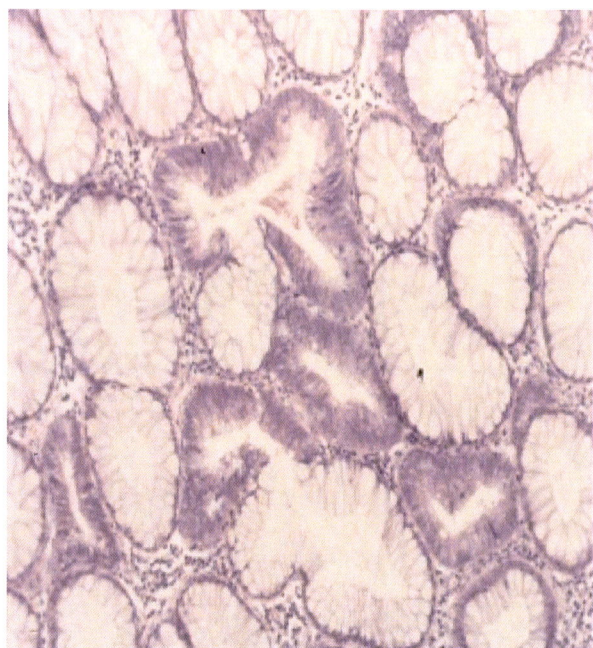

Fig. 2.3. Microadenoma (Aberrant Crypt Foci, ACF): quattro cripte delimitate da epitelio displastico, facilmente distinguibile da quello, normale, che tappezza le cripte circostanti

Dalla cripta aberrante all'adenoma

La maggior parte degli adenocarcinomi del grosso intestino è preceduta da una fase preinvasiva di neoplasia intraepiteliale di varia durata [6]: dal punto di vista morfologico il termine "displasia" viene convenzionalmente applicato all'insieme di alterazioni citocariologiche e architetturali che definiscono la neoplasia intraepiteliale. Il processo neoplastico è pertanto un continuum singolo ed indivisibile che inizia nel contesto dell'epitelio colico e progredisce attraverso la progressiva ingravescenza della displasia sino a quando si verifica l'invasione della sottomucosa attraverso la *muscularis mucosae* e la definizione di adenocarcinoma può essere correttamente attribuita.

L'adenoma unicriptico o limitato a poche cripte di Lieberkhun della mucosa intestinale (< 5, microadenoma, Aberrant Crypt Foci, ACF) [7] è la lesione minima precoce della neoplasia intraepiteliale morfologicamente identificabile nell'uomo: la cripta aberrante, al contrario della normale, è rivestita da epitelio displastico ipercellulare, con nuclei ipercromici e stratificati (Fig. 2.3). Esiste evidenza che, tra gli eventi biomolecolari associati alle fasi iniziali della tumorigenesi, le alterazioni nella distribuzione topografica della proliferazione cellulare nella mucosa precedono strettamente la comparsa dell'adenoma unicriptico: dal compartimento proliferativo abnormemente dislocato alla superficie della mucosa origina l'abbozzo della cripta adenomatosa che, in tempi successivi, ripopola progressivamente la mucosa dall'alto in basso, da cui il termine di Top-Down Morphogenesis assegnato all'intero processo [8]. La cripta aberrante rappresenta il precursore d'innesco della sequenza displasia-carcinoma e vi sono indicazioni a favore dell'utilità clinica dell'identificazione endoscopica di ACF *in vivo* (con magnificazione cromoendoscopica) per la sorveglianza dei gruppi a rischio e per la validazione degli interventi di chemioprevenzione [9]. La crescita dimensionale del microadenoma ad adenoma macroscopicamente evidente è scandita dalla fissione longitudinale delle singole cripte adenoma-

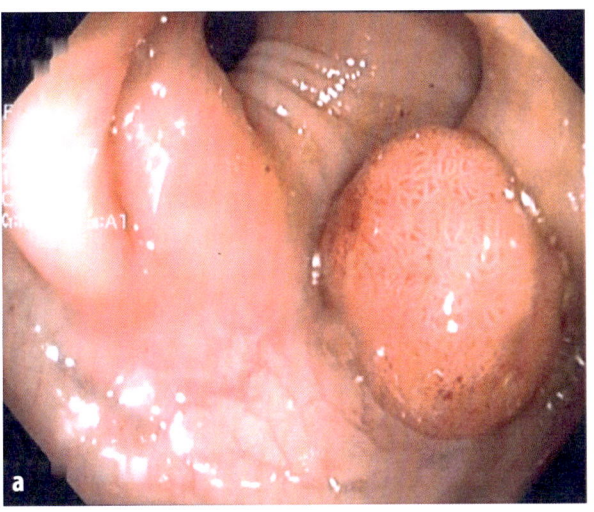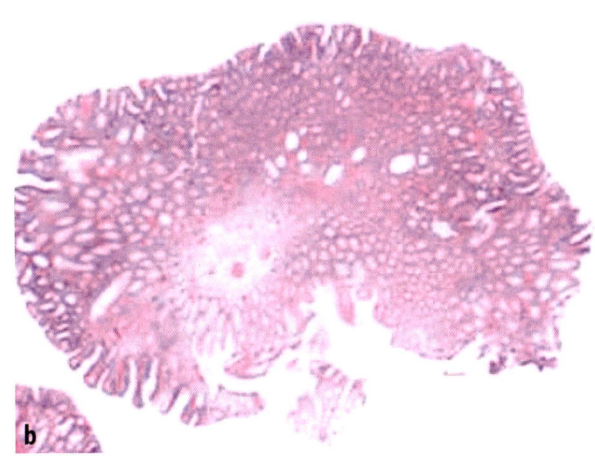

Fig. 2.4. Aspetto endoscopico (**a**) ed istologico (**b**) del polipo adenomatoso

tose a ritmi più alti della mucosa normale, tali da consentire al tessuto neoplastico un significativo vantaggio di crescita.

La neoplasia intraepiteliale colica assume differenti forme di organizzazione macroscopica e/o architetturale: adenoma polipoide (polipo adenomatoso) (Fig. 2.4), adenomi non polipoidi (adenoma piatto, adenoma depresso), displasia nelle malattie intestinali infiammatorie e nelle lesioni intestinali post-attiniche. Ognuna di queste forme ha, in accordo con un modello stocastico di carcinogenesi, differenti potenziali di stabilizzazione, regressione, evoluzione verso il carcinoma invasivo.

Il potenziale di trasformazione maligna della lesione più frequente, il polipo adenomatoso, è definito da tre parametri. Il parametro dimensionale è rilevante, se si considera che la prevalenza di carcinoma è dell'1% in adenomi inferiori a1 cm, del 10% in quelli di dimensione compresa tra 1 e 2 cm e del 50% negli adenomi maggiori di 2 cm [10]. Siccome le tre classi dimensionali di adenoma incidono rispettivamente per il 60%, il 23% e il 17% nella popolazione generale, la percentuale di CCR originatesi in adenomi minori di 1 cm dovrebbe essere molto bassa (circa 5%) [11]. Due parametri istologici, l'architettura villosa ed il grado di displasia, sono altamente predittivi del potenziale evolutivo. Se solo lo 0,25% per anno dei polipi adenomatosi effettivamente cancerizza [12], in quelli costituiti, in parte o *in toto*, da strutture microscopiche di foggia digitiforme o foliacea (cosiddetti "adenomi tubulo-villosi" o "adenomi villosi") (Fig. 2.5), la percentuale di cancerizzazione potenziale sale al 17%. Il grado di displasia degli adenomi misura, morfologicamente, il grado di scostamento del tessuto neoplastico dalla mucosa intestinale normale e rappresenta un potente indicatore

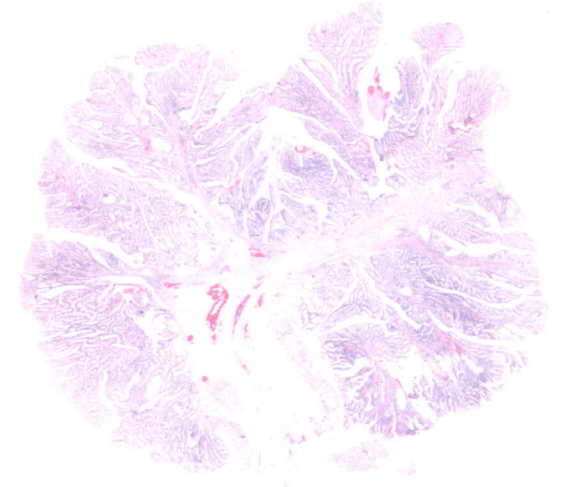

Fig. 2.5. Adenoma villoso, con tipico profilo sfrangiato determinato dalle espansioni digitiformi (villi), in cui si organizza il tessuto neoplastico

della loro propensione alla malignità. Nella displasia lieve o moderata (o di basso grado) il tessuto del polipo adenomatoso conserva discrete rassomiglianze con la controparte normale, mentre nella displasia severa (o grave, o di alto grado) la divergenza dalla normalità è molto accentuata (Fig. 2.6): in quest'ultima condizione la percentuale annua di cancerizzazione potenziale del polipo sale al 37% [12]. È ora accertato che il grado di displasia degli adenomi rappresenta il parametro a più alto valore predittivo per la trasformazione maligna: le dimensioni e l'estensione della componente villosa, a loro volta, costituiscono fattori di rischio indipendente per lo sviluppo di displasia di alto grado [13]. La presenza di almeno uno dei fattori di rischio di progressione maligna

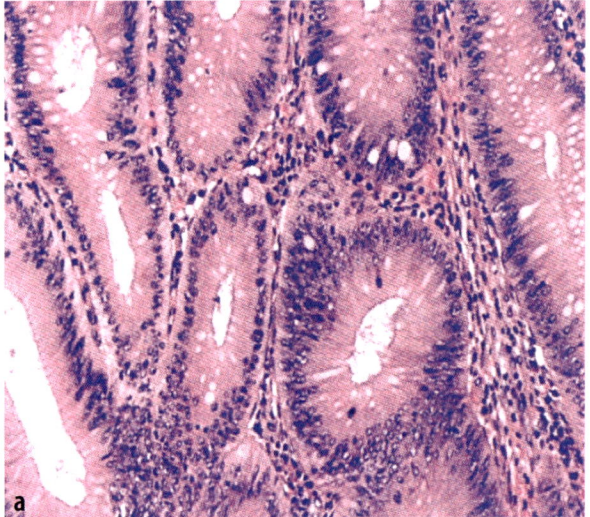 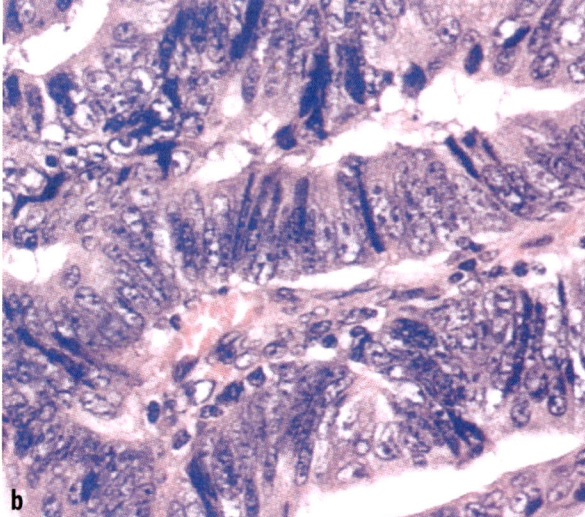

Fig. 2.6. Displasia di basso (a) ed alto grado (b) del tessuto adenomatoso

(dimensioni > 1 cm, architettura villosa, displasia di alto grado) definisce l'"adenoma avanzato", il polipo, cioè, che in un intervallo di 4-11 anni ha una concreta possibilità di condurre al CCR avanzato.

Non solo gli adenomi avanzati rappresentano l'effettivo precursore del cancro del colon, ma anche l'affidabile indicatore della cancerizzazione di campo e, conseguentemente, del rischio di sviluppo di lesioni neoplastiche sincrone e/o metacrone nei vari settori anatomici del grosso intestino. A riprova, il rischio relativo di neoplasia sincrona del colon destro in pazienti portatori di neoplasia del colon sinistro è rispettivamente di 2,6 - 4 - 6,7 a seconda che il reperto distale sia un polipo iperplastico, un adenoma tubulare di piccole dimensioni o, appunto, un adenoma avanzato [14].

I precursori non polipoidi: adenoma piatto e adenoma serrato

Sebbene la maggioranza di CCR derivi dalla trasformazione maligna di un precursore polipoide, vi sono evidenze per il coinvolgimento nel processo tumorigenetico anche di precursori non polipoidi. Si tratta di lesioni minimamente o per nulla rilevate rispetto alla mucosa circostante: l'adenoma piatto (Fig. 2.7) ha uno spessore che, istologicamente, non è maggiore di due volte la mucosa circostante [15, 16] o, nel caso dell'adenoma depresso, addirittura inferiore allo spessore minimo della mucosa [17]. La classificazione endoscopica delle neoplasie non polipoidi [18] utilizza, secondo un approccio molto pragmatico, l'altezza delle valve chiuse della pinza bioptica standard (2,5 mm) per differenziare gli ade-

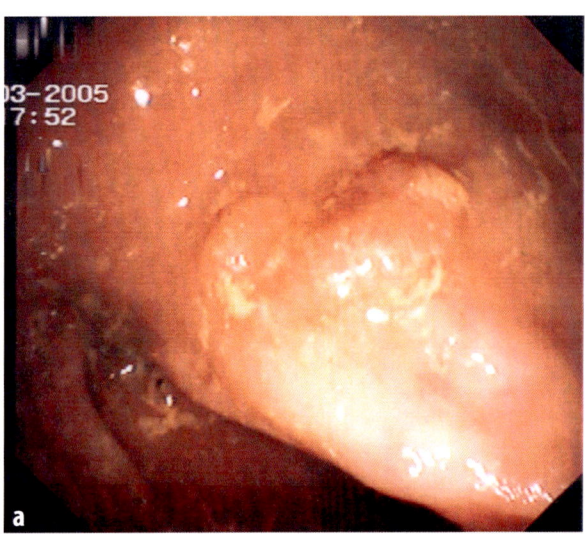 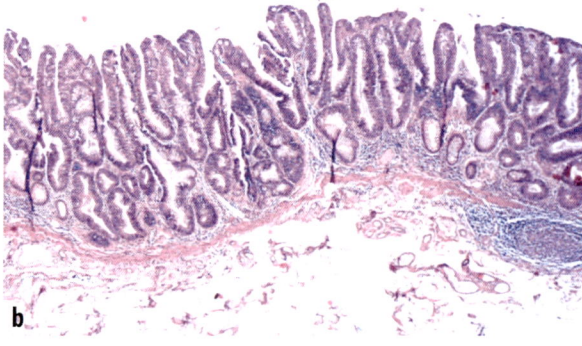

Fig. 2.7. Adenomi non polipoidi: aspetto endoscopico (a) ed istologico (b) dell'adenoma piatto

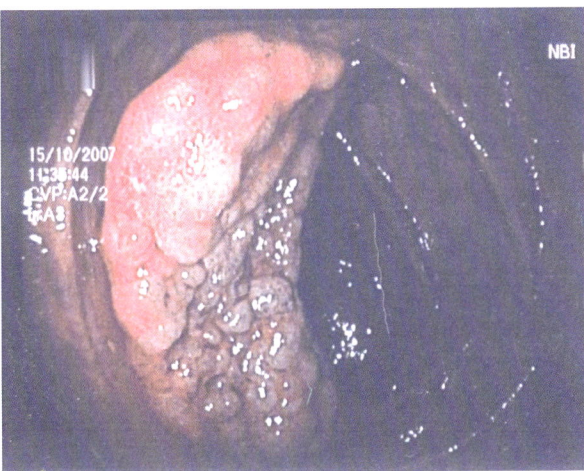

Fig. 2.8. Adenoma piatto con estesa espansione dimensionale (2,7 cm) (*carpet lesion*)

nomi polipoidi sessili (0-Is, con protrusione sulla superficie mucosa > 2,5 mm) dagli adenomi non polipoidi piatti (0-IIa, protrusione < 2,5 mm). L'estensione delle neoplasie non polipoidi sulla superficie mucosa cade nell'intervallo 0,5-1 cm [15], anche se nel 15% dei casi si osservano lesioni con valori dimensionali superiori al centimetro (*carpet lesions, laterally spreading tumors*) (Fig. 2.8) [19]. Il diametro radiale degli adenomi depressi è tendenzialmente maggiore (0,8-4 cm) [20], anche perché tali lesioni sono caratterizzate da una classica depressione centrale della superficie assai netta, tondeggiante o stellariforme, ma da margini periferici assai irregolari e sfumati [21].

Contrariamente all'evidente protrusione endoluminale dei polipi adenomatosi, l'identificazione endoscopica degli adenomi non polipoidi si basa sulla discriminazione visuale di fini variazioni cromatiche e architetturali delle aree sospette, legate a minime alterazioni microvascolari delle lesioni, ed è pertanto fortemente dipendente dall'esperienza dell'endoscopista nella fase di localizzazione preliminare dell'area e dall'impiego della cromoscopia per la successiva, dettagliata definizione della lesione [21].

In dipendenza dalle difficoltà d'identificazione, i dati epidemiologici delle neoplasie colorettali non polipoidi sono ampiamente variabili e, spesso, contraddittori. L'esperienza e la conoscenza acquisite in Giappone delle neoplasie piatte e depresse dello stomaco ha consentito agli autori giapponesi di raccogliere informazioni seminali sulle analoghe lesioni colorettali che, nelle loro casistiche, rappresentano mediamente il 44,5% delle neoplasie superficiali del grosso intestino [22]. Analoghe percentuali (40-42%) sono state successivamente riscontrate sia in Europa

[23] che negli Stati Uniti [24]. Gli adenomi depressi, pur rappresentando non più del 2% delle neoplasie non polipoidi [22], sono associati a displasia di alto grado o cancerizzazione nel 75% dei casi: per contro, la stessa associazione si riscontra nel 14,3% e nell'8,3% degli adenomi rispettivamente piatti e polipoidi [25]. Ancora, la dimensione media degli adenomi non polipoidi con iniziale trasformazione carcinomatosa (1,4 cm) risulta significativamente minore di quella delle equivalenti neoplasie polipoidi (2,3 cm) ed i primi rappresentano i precursori di una rilevante frazione (20% almeno) di carcinomi colorettali iniziali [26].

Nell'insieme, può essere ipotizzato che gli adenomi non polipoidi (in particolar modo quelli depressi) rappresentino lesioni premaligne a più alto potenziale evolutivo dei polipi adenomatosi [27]. La trasformazione maligna, peraltro, non comprenderebbe la necessità del passaggio, anche accelerato, in una fase di crescita poliposa, realizzandosi direttamente la transizione adenoma non polipoide-adenocarcinoma, secondo il percorso tumorigenetico impropriamente denominato negli anni Ottanta adenocarcinoma *de novo* del grosso intestino [28]. A tale sequenza sono associati profili genetico-molecolari differenti da quelli della più nota sequenza polipo-carcinoma [29] e peculiari differenze ultrastrutturali diversificherebbero la guaina pericriptica dei tubuli adenomatosi nelle neoplasie depresse rispetto a quelle poliposie [17].

I percorsi alternativi: la tumorigenesi serrata

La neoplasia serrata è stata recentemente postulata come precancerosi intestinale disgiunta dalla displasia o in cui la displasia non è univocamente rappresentata [30]. Esistono, cioè, evidenze per un percorso morfogenetico peculiare, almeno per alcuni tratti distinto dalla tradizionale sequenza adenoma-carcinoma, che, partendo dalla configurazione serrata dell'epitelio colico, conduce alla neoplasia intraepiteliale di alto grado attraverso fasi intermedie, costituite da polipi in cui la displasia si manifesta in maniera subdolamente progressiva, prima focale, poi settoriale e diffusa, e le modificazioni displastiche a carico dei nuclei sono successive a quelle dell'architettura tissutale.

Il termine "configurazione serrata" [31] indica, seppure con impropria traslazione linguistica, il profilo dentellato, seghettato, affastellato della cripta di Lieberkuhn della mucosa colica quando l'improprio accumulo di cellule epiteliali, conseguente alla per-

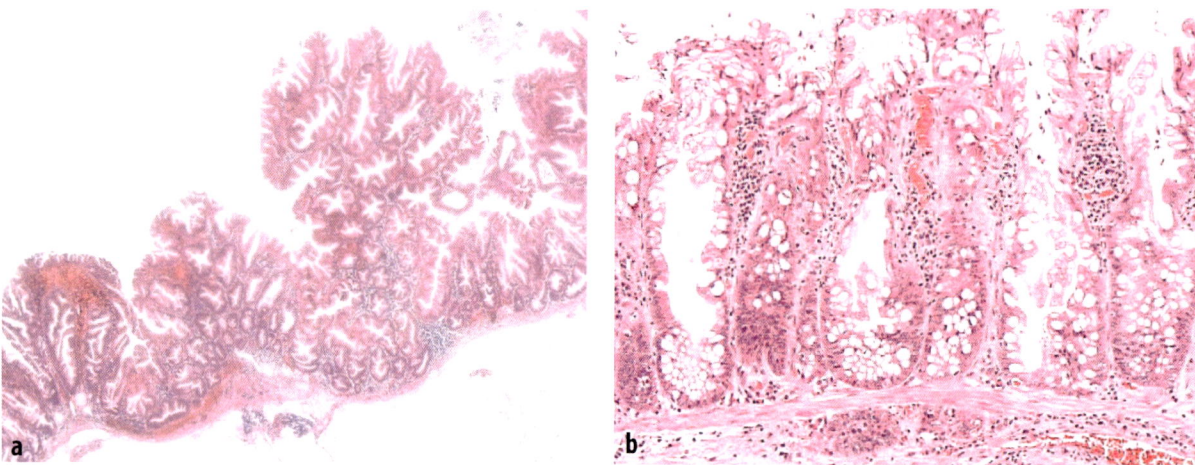

Fig. 2.9. Adenoma serrato sessile. Minime alterazioni architetturali: le cripte del polipo conservano il profilo serrato (**a**),"a denti di sega"(**b**) ma sono dismetriche, dilatate, arborizzate

dita del trofismo omeostatico, si organizza in forma di salienze endoluminali discrete. L'evento morfogenetico basilare è una alterazione del flusso di scorrimento delle cellule epiteliali dalla base della cripta alla superficie mucosa, che fisiologicamente garantisce il trofismo e il rinnovamento della mucosa intestinale. Un profilo serrato stabile trae origine dal rallentamento del flusso [32] successivo allo spegnimento di alcuni di quei segnali cellula-matrice che consuetamente attivano l'apoptosi nel settore medio-inferiore e allo sbocco della cripta [33]. Il fenomeno si verifica tipicamente nei polipi iperplastici ed è disgiunto da significative modificazioni della proliferazione cellulare [34, 35]. I polipi iperplastici sono escrescenze mucose di piccole dimensioni (0,2-0,5 cm), localizzate con assoluta prevalenza nel sigma-retto, costituite da cripte rettilinee, parallele, modicamente allungate, con profilo "a denti di sega" conferito loro dall'architettura serrata nel terzo intermedio e superficiale, e tappezzate ovunque da epitelio privo di alterazioni displastiche. Sono tradizionalmente ritenuti lesioni non neoplastiche e non evolutive, anche se la progressione maligna è stata riportata in via aneddotica. Sono tuttavia molto più frequenti nei segmenti intestinali con carcinoma avanzato, condividono alcune caratteristiche fenotipiche con i polipi adenomatosi e sono in relazione con gli stili di vita associati ai polipi neoplastici [36]: è lecito pertanto ipotizzare che essi rappresentino lesioni paraneoplastiche, espressione dell'interazione della mucosa colorettale con un fattore ambientale, induttore dell'iniziazione, ma non della promozione tumorale [37].

Gli adenomi serrati sessili (adenoma serrato tipo superficiale, adenoma serrato tipo 2; polipo serrato

con anomalie proliferative) [38-40], prevalenti in sede prossimale al sigma-retto, per lo più di dimensioni maggiori di 1 cm, sono caratterizzati da cripte che, focalmente o in distretti più o meno estesi del polipo, mostrano minime distorsioni dell'organizzazione (perdita del parallelismo) ed alterazioni displastiche esclusivamente architetturali (microgemmazioni, ramificazioni e dismetrie del diametro; arborizzazione e coalescenza delle salienze epiteliali endoluminali; estensione del profilo serrato alla base della cripta; crescita orizzontale a ridosso della *muscularis mucosae*) (Fig. 2.9). Le modificazioni displastiche a carico dei nuclei sono raramente presenti, minimali e comunque limitate a tratti assai brevi dell'epitelio serrato. Per contro, negli adenomi serrati tradizionali (adenoma serrato polipoide, adenoma serrato tipo 1) [38-40] alla displasia architetturale si sommano, diffusamente, le alterazioni displastiche a carico dei nuclei e delle singole cellule (ipercromasia e stratificazione nucleare, perdita di polarità, anisocariosi, deplezione endocrina). L'adenoma serrato acquisisce, contestualmente, una spiccata velocità di crescita ed assume, macroscopicamente, dimensioni e profili polipoidi del tutto sovrapponibili a quelli dei tradizionali polipi adenomatosi (Fig. 2.10).

Parrebbe di conseguenza naturale ipotizzare la progressione dalla displasia serrata architetturale, spesso minima e focale, a quella diffusa e complessa, architetturale e cariologica e, parallelamente, l'evoluzione dalla crescita sessile a quella polipoide: risulta però di più comune osservazione la coesistenza, in singoli polipi, di displasia serrata e di displasia adenomatosa tradizionale, tubulare e tubulo-villosa (c.d. "polipi serrati misti") [41]. È anche frequente l'osser-

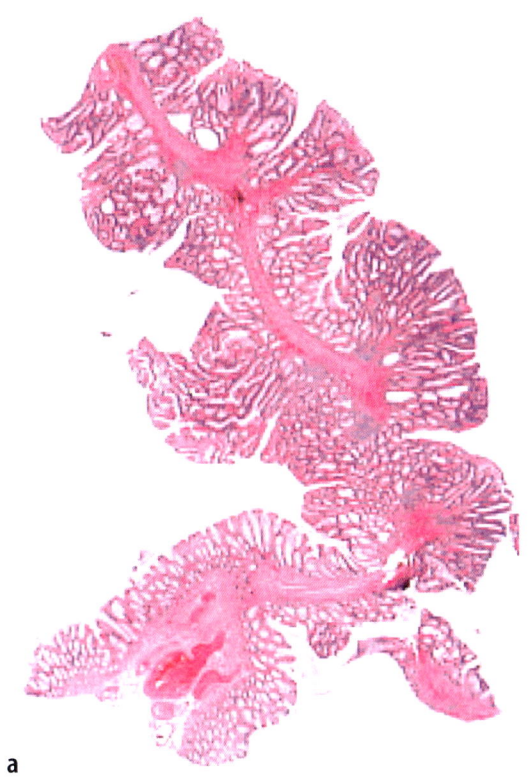

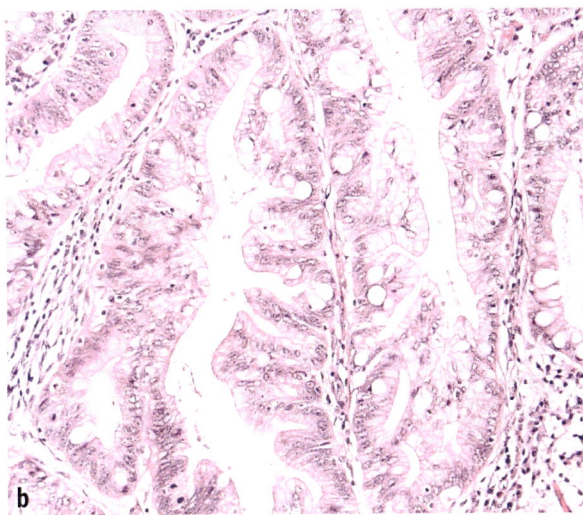

a

b

Fig. 2.10. Adenoma serrato polipoide. La lesione, a tipico profilo polipoide, è costituita da tessuto displastico che mantiene l'architettura serrata (**a**) e mostra significative alterazioni nucleari (**b**)

vazione di tessuto tipicamente tubulare interposto tra aree serrate e carcinoma negli adenomi serrati cancerizzati [38] a supportare la propensione degli adenomi serrati alla riconversione in displasia adenomatosa "tradizionale": pare pertanto ipotizzabile un modello unificante di carcinogenesi intestinale, che presuppone la fusione delle due principali vie morfogenetiche (adenomi tubulari vs adenomi serrati) della carcinogenesi intestinale, anche se gli eventi genetici di collegamento non sono ancora ben definiti [42]. Aspetti francamente serrati e caratteri morfologici intermedi tra la displasia serrata e quella tubulare sono anche altamente incidenti nei polipi delle poliposi familiari adenomatose attenuate, sia in famiglie giapponesi con mutazione germinale del gene APC [43] sia in famiglie italiane con mutazione germinale del gene MYH [44], a riprova di fusioni morfogenetiche anche nell'ambito delle poliposi familiari.

In sintesi, le evidenze attualmente disponibili indicano che esiste una progressione multifasica che conduce dagli adenomi serrati all'adenocarcinoma colorettale attraverso la conversione della displasia architetturale a quella citocariologica e/o alla transizione alla displasia adenomatosa tradizionale, secondo una sequenza morfogenetica che potrebbe, almeno ipoteticamente, essere scandita dalle tappe: 1) adenoma serrato sessile; 2) adenoma serrato tradizionale/polipo serrato misto; 3) adenocarcinoma invasivo. La rapidità della progressione non è

compiutamente definita: indicativamente, comunque, l'intervallo intercorrente tra il riscontro di adenoma serrato sessile e adenocarcinoma è maggiore di 3 e di 5 anni rispettivamente nel 90% e nel 55% dei casi [45]. L'associazione tra displasia serrata e adenocarcinoma (5,8% nella totalità) [46] si verifica in circa il 55% dei carcinomi con profilo genetico molecolare d'instabilità satellitare (MIN+) [47] e nel 70% [48] delle poliposi iperplastiche/serrate.

La tumorigenesi serrata si sviluppa secondo percorsi multipli, complessi, variamente correlati ed intersecati. La plasticità dei percorsi è governata da fattori epigenetici, polimorfismi intragenici germinali e interazioni ambientali [49]: la corretta identificazione della displasia serrata nella mucosa colica è indispensabile per la gestione dei programmi di screening, dei gruppi a rischio, di nuove e solo parzialmente conosciute sindromi neoplastiche intestinali ereditarie.

Le fasi iniziali della malignità: l'adenoma cancerizzato

L'adenoma contenente un carcinoma che invade la sottomucosa ma non la muscolare propria (stadio pT1) rappresenta la forma più precoce di carcinoma colorettale clinicamente rilevante nella maggior parte dei pazienti. L'invasione della sottomucosa, in-

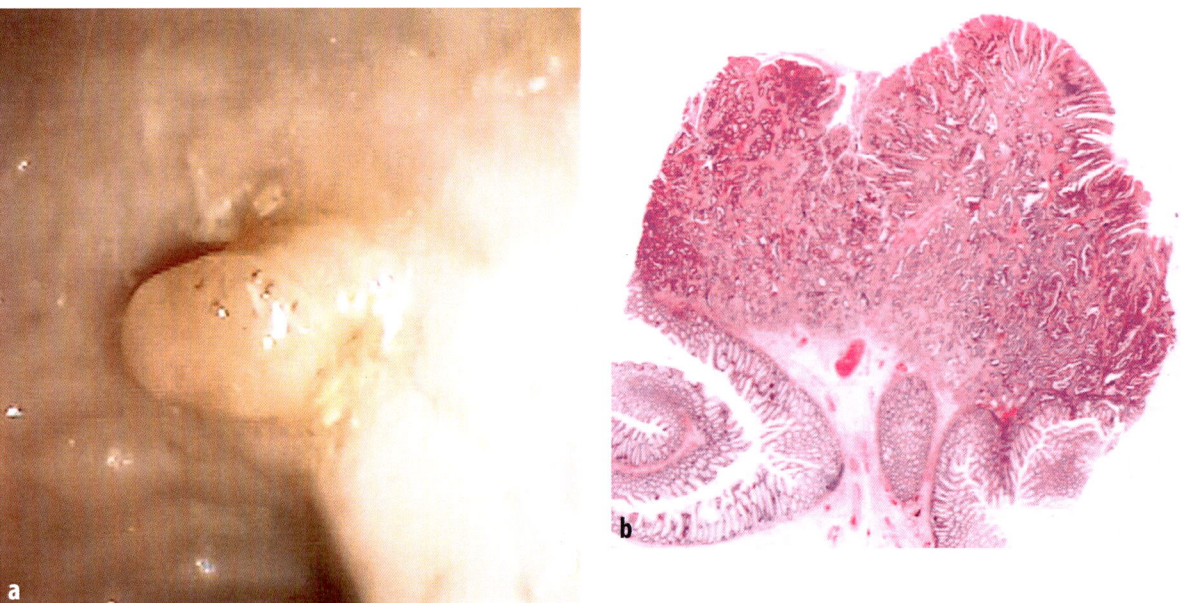

Fig. 2.11. Aspetto endoscopico (**a**) ed istologico (**b**) di un polipo adenomatoso cancerizzato. Il tessuto neoplastico, superata la *muscularis muco-sae*, invade la tonaca sottomucosa ed acquisisce potenziale metastatico

fatti, apre la via alla diffusione metastatica della malattia mediante l'accesso alla rete linfatica da parte della neoplasia e la scelta tra la sorveglianza endoscopica e il trattamento chirurgico, quando un polipo rimosso per via endoscopica risulta essere un adenoma cancerizzato (Fig. 2.11), è basata pressoché esclusivamente sul suo potenziale metastatico [50, 51]. L'osservazione microanatomica della paucità o della completa assenza della rete linfatica intramucosa nel colon [52] è coerente con tale modello di carcinogenesi, anche se recenti evidenze genetico-molecolari appaiono più profondamente esplicative: un diverso coinvolgimento del sistema delle caderine nei segnali di contatto ed adesione intercellulari rende ragione dell'assenza di potenziale metastatico delle neoplasie coliche a esclusiva infiltrazione mucosa, contrariamente all'effettiva, seppure percentualmente minima, diffusione metastatica dei carcinomi gastrici intramucosi, frequentemente associati a mutazione del gene E-caderina [53].

La prevalenza degli adenomi cancerizzati è andata progressivamente a crescere durante gli ultimi due decenni, a seguito dell'ampia diffusione della colonscopia e delle tecniche di polipectomia endoscopica, sino a stabilizzarsi all'11% dei polipi rimossi per via endoscopica con massima incidenza (42/100.000) nel sesto decennio [54]. Gli adenomi cancerizzati sono più frequenti al colon sinistro, ove presentano una dimensione media di 2 cm: il legame esponenziale tra volume dell'adenoma e rischio di trasformazione maligna è comunque netto,

ove si consideri che meno del 5% dei polipi adenomatosi nell'intervallo dimensionale 6-10 mm risulta cancerizzato contro l'80% di quelli di diametro pari o superiore a 35 mm [54].

Il potenziale metastatico di un adenoma cancerizzato è relativamente alto, 8-16%, e grossolanamente equivalente a quello, 10-17%, descritto nel CCR in stadio pT1 [50]. Allo stato attuale delle conoscenze, solo alcuni parametri istopatologici (grado di differenziazione del carcinoma invasivo, livello d'invasione, invasione vascolare neoplastica) sono discriminanti tra un "basso rischio" (7%) ed un "alto rischio" (35%) di metastasi linfonodali [50]. In particolare, mentre l'interessamento del margine di exeresi del polipo è altamente predittivo della ripresa locale di malattia neoplastica (in forma di recidiva o di ricorrenza), l'invasione linfatica è fortemente associata alle localizzazioni linfonodali secondarie e la scarsa differenziazione del carcinoma alla mortalità complessiva dell'adenoma cancerizzato [55]. Il *budding* tumorale, la presenza cioè di nidi o singole cellule tumorali anaplastiche al margine di avanzamento carcinomatoso nella sottomucosa, è risultato essere altamente predittivo del potenziale metastatico linfonodale, pressoché nullo se a un basso grado di *budding* si associa una profondità d'infiltrazione della sottomucosa non superiore ai 2.000 μ [56]. Gli eventi molecolari che sottostanno alla morfogenesi del *budding* sono riconducibili ad alterazioni delle interazioni cellula-matrice, in particolar modo al ruolo esplicato da TIMP-7 e laminina 5 [57, 58]: qui dovranno verosimilmente essere ricercati nuovi biomarcatori molecolari predittivi della storia naturale dell'adenoma cancerizzato.

Si ritiene comunemente che quando si verifica la trasformazione maligna di un adenoma, la crescita del carcinoma nel contesto della parete intestinale (transizione pT1-pT4) sia un processo continuo, progressivo e irreversibile che va di pari passo con il potenziale metastatico e la mortalità della malattia neoplastica. Recenti acquisizioni, invece, orientano verso un modello stocastico della carcinogenesi colorettale, secondo il quale il carcinoma iniziale, pT1, associato a delezione 17p13.3 rappresenta una fase di rapida transizione verso stadi di progressiva invasione della parete intestinale, laddove i carcinomi pT1 associati a monosomia del cromosoma 17, seppure morfologicamente indistinguibili dai primi, siano neoplasie biologicamente distinte, probabilisticamente orientate alla stabilizzazione e, forse, alla regressione [59].

Genetica molecolare della progressione neoplastica

Il modello biologico che descrive esaustivamente la storia naturale della tumorigenesi del colon è l'evoluzione clonale. Secondo questo modello l'instabilità genetica, così come evidenziato da mutazioni e/o amplificazioni di singoli geni, difetti numerici e riarrangiamenti cromosomici, è la base per la continua produzione di varianti genetiche di cellule neoplastiche, con selezione ed espansione clonale delle varianti con vantaggi di crescita o fenotipici [60]. L'instabilità genetica implica la perdita o l'inattivazione funzionale di meccanismi critici per il mantenimento della fedeltà genetica durante la replicazione cellulare e può operare a due livelli strutturali:

1) coinvolgere interi cromosomi o parti significative di essi (c.d. instabilità cromosomica, Chromosomal Instability, CIN), determinando divisioni cellulari, con spiccate asimmetrie nella distribuzione del materiale genetico, tra le cellule figlie e grossolane ineguaglianze del contenuto di DNA nelle cellule della popolazione tumorale;
2) coinvolgere selettivamente geni cruciali per il mantenimento e/o il controllo della stabilità del DNA, destabilizzando sequenze bersaglio codificanti (IGF2R, BAX ecc.) e brevi sequenze bi-, tri-, tetranucleotidiche irregolarmente distribuite in tutto il genoma (c.d. microsatelliti, da cui la denominazione di "instabilità microsatellitare", Microsatellite Instability, MIN) [61].

L'instabilità cromosomica è riconosciuta essere il meccanismo genetico più frequente, anche in fasi premaligne precoci [62]. Multiple anomalie cromosomiche, numeriche e strutturali, in cui sono coinvolti i geni KRAS, APC e TP53 ne caratterizzano il fenotipo. Esistono sicuramente legami tra specifiche mutazioni di KRAS, ploidia e morfogenesi [63, 64]. Le mutazioni somatiche del gene APC conferiscono un vantaggio di crescita ai piccoli adenomi attraverso l'espansione della componente villosa. Le mutazioni germinali nel dominio di ß-catenina dello stesso gene nella poliposi adenomatosa familiare, invece, conferiscono un vantaggio selettivo ai cloni neoplastici alterando la sorveglianza apoptotica, che a sua volta incrementa il potenziale di trasformazione maligna [65]. TP53 è associato alla conversione maligna dei polipi adenomatosi avanzati, ma se coinvolto più precocemente, in assenza di KRAS, orienta la crescita del tessuto adenomatoso verso l'organizzazione architetturale non poliposa, piatta o depressa [29].

L'instabilità genetica di tipo microsatellitare innesca e sostiene la carcinogenesi di una frazione di CCR sporadici e di quelli ereditari non poliposici (sindrome di Lynch, HNPCC) orientandone la morfogenesi. In effetti, mentre non sono disponibili evidenze conclusive sulla patologia dei precursori, gli adenocarcinomi colorettali MIN+ non familiari hanno alta probabilità di mostrare alcune caratteristiche istologiche (differenziazione mucinosa, reazione infiammatoria nello stroma tumorale, assenza di necrosi tumorale) [66] e sono associati a peculiarità cliniche (prevalenza nel colon destro, età precoce d'insorgenza, basso potenziale metastatico) [67].

L'inattivazione di numerosi geni (tra i quali quelli deputati alla riparazione del DNA, hMLH1 e hMSH2) tramite la metilazione del promotore (fenotipo CIMP, CpG Island Methylator Phenotype) è il meccanismo induttore della tumorigenesi intestinale serrata [68].

I vari motori genetico-molecolari possono intersecarsi e sovrapporsi nella loro azione e forse anche susseguirsi nel divenire del processo neoplastico sicché, allo stato attuale delle conoscenze, la carcinogenesi colorettale può essere concepita come malattia neoplastica eterogenea, polimorfa e complessa [69]: vie divergenti orientano la transizione dalla mucosa normale alla displasia e alla sequenza displasia-carcinoma. Ad ognuna di esse si associano profili genetici, morfologici, clinici diversificati ed identificabili, la cui conoscenza consente di adottare strategie efficaci per la diagnosi, la prevenzione e la terapia.

Bibliografia

1. Lippman SM, Lee JS, Lotan R et al (1990) Biomarkers as intermediate end points in chemoprevention trials. J Natl Cancer Inst 82:555-560
2. Risio M, Lipkin M, Candelaresi GL et al (1991) Correlations between rectal mucosa cell proliferation and the clinical and pathological features of non-familial neoplasia of the large intestine. Cancer Res 51:1917-1921
3. Risio M, Lipkin M, Newmark H et al (1996) Apoptosis, cell replication, and western-style diet-induced tumorigenesis in colon. Cancer Res 56:4910-4916
4. Akedo I, Ishikawa H, Ioka T et al (2001) Evaluation of epithelial cell proliferation rate in normal-appearing colonic mucosa as a high-risk marker for colorectal cancer. Cancer Epidemiol Biomark Prev 10:925-930
5. Chen LC, Hao C-Y, Chiu YSY, Wong P et al (2004) Alteration of gene expression in normal-appearing colon mucosa of APCmin mice and human cancer. Cancer Res 64:3694-3700
6. Hamilton SR, Vogelstein B, Kudo S[2000?] Carcinoma of the colon and rectum. In: Hamilton SR, Aaltonen LA (eds) Pathology and Genetics. Tumours of the digestive system. IARC Press, Lyon, pp 105-119
7. Nucci MR, Robinson CR, Longo P et al (1997) Phenotypic and genotypic characteristics of aberrant crypt foci in human colorectal mucosa. Hum Pathol 28: 1396-1407
8. Shih I-M, Wang TL, Traverso G et al (2001) Top-down morphogenesis of colorectal tumors. Proc Natl Acad Sci USA 98:2640-2645
9. Kukitsu T, Takayama T, Miyanishi K et al (2008) Aberrant crypt foci as precursors of the dysplasia-carcinoma sequence in patients with ulcerative colitis. Clin Cancer Res 14:48-54
10. Muto T, Bussey HJR, Morson BC (1975) The evolution of cancer of the rectum. Cancer 36:2251-2270
11. Day DW, Jass JR, Price AB, Shepherd NA, Sloan JM, Talbot IC, Warren BF, Williams GT (eds) (2003) Morson & Dawson's, Gastrointestinal pathology. Blackwell Publishing, Malden
12. Eide TJ (1986) Risk of colorectal cancer in adenoma-bearing individuals within a defined population. Int J Cancer 15:173-176
13. Winawer SJ, Zauber AG, Ho MN et al and The National Polyp Study Workgroup (1993) Prevention of colorectal cancer by colonscopic polipectomy. N Engl J Med 329:1977-1981
14. Imperiale TF, Wagner DR, Lin CY et al (2000) Prevalence of advanced proximal neoplasms according to the distal findings. N Engl J Med 343:169-174
15. Wolber RA, Owen DA (1991) Flat adenomas of the colon. Hum Pathol 22:70-74
16. Tsuda S, Veress B, Toth E, Fork FT (2002) Flat and depressed colorectal tumours in a southern swedish population: a prospective chromoendoscopic and histopathological study. Gut 51:550-555
17. Yao T, Tada S, Tsuneyoshi M (1994) Colorectal counterpart of gastric depressed adenoma. A comparison with flat and polypoid adenomas with special reference to the development of pericryptal fibroblasts. Am J Surg Pathol 18:559-568
18. The Paris endoscopic classification of superficial neoplastic lesions: esophagus, stomach, and colon (2003) Gastrointestinal Endosc 58 [Suppl 6]:S3-43
19. Hurlstone DP, Korulla C, Labo AJ (2002) Colorectal laterally spreading tumors: clinical evaluation and endoscopic strategies updated. J Gastroenterol Hepatol 17:1344-1345
20. Okuno T, Sano Y, Ohkura Y, Kudo S (2004) Incidence and clinicopathological characteristics of depressed type lesions: baseline findings of multicentric retrospective cohort study. Early Colorectal Cancer 8:21-27
21. Soetikno R, Friedland S, Kaltenbach T et al (2006) Non-polypoid (flat and depressed) colorectal neoplasms. Gastroenterology 130:566-576
22. Kudo S, Kashida H, Tamura T et al (2000) Colonscopic diagnosis and management of nonpolypoid early colorectal cancer. World J Surg 24:1061-1090
23. Fujii T, Rembacken BJ, Dixon MF et al (1998) Flat adenomas in the United Kingdom: are treatable cancers being missed? Endoscopy 30:437-443
24. Saitoh Y, Waxman I, West AB et al (2001) Prevalence and distinctive biologic features of flat colorectal adenomas in North America population. Gastroenterology 120:1657-1665
25. Rembacken BJ, Fujii T, Cairns A et al (2000) Flat and depressed colonic neoplasms: a prospective study of 1.000 colonscopies in the UK. Lancet 355:1211-1214
26. Kim KC, Friedland S, Rouse RV, Kosek J et al (2004) Clinical importance of flat and depressed lesions in american veterans with in situ and submucosally invasive colorectal adenocarcinoma. Gastrointest Endosc 59:AB110
27. Matsui T, Tsuda S, Iwashita A et al (2005) Retrospective endoscopic study of developmental and configurational changes of early colorectal cancer: eight cases and a review of the literature. Gastroenterol Endosc 47:227-237
28. Crawford BE, Stromeyer FW (1983) Small non-polypoid carcinomas of the large intestine. Cancer 51:1760-1763
29. Yukawa M, Fujimori T, Maeda S et al (1994) Comparative clinicopathological and immunohistochemical study of ras and p53 in flat and polypoid type colorectal tumors. Gut 35:1258-1261
30. Higuchi T, Sugihara K, Jass JR (2005) Demographic and pathological characteristics of serrated polyps of colorectum. Histopathology 47:32-40
31. Jass JR, Sobin LH (eds) (1989) Histological typing of intestinal tumours. WHO international classification of tumours. Springer, Berlin
32. Hayashi T, Yatani R, Apostol J, Stemmermann GN

(1974) Pathogenesis of hyperplastic polyps. A hypothesis based on ultrastructural and in vitro kinetics. Gastroenterology 66:347-401

33. Jass JR, Whitehall VL, Young J, Leggett BA (2002) Emerging concepts in colorectal neoplasia. Gastroenterology 123:862-876

34. Risio M, Coverlizza S, Ferrari A et al (1988) Immunohistochemical study of epithelial cell proliferation in hyperplastic polyps, adenomas and adenocarcinomas of the large bowel. Gastroenterology 94:899-906

35. Estrada RG, Spjiut HJ (1980) Hyperplastic polyps of the large bowel. Am J Surg Pathol 4:127-133

36. Martinez ME, McPherson LS, Levin B, Glober GA (1997) A case-control study of dietary intake and other lifestyle risk factors for hyperplastic polyps. Gastroenterology 113:423-427

37. Risio M, Arrigoni A, Pennazio M et al (1995) Mucosal cell proliferation in patients with hyperplastic colorectal polyps. Scand J Gastroenterol 30:344-348

38. Snover DC, Jass JR, Fenoglio-Preiser C, Batts KP (2005) Serrated polyps of the large intestine. A morphological and molecular review of an evolving concept. Am J Clin Pathol 124:380-391

39. Oka S, Tanaka S, Hiyama T et al (2004) Clinicopathologic and endoscopic features of colorectal serrated adenoma: differences between polypoid and superficial types. Gastrointest Endosc 59:213-219

40. Torlakovic E, Skovlund E, Snover DC et al (2003) Morphological reappraisal of serrated colorectal polyps. Am J Surg Pathol 27:65-81

41. Longacre TA, Fenoglio-Preiser CM (1990) Mixed hyperplastic adenomatous polyps/serrated adenomas. A distinct form of colorectal neoplasia. Am J Surg Pathol 14:524-529

42. Jass JR, Baker K, Zlobec I et al (2006) Advanced colorectal polyps with the molecular and morphological features of serrated polyps and adenomas: concept of a "fusion" pathway to colorectal cancer. Histopathology 49:121-131

43. Matsumoto T, Iida M, Kobori Y et al (2002) Serrated adenomas in familial adenomatous polyposis: relation to germline APC gene mutation. Gut 50:402-404

44. Di Gregorio C, Frattini M, Maffei S et al (2006) Immunohistochemical expression of MYH protein can be used to identify patients with MYH-associated polyposis. Gastroenterology 131:439-444

45. Goldstein NS, Bhanot P, Odish E, Hunter S (2003) Hyperplastic-like colon polyps that preceded microsatellite-unstable adenocarcinomas. Am J Clin Pathol 119:778-796

46. Makinen MJ (2007) Colorectal serrated adenocarcinoma. Histopathology 50:131-150

47. Hawkins NJ, Ward RL (2001) Sporadic colorectal cancer with microsatellite instability and their possible origin in hyperplastic polyps and serrated adenomas. J Natl Cancer Inst 93:1307-1313

48. Rubio CA, Stemme S, Jaramillo E, Lindblom A (2006) Hyperplastic polyposis coli syndrome and colorectal carcinoma. Endoscopy 38:266-270

49. Young J, Jass JR (2006) The case for a genetic predisposition to serrated neoplasia in the colorectum: hypothesis and review of the literature. Cancer Epidemiol Biomarkers Prev 15:1778-1784

50. Coverlizza S, Risio M, Ferrari A et al (1989) Colorectal adenomas containing invasive carcinoma. Pathologic assessment of lymph node metastatic potential. Cancer 64:1937-1947

51. Kikuchi R, Takano M, Takagi K et al (1995) Management of early invasive colorectal cancer. Risk of recurrence and clinical guidelines. Dis Colon Rectum 38:1286-1295

52. Fenoglio CM, Kaye GI, Lane N (1972) The distribution of colonic lymphatics in normal, hyperplastic and adenomatous tissue. Its probable relationship to metastasis from small carcinomas in pedunculated adenomas with two case reports. Gastroenterology 64:51-66

53. Perry I., Hardy R, Tselepis C, Jankowski J.A. (1999) Cadherin adhesion in the intestinal crypt regulate morphogenesis, mitogenesis, motogenesis, and metaplasia formation. Mol Pathol 52:166-168

54. Nusko G, Mansmann U, Artzsch U et al (1997) Invasive carcinoma in colorectal adenomas: multivariate analysis of patient and adenoma characteristics. Endoscopy 29:262-231

55. Hassan C, Risio M, Rossini FP, Morini S (2005) Histologic risk factors and clinical outcome in colorectal malignant polyp: a pooled-data analysis. Dis Colon Rectum 48:1588-1596

56. Ueno H, Mochizuki H, Shimazaki H et al (2004) Risk factors for an adverse outcome in early invasive colorectal carcinoma. Gastroenterology 127:385-394

57. Holten-Andersen MN, Hansen U, Brunner N et al (2005) Localization of tissue inhibitor of metalloproteinases 1 (TIMP-1) in human colorectal adenoma and adenocarcinoma. Int J Cancer 113:198-206

58. Sordat I, Rousselle P, Chaubert P et al (2000) Tumor cell budding and laminin-5 expression in colorectal carcinoma can be modulated by microenvironment. Int J Cancer 88:708-717

59. Risio M, Casorzo L, Chiecchio L et al (2003) 17p deletions are associated with the transition from early to advanced colorectal cancer. Cancer Gen Cytogen 147:44-49

60. Nowell PC (1976) The clonal evolution of tumor cell populations. Science 194:23-28

61. Ionov Y, Peinado MA, Malkhosyan S et al (1993) Ubiquitous somatic mutations in simple repeated sequences reveal a new mechanism for colonic carcinogenesis. Nature 263:558-561

62. Shih I-M, Zhou W, Goodman SN et al (2001) Evidence that genetic instability occurs at an early stage of colorectal tumorigenesis. Cancer Res 61:818-822

63. Giaretti W, Rapallo A, Nigro S et al (1995) K-ras2 G-C and G-T transversions correlate with DNA aneuploidy in colorectal adenomas. Gastroenterology 108:1040-1047

64. Risio M, Malacarne D, Giaretti W (2005) KRAS trans-

itions and villous growth in colorectal adenomas. Cell Oncol 27:363-366

65. Venesio T, Balsamo A, Scordamaglia A et al (2003) Germline APC mutation on the beta-catenin binding site is associated with a decreased apoptotic level in colorectal adenomas. Mod Pathol 16:57-65

66. Risio M, Reato G, Francia di Celle P et al (1996) Microsatellite instability is associated with the histological features of the tumor in non-familial colorectal cancer. Cancer Res 56:5470-5474

67. Ward R, Meagher A, Tomlinson I et al (2001) Microsatellite instability and the clinicopathological features of sporadic colorectal cancer. Gut 48:821-829

68. Park SJ, Rashid A, Lee JH et al (2003) Frequent CpG island methylation in serrated adenomas of the colorectum. Am J Pathol 162:815-822

69. Jass JR (2007) Classification of colorectal cancer based on correlation of clinical, morphological and molecular features. Histopathology 50:113-130

PARTE II
Colonscopia virtuale: tecnica di esame

CAPITOLO 3

Pulizia intestinale

Andrea Laghi, Franco Iafrate, Fabrizio Vecchietti

Introduzione

La pulizia intestinale è un passaggio preliminare fondamentale per un esame di colonscopia virtuale (CV) e ha lo scopo di rimuovere quanto più possibile i residui fluidi e fecali solidi dal colon, che sono causa di errori d'interpretazione. Solo un colon pulito può consentire una precisa identificazione e caratterizzazione anche di piccole lesioni.

La presenza di residui fecali solidi, infatti, può generare diversi problemi diagnostici: se in grande quantità essi possono simulare una massa neoplastica vegetante nel lume (Fig. 3.1) (falso positivo) oppure nascondere un piccolo polipo o un tumore (falso negativo); al contrario, un residuo solido di piccole dimensioni può erroneamente condurre a una diagnosi di polipo (falso positivo). Un utile criterio di diagnosi differenziale è rappresentato dalla densità: omogenea per i polipi e disomogenea per i residui fecali, che all'interno, spesso, racchiudono minime bolle d'aria (Fig. 3.2) [1, 2].

Anche i residui fluidi sono responsabili di una riduzione dell'accuratezza diagnostica della CV. Infatti, un livello fluido impedisce una completa valutazione della parete colica, potendo anche nascondere lesioni di grandi dimensioni (Fig. 3.3) (falso negativo); e ciò indipendentemente dalla doppia scansione (prona e supina) alla quale vengono sottoposti i pazienti. Non sono rari, infatti, i casi in cui il cambiamento del decubito non comporti una ridistribu-

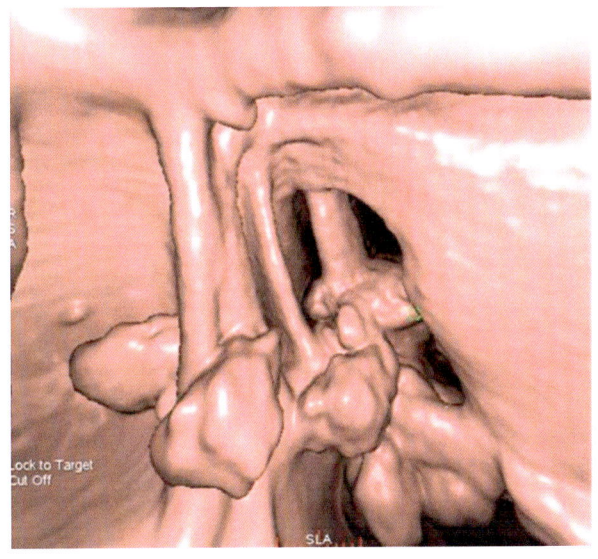

Fig. 3.1. Immagine endoluminale che mostra multipli residui fecali solidi che simulano la presenza di una massa neoplastica vegetante nel cieco (falso positivo)

zione dei fluidi sufficiente per l'identificazione delle lesioni, che rimangono, pertanto, "sommerse" in entrambe le scansioni [3].

Da ciò si deduce che la preparazione "ideale" per la CV debba ripulire il colon dalle feci formate, limitando al minimo la presenza di residui fluidi. Oltre a ciò essa dev'essere sicura (non alterando, se possibile, l'equilibrio idro-elettrolitico), semplice nella posologia, rapida nell'esercitare la sua azione

A. Laghi, R. Passariello, *La colonscopia virtuale*. ISBN 978-88-470-1066-6 © Springer 2008

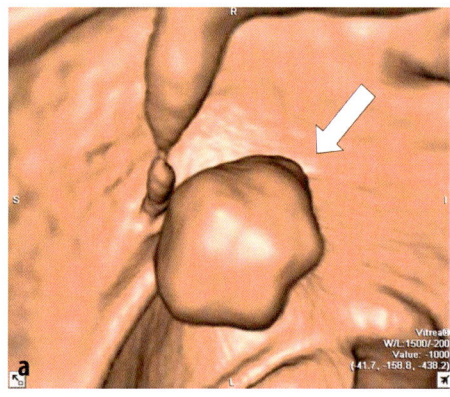
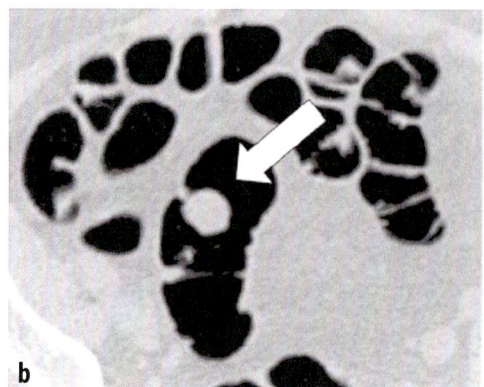

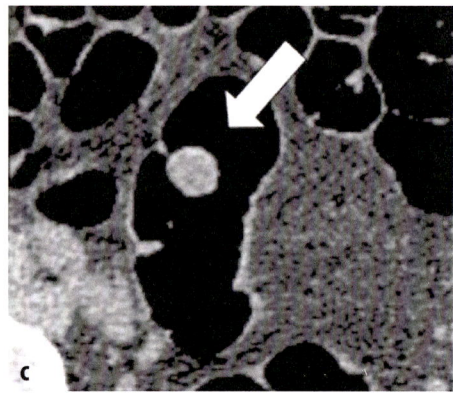

Fig. 3.2. **a** Presenza di una lesione con aspetto simil polipoide (*freccia*) localizzata a livello del sigma. **b** La valutazione dell'immagine assiale con finestra per colonscopia virtuale non consente una caratterizzazione della lesione che sembra a tutti gli effetti un polipo (*freccia*). **c** L'utilizzo di una finestra addominale, mostra la presenza di alcune aree disomogenee all'interno della lesione, indicative di un residuo fecale (*freccia*)

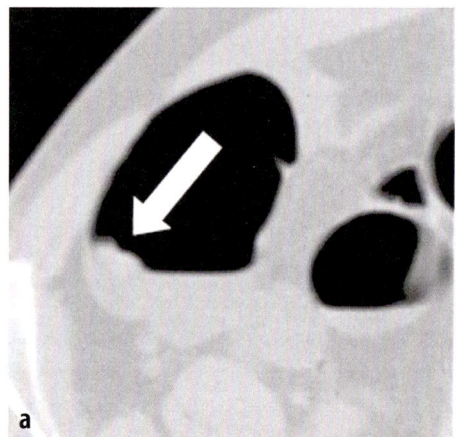
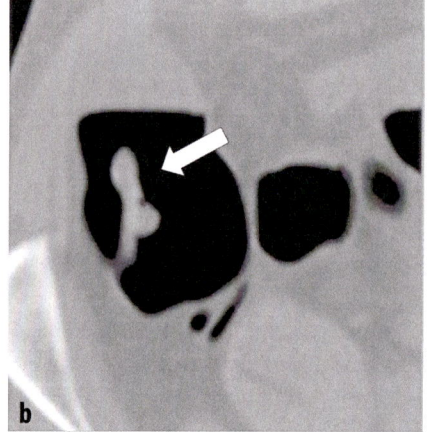

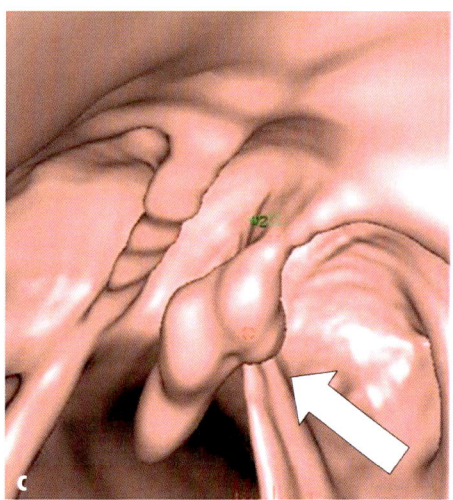

Fig. 3.3. **a** Immagine assiale, ottenuta con paziente in posizione supina. Presenza di abbondanti residui fluidi non marcati localizzati a livello della parete posteriore del cieco. Nel contesto di tali residui sembra apprezzarsi una lesione polipoide (*freccia*), caratterizzata da una maggiore iperdensità rispetto a quella dei residui fluidi dai quali viene quasi completamente sommersa e nascosta. **b** Il cambio di decubito dalla posizione supina alla posizione prona consente uno spostamento dei residui fluidi sulla parete anteriore del cieco e una conseguente completa valutazione della parete posteriore, ove in prossimità di una plica è localizzato un polipo sessile (*freccia*). **c** L'immagine endoluminale consente una migliore valutazione della posizione del polipo sessile sulla plica (*freccia*)

e accettabile dai pazienti, riducendo quanto più possibile motivi di discomfort quali crampi, flatulenza, distensione addominale, nausea, vomito e tenesmo rettale.

Protocolli di preparazione

I protocolli di pulizia intestinale per la CV sono estremamente vari e ciò perché agli inizi della metodica i diversi gruppi di ricercatori hanno utilizzato le precedenti esperienze personali nell'ambito del clisma a doppio contrasto, oppure hanno mutuato gli schemi di preparazione per la colonscopia ottica.

I passaggi fondamentali per un'adeguata pulizia intestinale sono, comunque, due: una dieta alimentare a basso contenuto di fibre nei giorni precedenti l'esame e l'utilizzo di farmaci ad effetto lassativo (vedi Tabella 3.1 per la classificazione dei farmaci lassativi) [4].

Dieta alimentare a basso contenuto di fibre

Indipendentemente dal farmaco catartico utilizzato, in tutti gli schemi di preparazione è consigliata una dieta a basso contenuto di fibre (vedi Tabella 3.2) nei giorni precedenti l'esame: ciò allo scopo di limitare l'ingestione di alimenti difficilmente digeribili (es. fibre vegetali) che potrebbero residuare nell'intestino nonostante l'assunzione del purgante.

L'utilizzo di una dieta è prassi comune in molti centri, che la consigliano per una durata variabile da uno a cinque giorni, con la maggior parte concorde per una durata di tre. Esistono, comunque, evidenze sperimentali in base alle quali una dieta a basso contenuto di fibre può essere evitata [5], e ciò perché non sembrerebbe inficiare un'adeguata pulizia intestinale. Addirittura, in soggetti con problemi di stipsi cronica si suggerisce l'assunzione di fibre nei giorni precedenti l'esame al fine di migliorare il transito intestinale e consentire una completa pulizia del colon [6, 7].

Polietilenglicole (PEG)

La soluzione elettrolitica di glicole polietilenico (PEG) è l'agente preferito da molti gastroenterologi per la pulizia intestinale preliminare alla colonscopia ottica ed è anche stato il farmaco lassativo utilizzato agli inizi della CV. Si tratta di un agente lassativo idrofilo, cioè di una soluzione isosmolare, non assorbibile, che provoca un'intensa diarrea acquosa, senza comunque alterare l'equilibrio idro-elettrolitico [8].

Ai fini della CV, la preparazione con PEG viene definita "umida" ("wet" nella letteratura anglosassone) in quanto determina un'importante quantità di residui fluidi che, come detto precedentemente, non potendo essere aspirati, hanno la potenzialità di ridurre significativamente l'accuratezza della metodica, im-

Tabella 3.1 Classificazione dei lassativi

Tipologia	Descrizione	Lassativo
Idrofili o "a ballasto"	Sostanze indigeribili che si gonfiano con acqua nell'intestino e forniscono uno stimolo meccanico, che accresce la peristalsi	Polietilenglicole (PEG)
Salini od osmotici	Sostanze che richiamano acqua nel lume intestinale e inducono di conseguenza una marcata diarrea	Sali di magnesio, di potassio e di sodio; lattulosio; glicerina; sorbitolo; mannitolo
Irritanti o "per contatto"	Principi attivi irritanti o tossici, che stimolano in modo abnorme la peristalsi intestinale	Bisacodile; sodio picosolfato; estratti di senna; cascara; rabarbaro; aloe
Oleosi	Oli indigeribili non tossici che provocano una rapida espulsione delle feci, con effetti collaterali (non rari) quali spasmi intestinali	Olio di ricino; olio paraffinico

Tabella 3.2 Schemi di preparazione intestinale

Nei 3 gg precedenti l'esame

Dieta a basso contenuto di fibre
Alimenti non consentiti: verdure, frutta, legumi, alimenti integrali, carni rosse

Il giorno precedente l'esame

Polietilenglicole (dose standard)	*Pomeriggio*: 4 l (34,8 g × 500 ml d'acqua) di soluzione in unica somministrazione a intervalli regolari di 15-30 minuti in circa 2-4 ore	Idratazione abbondante (almeno 1,5-2 l)
(dose ridotta)	*Pomeriggio*: 2 l (34,8 g × 500 ml di acqua) di soluzione in unica somministrazione a intervalli regolari di 15-30 minuti in circa 2-4 ore *Sera*: 4 confetti di bisacodile (5 mg) per os	Idratazione abbondante (almeno 1,5-2 l)
Fosfato di sodio (dose singola)	*Pomeriggio*: 45 ml diluiti in 120 ml di acqua *Sera*: 4 confetti di bisacodile (5 mg) per os *Mattino seguente* (2 ore prima della CV): 1 supposta di bisacodile (10 mg) per via rettale	Idratazione abbondante (almeno 1,5-2 l)
(dose doppia)	*Pomeriggio*: 45 ml diluiti in 120 ml d'acqua *Dopo 3 ore*: 45 ml diluiti in 120 ml d'acqua *Sera*: 4 confetti di bisacodile (5 mg) per os *Mattino seguente* (2 ore prima della CV): 1 supposta di bisacodile (10 mg) per via rettale	Idratazione abbondante (almeno 1,5-2 l)
Citrato di magnesio	*Pomeriggio*: 200-300 ml di citrato di magnesio *Sera*: 4 confetti di bisacodile (5 mg) per os *Mattina seguente* (2 ore prima della CV): 1 supposta di bisacodile (10 mg) per via rettale	Idratazione abbondante (almeno 1,5-2 l)

La sera precedente l'esame

Dieta liquida: brodo di carne, tè, camomilla con miele sciolto

pedendo un'ottimale valutazione dell'intera superficie endoluminale del colon (Fig. 3.4) [9, 10].

Il PEG ha il vantaggio di avere un effetto lassativo rapido e, soprattutto, gravato da scarsi effetti collaterali, dal momento che non altera l'equilibrio idro-elettrolitico del paziente. Si tratta, pertanto, di una preparazione sicura anche in soggetti anziani o in condizioni generali precarie. Le principali controindicazioni sono rappresentate dall'ileo paralitico, dalla ritenzione gastrica, dall'ostruzione gastrointestinale, dalla perforazione intestinale, dalla colite tossica e dal megacolon tossico [11]. Purtroppo, il volume elevato (fino a 4 l da assumere il giorno precedente l'esame) associato al sapore "salino" ren-

dono questa preparazione sgradevole a un numero anche cospicuo di pazienti; dopo somministrazione di PEG, inoltre, sono comuni discomfort addominale, gonfiore, nausea e vomito [12]. In un recente lavoro, il 40% dei pazienti non è stato in grado di completare la preparazione con PEG e nello stesso studio l'84% dei pazienti ha riferito maggior tollerabilità verso il fosfato di sodio (vedi paragrafo successivo) contro il 33% del PEG [13].

Allo scopo di alleviare questi problemi, i gastroenterologi, per la colonscopia, hanno proposto uno schema di somministrazione alternativo, rappresentato dall'ingestione di soli 2 l di PEG; la riduzione del volume è resa possibile dall'uso congiunto di un

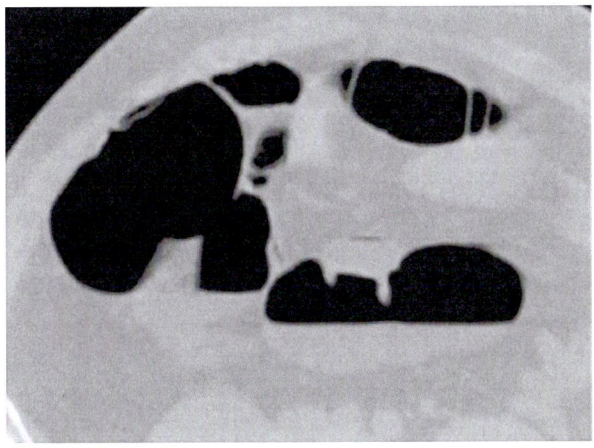

Fig. 3.4. Protocollo di preparazione con polietilenglicole. Immagine assiale, ottenuta con paziente in posizione supina. Presenza di multipli residui fluidi che, in tale acquisizione, coprono parzialmente la parete posteriore di un tratto del sigma intermedio e del discendente distale

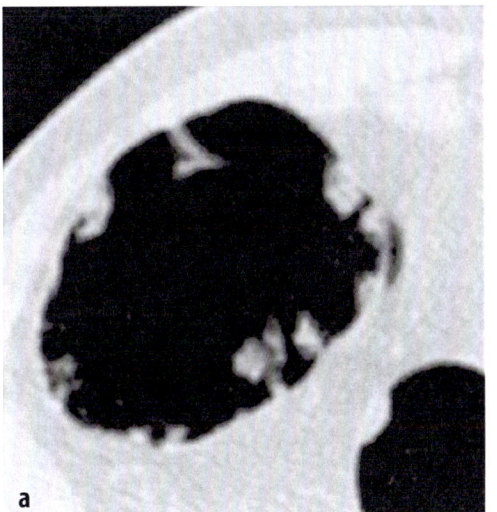

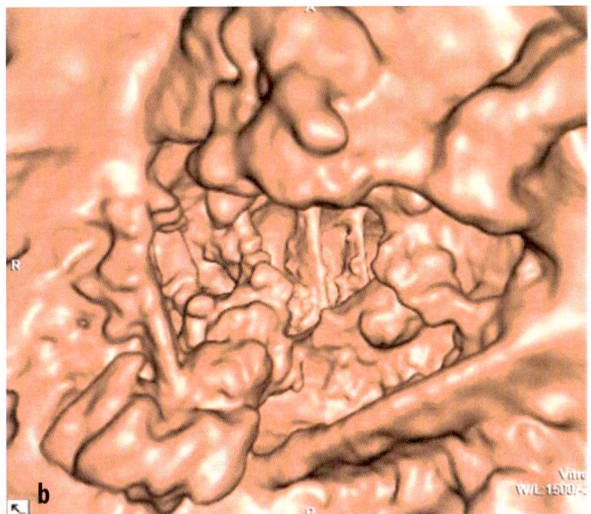

Fig. 3.5. Protocollo di preparazione con fosfato di sodio. **a** Immagine assiale che mostra la presenza di alcuni residui fecali solidi caratteristici di questo tipo di preparazione, che rimangono adesi alle pareti del colon ascendente e che possono creare difficoltà nella diagnosi differenziale con piccole lesioni polipoidi. **b** L'immagine endoluminale mostra la presenza di multiple irregolarità di parete che, soprattutto nel corso di una lettura 3D, possono causare alcuni problemi diagnostici nell'interpretazione dell'esame

altro agente, il bisacodile, un lassativo da contatto che agisce localmente sulle fibre parasimpatiche per indurre la peristalsi. I risultati di uno studio comparativo tra una preparazione con l'ingestione di 4 l di PEG rispetto a 2 l di PEG e bisacodile hanno dimostrato un'eguale qualità della pulizia del colon, ma un'accettabilità, da parte dei pazienti, che è stata del 93% in coloro che hanno ricevuto i 2 l rispetto al 66% dell'altro gruppo [14].

Sono in corso, inoltre, ulteriori studi per cercare di migliorare il profilo di tollerabilità del PEG. In un recentissimo lavoro [15], è stata proposta una nuova soluzione, costituita da PEG cui sono stati aggiunti acido ascorbico ed elettroliti. Tale soluzione, testata in uno studio randomizzato a confronto con uno schema che prevedeva l'ingestione di sodio picosolfato e citrato di magnesio, ha dimostrato eccellenti risulta-

ti in termini di qualità di pulizia del colon, in particolare di quello destro, con esiti simili in termini di accettabilità da parte dei pazienti e di effetti collaterali (cefalea e sintomi gastrointestinali).

Per gli schemi di preparazione con il PEG vedi la Tabella 3.2.

Fosfato di sodio

Il fosfato di sodio è un lassativo salino orale già ampiamente utilizzato per la preparazione del clisma a doppio contrasto e della colonscopia ottica. Si tratta di un farmaco a base di sali inorganici osmoticamente attivi, non assorbibili e che rimangono nel lume intestinale durante il transito. La natura osmotica di questi farmaci determina un'inversione del normale flusso di acqua attraverso la parete intestinale con la conseguenza che entrano nel lume colico più fluidi di quanti non ne vengano assorbiti. Inoltre, questi farmaci stimolano la peristalsi, determinando un'accelerazione del transito del contenuto intestinale [16].

La preparazione con fosfato di sodio si definisce "asciutta" ("dry" degli autori anglosassoni), in quanto lascia una scarsa quantità di residui fluidi nel lume colico. Ciò è particolarmente importante in quanto, al contrario della colonscopia ottica, alla CV non è possibile aspirare i fluidi. E questo effetto è stato dimostrato in lavori di confronto con il PEG (vedi paragrafo precedente) [10, 17], ove si è dimostrata una netta riduzione dei residui fluidi utilizzando il fosfato di sodio.

Un problema, comunque, in un colon "asciutto" può essere rappresentato dalla frequente persistenza di minuti residui fecali solidi, che rimangono adesi alle pareti coliche e che possono creare difficoltà nella diagnosi differenziale con piccole lesioni polipoidi (Fig. 3.5). Ciò è particolarmente vero se il soggetto non ha seguito strettamente una dieta a basso contenuto di scorie, nel qual caso una preparazione con PEG sembra essere migliore in termini di qualità delle immagini, e d'identificazione e caratterizzazione dei piccoli polipi [18].

I vantaggi dell'utilizzo del fosfato di sodio sono principalmente legati alla migliore tollerabilità del farmaco rispetto al PEG, e ciò in considerazione del volume ridotto da assumere con il fosfato di sodio e del sapore salino sgradevole del PEG, e in alcuni casi anche alla migliore qualità della preparazione [19-24].

L'utilizzo del fosfato di sodio prevede, comunque, alcune precauzioni, in quanto il farmaco può determinare un rapido incremento della concentrazione di sodio sierico e ipopotassiemia, iperfosfatemia (fino al 39% dei pazienti) e ipocalcemia (5% dei pazienti) [25-27]. Esso, pertanto, è controindicato in pazienti con cardiopatia congestizia o con insufficienza renale. Inoltre, nel maggio 2006, è stato pubblicato un avvertimento della Food and Drug Administration (FDA) [28], massimo organismo statunitense per il controllo dei farmaci e dei dispositivi medicali, nel quale si denunciava l'insorgenza di una nefropatia acuta da fosfati a seguito della somministrazione orale di fosfato di sodio per preparazione intestinale. Si tratta di una forma rara, ma molto grave, d'insufficienza renale acuta, spesso permanente, che può richiedere un trattamento dialitico cronico [29]. Gli individui a rischio sono gli anziani, con ridotto volume intravascolare o con patologia renale cronica e coloro i quali fanno uso di farmaci che alterino la perfusione o la funzione renale (es. diuretici, ACE-inibi-

tori, farmaci bloccanti i recettori dell'angiotensina e potenzialmente anche i farmaci anti-infiammatori non steroidei) [30]. Le conseguenti raccomandazioni della FDA, pertanto, sono: evitare l'uso del fosfato di sodio in pazienti con patologia renale e ridotta funzionalità o perfusione renale; in soggetti disidratati o con alterazioni idro-elettrolitiche; evitare di somministrare dosi superiori a quelle consigliate e di associare l'uso di lassativi contenenti anche piccole quantità di fosfato di sodio; prestare attenzione nei pazienti in trattamento con farmaci che alterino la perfusione o la funzione renale; incoraggiare i pazienti ad assumere le dosi corrette di fosfato di sodio e di bere abbondanti liquidi durante la preparazione; inoltre, eseguire esami di laboratorio (elettroliti, calcemia, fosfatemia, azotemia e creatininemia) prima e dopo la procedura nei soggetti a rischio aumentato per potenziali reazioni avverse gravi, inclusi coloro che presentino vomito e/o segni di disidratazione; ospedalizzare e idratare per via endovenosa, durante la preparazione, i pazienti in condizioni generali precarie, che potrebbero non essere in grado di bere un adeguato volume di liquidi.

Per quanto concerne l'utilizzo del fosfato di sodio, esistono fondamentalmente due diversi schemi di preparazione, che prevedono rispettivamente la somministrazione di una singola dose (45 ml), generalmente assunta in combinazione con il bisacodile, o di una doppia dose (90 ml). La dose doppia, preferita dai gastroenterologi, è oggi praticamente non più utilizzata in ambito di CV, in quanto non è stato dimostrato un miglioramento della pulizia del colon [31].

Per gli schemi di preparazione con il fosfato di sodio vedi la Tabella 3.2.

Citrato di magnesio

Il citrato di magnesio è un altro lassativo salino con un'azione simile al fosfato di sodio, che determina un accumulo di fluidi nell'intestino a causa del suo potenziale osmotico e promuove l'attività peristaltica e lo svuotamento intestinale. L'azione si ottiene poche ore dopo l'ingestione del farmaco [32].

La pulizia del colon è, come nel caso del fosfato di sodio, "asciutta" perché lascia una scarsa quantità di residui fluidi nel lume.

Rispetto al fosfato di sodio il citrato di magnesio ha un profilo di sicurezza migliore. Le alterazioni dell'equilibrio idro-elettrolitico sono meno severe e non si osservano le marcate iperfosfatemia e ipocalcemia tipiche della somministrazione di fosfato di sodio. Viene comunque raccomandata prudenza nei pazienti con insufficienza renale [33].

Il citrato di magnesio è disponibile in due formulazioni, come soluzione acquosa oppure come polvere. Anch'esso viene somministrato in associazione con il bisacodile. Il razionale di questa preparazione consiste nel fatto che il citrato di magnesio pulisce il colon, lasciando alcuni residui fluidi e fecali solidi; le compresse di bisacodile ripuliscono il colon prossimale dai residui, mentre la supposta aiuta ad evacuare il colon distale [33, 34].

Per gli schemi di preparazione vedi la Tabella 3.2.

Altre preparazioni

Sono disponibili altri schemi di pulizia intestinale in base alle esperienze dei diversi gruppi di ricercatori. La tendenza è quella di ricercare preparazioni più tollerabili da parte dei pazienti e, in particolare, protocolli con un ridotto volume di farmaci da ingerire. In uno studio recente sono stati confrontati due schemi, l'uno basato su citrato di magnesio (3 g di ossido di magnesio) diluito in 500 ml di acqua, tre compresse di bisacodile (5 mg) seguite da una bustina di picolax® (sodio picosolfato 10 mg, citrato di magnesio 12,5 mg) diluita in 120 ml di acqua, e l'altro consistente in 1 l di PEG seguito da una bustina di picolax® (sodio picosolfato 10 mg, citrato di magnesio 12,5 mg) diluita in 120 ml di acqua; è stata inoltre consigliata un'adeguata idratazione durante tutto il tempo della preparazione. Entrambe le preparazioni si sono dimostrate efficaci nel ripulire il colon, con una minima quantità di residui fluidi e fecali solidi; la prima, con citrato di magnesio, bisacodile e picolax® è stata però gravata da un 5% di casi di sincope o pre-sincope e non è pertanto più consigliata [35].

La "marcatura delle feci", le preparazioni ridotte e i protocolli senza lassativi

Gli schemi di preparazione intestinale descritti, pur essendo quelli correntemente utilizzati nella maggior parte dei centri per la CV, soffrono di due fondamentali problemi: la scarsa compliance del paziente e le difficoltà interpretative dovute alla presenza di residui fluidi e/o fecali solidi [1].

La compliance del paziente è un problema estremamente importante, se si pensa che una parte dei soggetti, alla domanda se trovano più tollerabile la CV o la colonscopia ottica, non hanno preferenze o addirittura favoriscono la colonscopia tradizionale, qualora sia effettuata in sedazione [36].

Inoltre, la maggior parte dei soggetti sottoposti a uno studio del colon, pur preferendo perlopiù la CV alla colonscopia ottica e al clisma a doppio contrasto [37-41], rispondono che la parte peggiore di tutto il processo è rappresentata dalla preparazione [42, 43]. Il cambiamento degli schemi di preparazione non ha offerto un sostanziale beneficio, in quanto il problema fondamentale rimangono sempre i fastidi addominali e, talvolta, anche la nausea e il vomito [43].

La ricerca è quindi tesa allo sviluppo di preparazioni meno invasive, le cosiddette "preparazioni ridotte", o addirittura agli studi senza preparazione intestinale ("prep-less" della letteratura anglosassone) [44-48].

Il secondo problema della preparazione intestinale classica è rappresentato dalla difficoltà d'interpretazione di alcuni piccoli reperti. Non è spesso possibile, infatti, sulla sola base delle immagini acquisite, differenziare un minuto residuo fecale, adeso alla parete del colon, da un piccolo polipo sessile, in quanto i residui fecali possono non essere mobili nei due decubiti e rimanere adesi alle pareti (Fig. 3.6); inoltre, quando presentano dimensioni estremamente ridotte, non possono utilizzarsi gli usuali criteri di diagnosi differenziale, perché le misurazioni densitometriche non sono realistiche e riproducibili [1].

Entrambi questi problemi trovano una soluzione nell'utilizzo di tecniche di marcatura dei residui fluidi e delle feci ("fluid/faecal tagging" degli autori anglosassoni).

La marcatura dei residui fluidi e fecali

La marcatura dei residui fluidi e fecali consiste nella somministrazione orale di un mezzo di contrasto positivo, in grado d'incrementarne la densità rispetto alle strutture anatomiche normali e a polipi e tumori, che caratteristicamente presentano una densità dei tessuti molli (Fig. 3.7).

Indipendentemente dal metodo, il regime di marcatura dovrebbe idealmente aumentare la densità delle feci e dei fluidi marcati a un valore di circa 200-800 UH. Un'attenuazione media al di sotto di questo livello risulta in una significativa porzione di materiale fecale non marcato e rende l'interpretazione, per l'uomo e per il computer, più difficile. Per il lettore umano, una marcatura parziale rende l'interpretazione potenzialmente più dispendiosa in termini di tempo e più difficile, dal momento che si richiede maggiore energia mentale per caratterizzare le feci residue. Una marcatura con un'attenuazione media

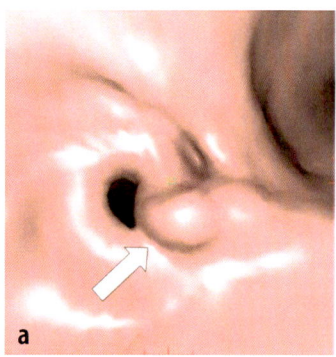

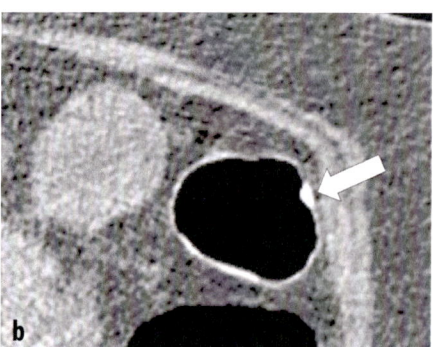

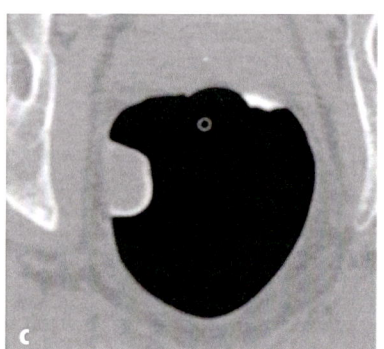

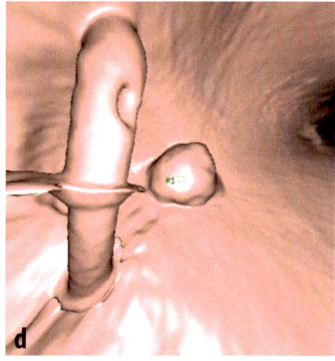

Fig. 3.6. Protocollo di preparazione con marcatura dei residui fluidi e fecali (diatrizoato di dimeglumina). **a** Immagine endoluminale che mostra una lesione di aspetto polipoide (*freccia*) a livello del sigma. **b** La valutazione dell'immagine assiale permette facilmente di porre diagnosi di un residuo fecale (*freccia*), che appare completamente marcato dal mezzo di contrasto orale. **c** Immagine assiale che mostra un polipo sessile del retto. In questa immagine si può notare come il mezzo di contrasto, utilizzato per la preparazione intestinale, vernici la lesione polipoide caratterizzata invece da una densità dei tessuti molli. **d** Immagine endoluminale che mostra il polipo sessile all'interno del lume rettale nelle strette vicinanze del catetere di Foley

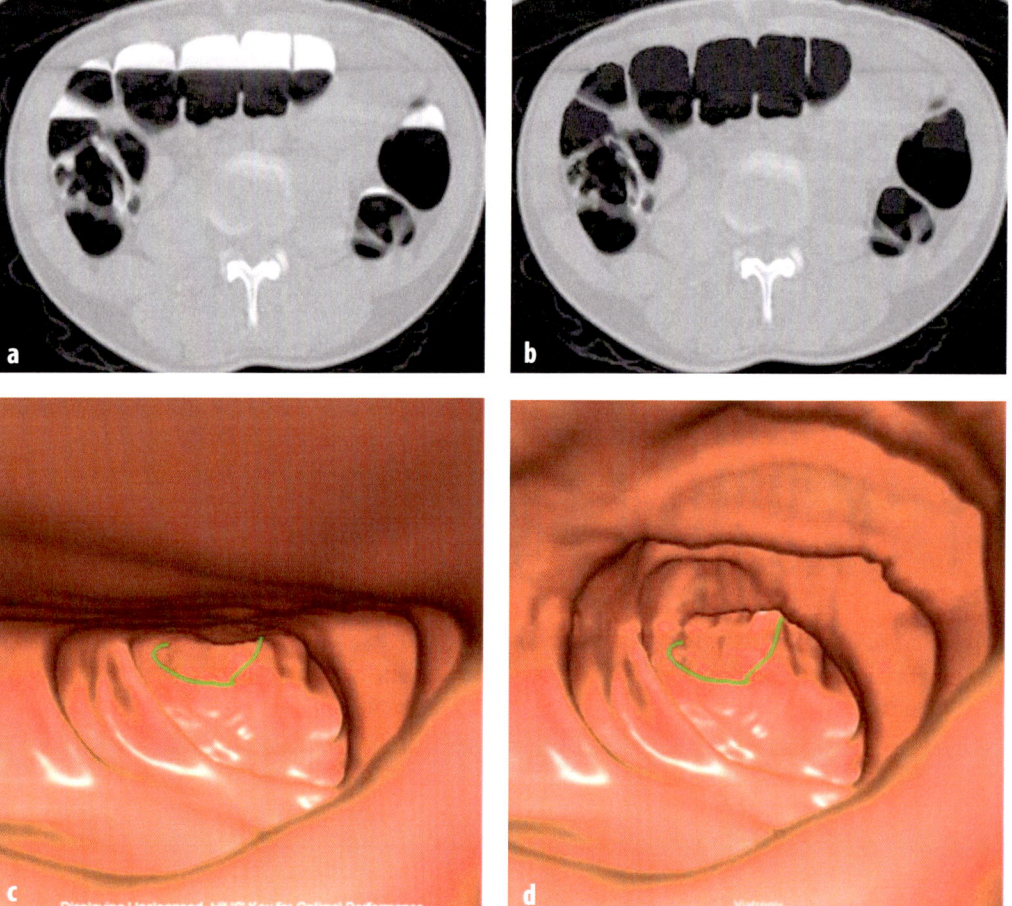

Fig. 3.7. Omogenea marcatura dei residui fluidi e fecali, che appaiono completamente iperdensi (**a**). L'omogeneità della marcatura consente un'ottimale rimozione elettronica, priva di artefatti (**b**). Gli stessi residui fluidi, osservati nell'immagine endoluminale prima (**c**) e dopo rimozione elettronica (**d**)

superiore a 800 UH può determinare artefatti a stria e uno pseudo-enhancement dei polipi; con questo termine ci si riferisce a un incremento artificioso della densità dei polipi, dovuto all'effetto del materiale di marcatura iperdenso circostante. Un fenomeno simile a quanto accade alle cisti renali semplici durante gli esami TC con iniezione endovenosa di un mezzo di contrasto iodato [49, 50]. Per la CV e l'identificazione dei polipi, lo pseudo-enhancement può determinare un errore di caratterizzazione, sottostimando le dimensioni dei polipi, in particolare se si utilizza la pulizia elettronica per la visualizzazione 3D [44]. Dal momento che le dimensioni rimangono il criterio più importante per assegnare un determinato rischio a un dato polipo, lo pseudo-enhancement dovrebbe essere evitato e la densità di marcatura dovrebbe essere modulata di conseguenza.

I principali vantaggi della marcatura dei residui fluidi e fecali sono rappresentati da un incremento della sensibilità della metodica (identificazione di lesioni sommerse in entrambe le scansioni, prona e supina), ma anche della specificità, in particolare per le piccole lesioni (possibilità di una diagnosi differenziale tra un residuo fecale e un polipo), da un miglioramento dell'efficienza nei tempi di refertazione e dalla possibilità di migliorare la compliance del paziente, in quanto la marcatura dei residui fluidi e fecali è alla base dei protocolli di preparazione ridotta e di quelli senza lassativi [44-48].

Metodi di marcatura delle feci

Attualmente, gli studi clinici sono stati focalizzati sull'utilizzo di due tipi di mezzi di contrasto: i baritati e gli iodati.

Il solfato di bario, una sostanza inerte e relativamente insolubile, è stata usata con successo per molti decenni negli studi radiologici dell'intestino. Per la CV, il bario è usato in preparazioni con percentuale peso/volume variabili tra il 2% e il 40% e somministrato in aliquote di 25-50 ml negli 1-2 giorni antecedenti l'esame [47, 51-53]. Il tempo di somministrazione e il volume di agente di contrasto variano spesso in maniera inversa rispetto al grado di pulizia intestinale impiegata in un dato schema di preparazione. Pertanto, i protocolli di pulizia intestinale che non prevedono l'uso di lassativi (protocolli "prepless") e che sono pertanto più favorevoli per i pazienti, necessitano di una marcatura più "pesante" per identificare chiaramente le feci residue e trattasi generalmente di protocolli su due o anche più giorni [46, 47, 54, 55]. Al contrario, l'uso di un lassativo riduce l'onere della marcatura, dal momento che la

maggior parte delle feci è già espulsa; pertanto, in questo caso, la marcatura è effettuata con la somministrazione del mezzo di contrasto solo il giorno precedente l'esame [51-53].

Il bario è ben tollerato e ha un rischio di reazioni allergiche praticamente nullo, ma determina una marcatura disomogenea dei residui fluidi per la sua relativamente bassa solubilità; infatti, il bario necessita di emulsionanti per rimanere in sospensione nei fluidi enterici [56]. La risultante eterogeneità del bario diviene un problema con le preparazioni ridotte e addirittura senza l'uso di lassativi, in particolare quando s'intendono utilizzare software di pulizia elettronica che lavorano meglio se la marcatura è davvero omogenea (Fig. 3.8) [57]. A causa della bassa solubilità del bario nei fluidi intestinali, è stato osservato che la marcatura con bario è ottimizzata quando si aggiunge un mezzo di contrasto iodato al protocollo (Fig. 3.9) [52].

Per gli schemi di somministrazione del bario, in associazione all'uso di lassativi e a preparazioni ridotte, vedi la Tabella 3.3.

Le preparazioni senza lassativi con il solo uso del bario [46, 47, 54, 55] sono ancora in una fase di sperimentazione in centri accademici e pertanto non sono menzionate.

I mezzi di contrasto iodati, che comprendono sia sostanze ioniche iperosmolari sia i mezzi di contrasto non ionici isosmolari o a bassa osmolarità, sono completamente solubili in acqua e utili per l'opacizzazione del tratto gastro-enterico. Le preparazioni ioniche, quali i sali di dimeglumina (Gastrografin®, Bayer-Schering), sono tra quelle maggiormente utilizzate in CV [48, 52]. E mentre è sempre più evidente che una marcatura ottimale con bario richiede l'aggiunta di un mezzo di contrasto iodato, non sem-

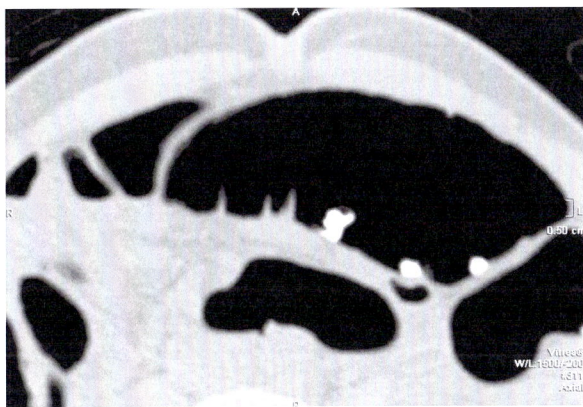

Fig. 3.8. Protocollo di preparazione con bario. Immagine assiale che mostra la presenza di alcuni residui fecali all'interno del colon trasverso caratterizzati da una notevole iperdensità dovuta alla marcatura ottenuta con il bario (cortesia del dott. P. Lefere)

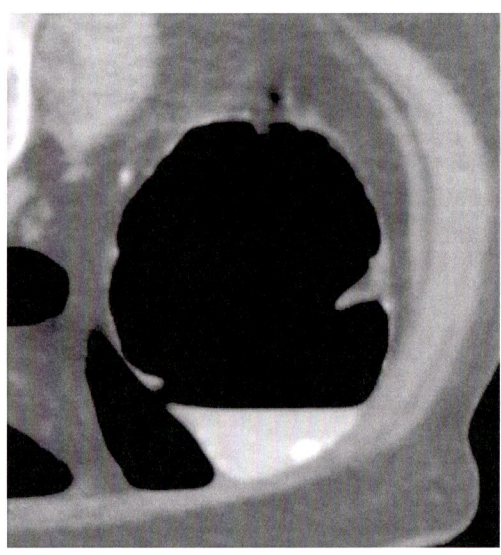

Fig. 3.9. Protocollo di preparazione con bario e mezzo di contrasto iodato. Immagine assiale che dimostra una discreta iperdensità dei residui fluidi, attribuibile alla marcatura da parte del mezzo di contrasto iodato, e un residuo fecale sommerso e adeso alla parete, marcatamente iperdenso per la marcatura da parte del bario (cortesia del dott. P. Lefere)

Tabella 3.3 Schemi di marcatura dei residui fluidi e fecali

Marcatura in associazione a preparazione completa
Dieta a basso contenuto di scorie nei 3 gg precedenti l'esame

Lassativi (sec. schemi)	*Sera*: 250 ml bario 2% 60 ml mdc iodato idrosolubile oppure 60 ml mdc iodato idrosolubile (in alternativa anche la mattina, 2 ore prima della CV)

La sera precedente l'esame: dieta liquida

Marcatura in associazione a preparazione ridotta
Dieta a basso contenuto di scorie nei 3 gg precedenti l'esame

Pomeriggio: citrato di magnesio (16,5 g)	50 ml bario 40% p/v (25 ml colazione; 12,5 ml pranzo; 12,5 ml cena)

Sera: 4 confetti di bisacodile (5 mg) per os
Mattina seguente (2 ore prima della CV):
1 supposta di bisacodile (10 mg) per via rettale

oppure

Lattulosio, 12 g/die nei 3 gg precedenti l'esame	diatrizoato di sodio e di metilglucamina (Gastrografin 370®) diluito 1:30, 500 ml/die (100 ml colazione e pranzo; 300 ml a cena) nei 2 gg precedenti l'esame

oppure

Macrogol 3350 1 busta/die nei 2 gg precedenti l'esame	diatrizoato di sodio e di metilglucamina (Gastrografin 370®), 50 ml, 2 ore prima dell'esame

Marcatura senza preparazione con lassativi
Dieta a basso contenuto di scorie nei 3 gg precedenti l'esame

Diatrizoato di dimeglumina	80-100 ml/die nei 2 gg precedenti l'esame oppure 160-200 ml la mattina dell'esame (aspettare circa 4 ore prima della scansione)	Idratazione abbondante Idratazione abbondante

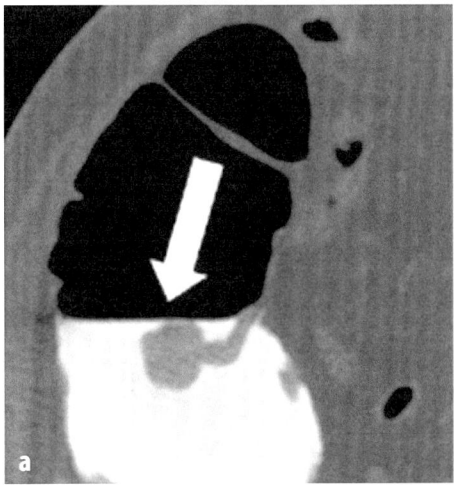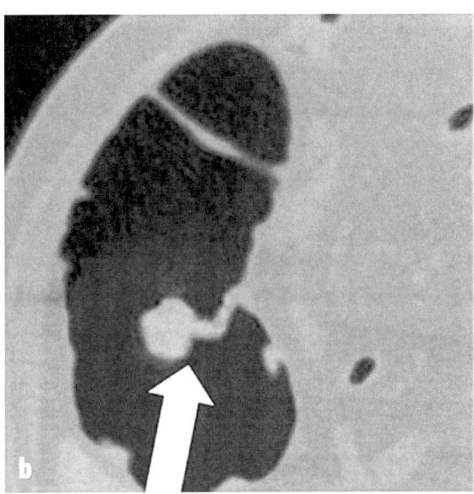

Fig. 3.10. Protocollo di preparazione con diatrizoato di dimeglumina, senza alcun farmaco lassativo. **a** Immagine assiale 2D che mostra la presenza di un grossolano polipo peduncolato (*freccia*) a livello della parte mediale del cieco, caratterizzato da una densità dei tessuti molli e completamente sommerso dai residui fluidi marcati dal mezzo di contrasto orale utilizzato come preparazione. L'importanza della marcatura delle feci risiede nel fatto che questo tipo di lesione passa talvolta come misconosciuta proprio a causa della presenza di abbondanti residui fecali fluidi non marcati, che possono sommergere e quindi nascondere sia in fase prona che in quella supina alcune zone del colon. **b** Immagine assiale 2D della stessa lesione ottenuta dopo la rimozione elettronica dei residui. **c** La sottrazione elettronica dei residui fluidi marcati, rende possibile la visualizzazione endoluminale del polipo peduncolato

bra essere vero il contrario, in quanto i mezzi di contrasto iodati marcano egualmente bene sia le feci solide sia i fluidi enterici [44, 48]. La frequenza stimata di reazioni allergiche alla sola somministrazione orale di mezzi di contrasto iodati è molto più bassa rispetto a quella intra-vascolare ed è stata osservata con i soli agenti ionici [54]. Non sono note reazioni allergiche severe ai mezzi di contrasto iodati non ionici per il solo uso orale. È stato osservato che una marcatura combinata con bario e agenti iodati possa lasciare un sottile strato di mezzo di contrasto sulla superficie dei polipi adenomatosi villosi, ma al momento non è chiaro se ciò derivi dalle proprietà tensioattive dei mezzi di contrasto baritati e iodati, usati per la marcatura, oppure dalla superficie villosa del polipo [58]. I mezzi di contrasto organo-iodati, pertanto, possono essere uti-

lizzati per marcare i residui fluidi, essendo somministrati congiuntamente a farmaci con effetto lassativo o anche con preparazioni ridotte [52]. Ma, al contrario di quanto accade per il bario, i protocolli di marcatura con mezzi di contrasto iodati iperosmolari (Gastrografin®, Bayer-Schering), senza l'utilizzo di alcun farmaco lassativo, sono stati ampiamente testati e sono oggi utilizzati routinariamente nella pratica clinica (Fig. 3.10) [48]. Si tratta d'incrementare le dosi del mezzo di contrasto che, in virtù dell'iperosmolarità, richiama acqua nel lume intestinale e determina un ammorbidimento delle feci e, in una certa percentuale di soggetti, fino al 10% [48], una franca diarrea, comunque nettamente meno gravosa di quella indotta dai lassativi.

Per le modalità di somministrazione dei mezzi di contrasto organo-iodati, vedi la Tabella 3.3.

Bibliografia

1. Mang T, Maier A, Plank C et al (2007) Pitfalls in multi-detector row CT colonography: a systematic approach. Radiographics 27(2):431-454
2. Yee J (2002) CT colonography: examination prerequisites. Abdom Imaging 27(3):244-52
3. Fletcher JG, Johnson CD, MacCarty RL et al (1999) CT colonography: potential pitfalls and problem-solving techniques. AJR Am J Roentgenol 172(5):1271-1278
4. Gelfand DW, Chen MYM, Ott DJ (1991) Preparing the colon for the barium enema examination. Radiology 178(3):609-613
5. Kember PG, McBride KD, Tweed CS, Collins MC (1995) A blinded prospective trial of low-residue versus normal diet in preparation for barium enema. Br J Radiol 68(806):128-129
6. Hellström M, Brolin I (1987) Dietary fibers in the preparation of the bowel for diagnostic barium enema. Gastrointest Radiol 12(1):76-78
7. Fork FT (1987) Granulated wheat-fibres as a diet additive preceding colon cleansing for colonography. Scand J Gastroenterol Suppl 129:165-167
8. Davis GR, Santa Ana CA, Morawski SG et al (1980) Development of a lavage solution associated with minimal water and electrolyte absorption or secretion. Gastroenterology 78:991-995
9. DiPalma JA, Brady CE (1989) Colon cleansing for diagnostic and surgical procedures: polyethylene glycol-electrolyte lavage solution. Am J Gastroenterol 84(9):1008-1016
10. Macari M, Lavelle M, Pedrosa I et al (2001) Effect of different bowel preparations on residual fluid at CT colonography. Radiology 218:274-277
11. Golub RW, Kerner BA, Wise WE Jr et al (1995) Colonoscopic bowel preparations-which one? A blinded, prospective, randomized trial. Dis Colon Rectum 38:594-599
12. Thomas G, Brozinsky JI (1982) Patient acceptance and effectiveness of a balanced lavage solution (Golytely) versus the standard preparation for colonoscopy. Gastroenterology 82:435-437
13. Hookey LC, Depew WT, Vanner SJ (2004) A prospective randomized trial comparing low-dose oral sodium phosphate plus stimulant laxatives with large volume polyethylene glycol solution for colon cleansing. Am J Gastroenterol 99:2217-2222
14. Adams WJ, Meagher AP, Lubowski DZ, King DW (1994) Bisacodyl reduces the volume of polyethylene glycol solution required for bowel preparation. Dis Colon Rectum 37(3):229-233
15. (2008) A randomized controlled trial of a new 2 litre polyethylene glycol solution versus sodium picosulphate + magnesium citrate solution for bowel cleansing prior to colonoscopy. Curr Med Res Opin Jan 4 [Epub ahead of print]
16. Curran MP, Plosker GL (2004) Oral sodium phosphate solution: a review of its use as a colorectal cleanser. Drugs 64(15):1697-1714
17. Ginnerup Pedersen B, Møller Christiansen TE, Viborg Mortensen F et al (2002) Bowel cleansing methods prior to CT colonography. Acta Radiol 43:306-311
18. Kim SH, Choi BI, Han JK et al (2006) CT colonography in a Korean population with a high residue diet: comparison between wet and dry preparations. Clin Radiol 61:483-494
19. Mathus-Vliegen EM, Kemble UM (2006) A prospective randomized blinded comparison of sodium phosphate and polyethylene glycol-electrolyte solution for safe bowel cleansing. Aliment Pharmacol Ther 23(4):543-552
20. Vanner SJ, Macdonald PH, Paterson WG et al (1990) A randomized prospective trial comparing oral sodium phosphate with standard polyethylene glycol based lavage solution (Golytely) in the preparations of patients for colonoscopy. Am J Gastroenterol 85(4):422-427
21. Frommer D (1997) Cleansing ability and tolerance of three bowel preparations for colonoscopy. Dis Colon Rectum 40(1):100-104
22. Marshall JB, Pineda JJ, Barthel JS, King PD (1993) Prospective, randomized trail comparing sodium phosphate solution with polyethylene glycol-electrolyte lavage for colonoscopy preparation. Gastrointest Endosc 39(5):631-634
23. Afridi SA, Barthel JS, King PD et al (1995) Prospective, randomized trial comparing a new sodium phosphate-bisacodyl regimen with conventional PEG-ES lavage for outpatient colonoscopy preparation. Gastrointest Endosc 41(5):485-489
24. Arezzo A (2000) Prospective randomized trial comparing bowel cleaning preparations for colonscopy. Surg Laparosc Endosc Percutan Tech 10(4):215-217
25. Ehrenpreis ED, Nogueras JJ, Botoman VA et al (1996) Serum electrolyte abnormalities secondary to Fleet's Phospho-Soda colonscopy prep. Surg Endosc 10(10):1022-1024
26. Vukasin P, Weston LA, Beart RW (1997) Oral Fleet Phospho-Soda laxative-induced hyperphosphatemia and hypocalcemic tetany in an adult: report of a case. Dis Colon Rectum 40(4):497-499
27. Fass R, Do S, Hixson LJ (1993) Fatal hyperphosphatemia following Fleet Phospho-Soda in a patient with colonic ileus. Am J Gastroenterol 88(6):929-932
28. (2006) Food and Drug Administration science background paper: acute phosphate nephropathy and renal failure associated with the use of oral sodium phosphate bowel cleansing products. http://www.fda.gov/cder/drug/infopage/OSP_solution/backgrounder.htm
29. Markowitz GS, Stokes MB, Radhakrishnan J, D'Agati VD (2005) Acute phosphate nephropathy following oral sodium phosphate bowel purgative: an under-recognized cause of chronic renal failure. J Am Soc Nephrol 16(11):3389-3396

30. Desmeules S, Bergeron MJ, Isenring P (2003) Acute phosphate nephropathy and renal failure. N Engl J Med 349:1006-1007

31. Kim DH, Pickhardt PJ, Hinshaw JL et al (2007) Prospective blinded trial comparing 45-ml and 90-ml doses of oral sodium phosphate for bowel preparation before computed tomographic colonography. J Comput Assist Tomogr 31:53-58

32. Bartram CI (1994) Bowel preparation-principles and practice. Clin Radiol 49:365-367

33. Wiberg JJ, Turner GG, Nuttall FQ (1978) Effect of phosphate or magnesium cathartics on serum calcium: observations in normocalcemic patients. Arch intern Med 138:1114-1116

34. Sharma VK, Chockalingham SK, Ugheoke EA et al (1998) Prospective, randomized, controlled comparison of the use of polyethylene glycol-electrolyte lavage solution in four-liter versus two-liter volumes and pretreatment with either magnesium citrate or bisacodyl for colonoscopy preparation. Gastrointest Endosc 47(2):167-171

35. Forbes GM, Edwards JT, Foster NM et al (2005) Randomized single blind trial of two low-volume bowel preparations for screening computed tomography colonography. Abdom Imaging 30(1):48-52

36. Bosworth HB, Rockey DC, Paulson EK et al (2006) Prospective comparison of patient experience with colon imaging tests. Am J Med 119:791-799

37. Svensson MH, Svensson E, Lasson A, Hellström M (2002) Patient acceptance of CT colonography and conventional colonoscopy: prospective comparative study in patients with or suspected of having colorectal disease. Radiology 222:337-345

38. Juchems MS, Ehmann J, Brambs HJ, Aschoff AJ (2005) A retrospective evaluation of patient acceptance of computed tomography colonography ("virtual colonoscopy") in comparison with conventional colonoscopy in an average risk screening population. Acta Radiol 46:664-670

39. van Gelder RE, Birnie E, Florie J et al (2004) CT colonography and colonoscopy: assessment of patient preference in a 5-week follow-up study. Radiology 233:328-337

40. Taylor SA, Halligan S, Burling D et al (2005) Intra-individual comparison of patient acceptability of multidetector-row CT colonography and double-contrast barium enema. Clin Radiol 60:207-214

41. Taylor SA, Halligan S, Saunders BP et al (2003) Acceptance by patients of multidetector CT colonography compared with barium enema examinations, flexible sigmoidoscopy, and colonoscopy. AJR Am J Roentgenol 181:913-921

42. Thomeer M, Bielen D, Vanbeckevoort D et al (2002) Patient acceptance for CT colonography: what is the real issue? Eur Radiol 12:1410-1415

43. Gluecker TM, Johnson CD, Harmsen WS et al (2003) Colorectal cancer screening with CT colonography, colonoscopy, and double-contrast barium enema examination: prospective assessment of patient perceptions and preferences. Radiology 227:378-384

44. Zalis ME, Perumpillichira JJ, Magee C et al (2006) Tagging-based, electronically cleansed CT colonography: evaluation of patient comfort and image readability. Radiology 239:149-159

45. Pickhardt PJ, Choi JH (2003) Electronic cleansing and stool tagging in CT colonography: advantages and pitfalls with primary three-dimensional evaluation. AJR Am J Roentgenol 181:799-805

46. Callstrom MR, Johnson CD, Fletcher JG et al (2001) CT colonography without cathartic preparation: feasibility study. Radiology 219:693-698

47. Lefere P, Gryspeerdt S, Baekelandt M et al (2004) Laxative-free CT colonography. AJR Am J Roentgenol 183:945-948

48. Iannaccone R, Laghi A, Catalano C et al (2004) Computed tomographic colonography without cathartic preparation for the detection of colorectal polyps. Gastroenterology 127:1300-1311

49. Maki DD, Birnbaum BA, Chakraborty DP et al (1999) Renal cyst pseudoenhancement: beam-hardening effects on CT numbers. Radiology 213:468-472

50. Birnbaum BA, Maki DD, Chakraborty DP et al (2002) Renal cyst pseudoenhancement: evaluation with an anthropomorphic body CT phantom. Radiology 225:83-90

51. Lefere PA, Gryspeerdt SS, Dewyspelaere J et al (2002) Dietary fecal tagging as a cleansing method before CT colonography: initial results polyp detection and patient acceptance. Radiology 224:393-403

52. Pickhardt PJ (2007) Screening CT colonography: how I do it. AJR Am J Roentgenol 189:290-298

53. Taylor SA, Slater A, Burling DN et al (2008) CT colonography: optimization, diagnostic performance and patient acceptability of reduced-laxative regimens using barium-based faecal tagging. Eur Radiol 18:32-42

54. Johnson KT, Carston MJ, Wentz RJ et al (2007) Development of a cathartic-free colorectal cancer screening test using virtual colonoscopy: a feasibility study. AJR Am J Roentgenol 188:W29-36

55. Johnson CD, Manduca A, Fletcher JG et al (2008) Noncathartic CT colonography with stool tagging: performance with and without electronic stool subtraction. AJR Am J Roentgenol 190:361-366

56. Skucas J (1997) Anaphylactoid reactions with gastrointestinal contrast media AJR Am J Roentgenol 168:962-964

57. Zalis ME, Perumpillichira JJ, Del Frate C et al (2005) Polyp size following electronic subtraction cleansing for CT colonography using a colon phantom. Radiology 236:118-124

58. O'Connor SD, Summers RM, Choi JR et al (2006) Oral contrast adherence to polyps on CT colonography. J Comput Assist Tomogr 30:51-57

CAPITOLO 4

Preparazione del paziente e altri aspetti pratici

Franco Iafrate, Andrea Stagnitti, Andrea Laghi

Introduzione

La preparazione del paziente per effettuare un e-same di colonscopia virtuale (CV) è estremamente semplice, poiché non è necessaria alcuna pre-medicazione né sedazione e l'unico farmaco che viene in genere somministrato è un agente spasmolitico. È richiesto solo il digiuno il giorno dello studio, nel caso in cui si dovesse iniettare per via endovenosa un mezzo di contrasto (mdc); ma questa non è la regola, dal momento che l'uso dell'mdc è limitato solo ad alcune situazioni cliniche.

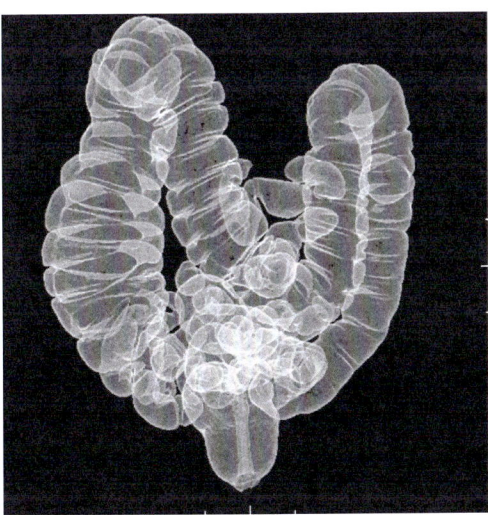

Fig. 4.1. Esempio di adeguata distensione intestinale, documentata dall'immagine simil "doppio contrasto" in cui si osserva una buona distensione di tutti i segmenti colici

Tratteremo, di seguito, i vari passaggi necessari prima di procedere alla scansione del paziente, rappresentati da: la distensione del colon, l'uso di un agente spasmolitico, la somministrazione endovenosa dell'mdc iodato e il posizionamento del paziente (scansione doppia, prona e supina).

Distensione del colon

L'importanza di ottenere un'adeguata distensione del colon prima di un esame di CV non deve assolutamente essere trascurata, in quanto un lume ben disteso semplifica l'interpretazione dello studio, ne riduce di conseguenza il tempo di lettura e aumenta notevolmente l'accuratezza diagnostica [1-3] (Fig. 4.1) e, al contrario, un segmento collassato può causare gravi problemi, nascondendo una lesione intraluminale (Fig. 4.2), o rendendo di difficile valutazione un normale reperto anatomico come quello rappresentato da una plica ispessita o di morfologia complessa (Fig. 4.3) [4-6].

Un recente lavoro di revisione sulla mancata diagnosi di lesioni coliche significative (> 1 cm), tratto da un ampio studio prospettico multicentrico, ha evidenziato come la causa di una mancata diagnosi andasse ricercata nel 57% dei casi in una non adeguata distensione del colon e in un'impropria preparazione intestinale [7-8].

La distensione del colon si ottiene mediante insufflazione retrograda, per via rettale, di un agente gassoso, generalmente l'aria o l'anidride carbo-

A. Laghi, R. Passariello, *La colonscopia virtuale*. ISBN 978-88-470-1066-6 © Springer 2008

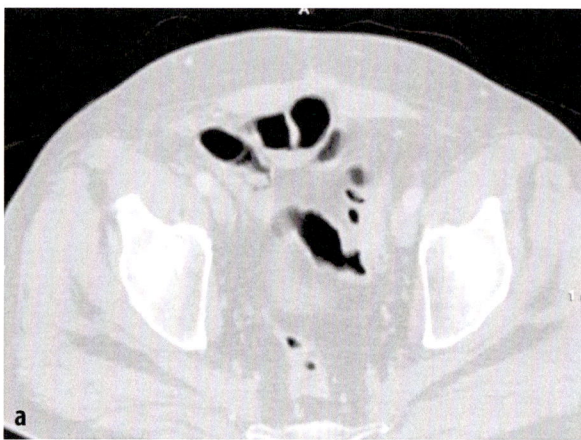 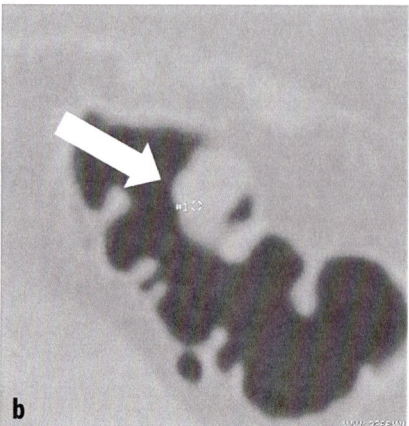

Fig. 4.2. a Esempio di scarsa distensione intestinale a livello del sigma. **b** Il cambio di decubito e l'ulteriore distensione intestinale rendono possibile la valutazione del sigma mettendo in evidenza un polipo sessile (*freccia*)

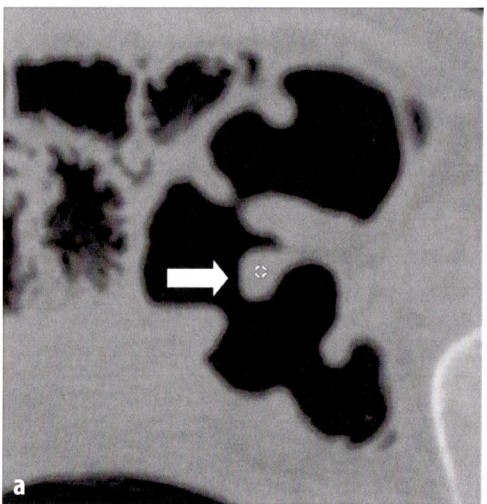 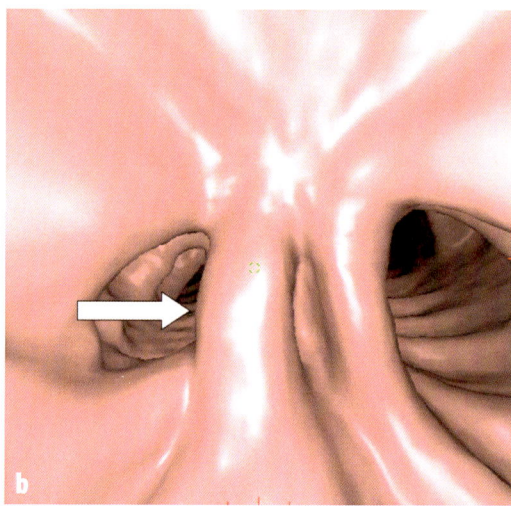

Fig. 4.3. a L'immagine assiale documenta la presenza di una lesione con aspetto polipoide (*freccia*) a livello del sigma. **b** L'immagine endoluminale permette di dirimere il dubbio, consentendo una diagnosi di plica ispessita (*freccia*), dovuto in parte alla non perfetta distensione intestinale

nica (CO_2), che può essere eseguita sia manualmente sia tramite una pompa automatica.

Scelta del catetere rettale

Preliminarmente alla distensione è necessario introdurre un catetere per via anale. Per minimizzare il discomfort del paziente e il rischio di perforazione intestinale, dovuto ad un traumatico posizionamento del catetere rettale stesso, la punta di quest'ultimo dev'essere sempre lubrificata mediante un gel. La scelta del catetere rettale dipende principalmente dalla disponibilità degli stessi nelle diverse strutture sanitarie, dalla scelta del metodo di distensione e dal

paziente. Dev'essere sottolineato come ci siano attualmente diverse evidenze della letteratura circa la completa sovrapponibilità nell'adeguatezza della distensione intestinale ottenuta utilizzando sottili cateteri di gomma (Fig. 4.4) o le classiche sonde da clisma, rigide e di maggior calibro [9-10]; se a questo si aggiunge che le sonde da clisma sono associate a un più alto rischio di perforazione [11] e soprattutto a un maggiore discomfort per il paziente stesso, ben si comprende come l'uso dei cateteri di gomma morbida sia quello più comunemente praticato. Infatti, la sottile punta del catetere di gomma non causa particolari traumatismi al paziente e il palloncino posizionato alla sua estremità, gonfiato con aria, o meno comunemente con acqua, permette un sicuro

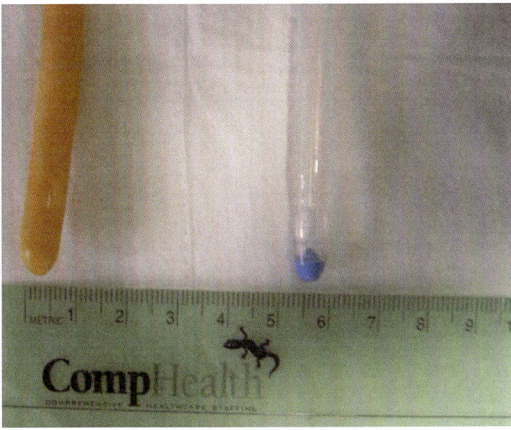

Fig. 4.4. Esempio di sottili cateteri di gomma utilizzati per la distensione intestinale

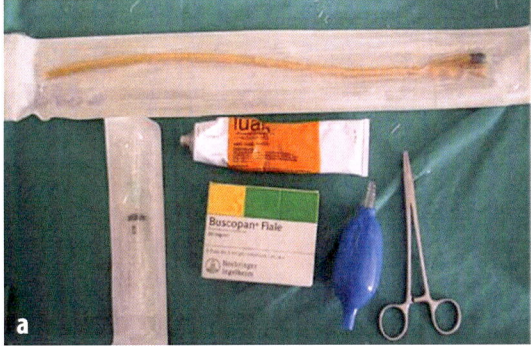

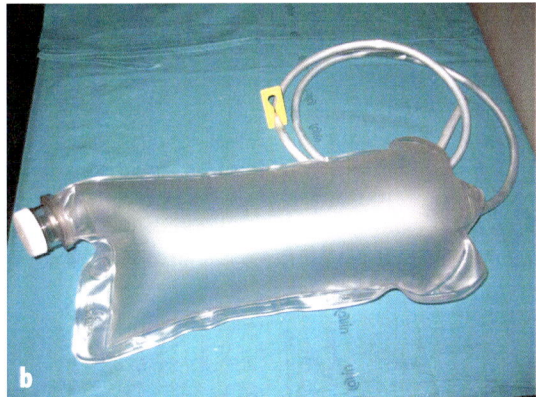

ancoraggio all'interno del lume rettale, impedendo la dispersione d'aria durante la fase di distensione e prevenendo una sua dislocazione con il cambio di decubito del paziente, da prono a supino. Bisogna comunque ricordare come anche il palloncino di un catetere sottile può, seppur raramente, nascondere piccole lesioni del retto basso, in particolare se per la distensione viene utilizzata l'acqua [12]. Una volta posizionato il catetere o la sonda da clisma, si procede alla distensione del colon mediante insufflazione di aria o CO_2, con tecnica manuale o automatica.

Fig. 4.5. a Kit per la distensione intestinale con tecnica manuale mediante aria, rappresentato da un sottile catetere di gomma a doppia via, una pompetta, una siringa utilizzata per gonfiare il palloncino del catetere di gomma necessario per l'ancoraggio al retto, gel per lubrificare la punta del catetere e un agente spasmolitico da somministrare eventualmente pochi minuti prima della distensione. **b** Sacca da bario da 2 l utilizzata alternativamente per la distensione intestinale

Distensione del colon: aria

La distensione intestinale con aria è largamente utilizzata, essendo il metodo più semplice e di gran lunga il più economico. Il componente più rappresentato nell'aria ambientale è l'azoto, un gas inerte, il quale, una volta insufflato nel colon, non diffonde passivamente e rapidamente attraverso le pareti, consentendo pertanto una rapida e buona distensione del lume intestinale. Se da un certo punto di vista ciò rappresenta un vantaggio nell'ottica di una buona riuscita dell'esame, occasionalmente, durante un esame di CV, così come avviene ed è stato ampiamente dimostrato per il clisma a doppio contrasto, l'aria insufflata può rimanere all'interno del colon per molte ore, in circa il 13% dei pazienti, causando nel 7% importanti dolori addominali [13].

Per distendere il colon con aria si usa una tecnica manuale, con l'insufflazione effettuata mediante una pompetta o una sacca di plastica da almeno 2 l. (Fig. 4.5). Con il paziente in decubito laterale sinistro, si procede alla distensione del colon con circa 1 l di gas, invitando poi il paziente ad assumere la posizione prona e proseguendo la distensione fino a

quando il paziente stesso giudichi questa procedura tollerabile [14]. Volendo quantificare il volume d'aria da utilizzare per distendere il colon del paziente, con questo metodo sono necessarie circa 50-60 pompate in un tempo di 1-2 minuti per erogare circa 2 l di gas, considerati sufficienti per un'adeguata distensione di tutto il lume colico nei pazienti con una valvola ileo-ciecale continente [15-16]. Il volume di 2 l non può comunque essere indicato in maniera assoluta, dal momento che sia la lunghezza del colon sia la tollerabilità del paziente alla distensione variano da soggetto a soggetto. Durante l'insufflazione, che viene cominciata, come detto, preferibilmente in decubito laterale, s'invita il paziente, nonostante la sensazione di tenesmo, a trattenere l'aria insufflata contraendo la muscolatura sfinteriale, eventualmente incrociando le gambe ed effettuando delle profonde inspirazioni. In questa fase, i migliori risultati si ottengono se chi è deputato alla distensione, il radiologo, il tecnico o l'infermiere, segue il paziente sia dal punto di vista clinico sia psicologico.

Un aspetto importante, inoltre, è rappresentato dalla durata della manovra di distensione intestinale, che dev'essere continua, ma lenta; infatti, una distensione troppo rapida è associata nella maggior parte dei casi a un maggior discomfort del paziente con un aumento significativo di dolori addominali crampiformi, fino ad un possibile spasmo sigmoideo [17].

Alcuni autori hanno anche valutato l'efficacia di un'insufflazione manuale del colon effettuata dal paziente stesso, dimostrando come la procedura offra risultati sovrapponibili alla distensione con pompa automatica, e possa pertanto essere proposta come valida soluzione alternativa ai pazienti che eventualmente la preferissero [18].

Distensione del colon: CO_2

L'utilizzo della CO_2 come agente gassoso per la distensione intestinale durante un esame di CV è una valida alternativa, già sperimentata per il clisma a doppio contrasto e per l'endoscopia. Il principale vantaggio sta nel fatto che la CO_2 è riassorbita dalla mucosa colica fino a 150 volte più velocemente dell'aria e ciò determina una più rapida risoluzione dell'iperdistensione del colon immediatamente dopo l'esame e una conseguente riduzione dei dolori addominali [19-21].

La distensione intestinale con CO_2 può essere ottenuta con tecnica manuale, come per l'aria, o mediante l'utilizzo di una pompa automatica (Fig. 4.6), la quale è in grado di mantenere, durante l'intera procedura, una pressione controllata e costante di circa 25 mmHg ed è in grado di monitorare la quantità di CO_2 erogata. È stato dimostrato come l'uso di una pompa automatica migliori la compliance del paziente, dovuta in parte al mantenimento di una pressione costante durante tutta la procedura di distensione, con una riduzione consensuale sia degli spasmi sia dei dolori addominali causati dalle differenti pressioni esercitate con la tecnica manuale, e in parte al più rapido riassorbimento della CO_2 stessa rispetto all'aria [22-24].

Per quanto riguarda l'adeguatezza della distensione intestinale, esistono in letteratura dati controversi. Alcuni autori, comparando la distensione ottenuta con la pompa automatica di CO_2 con quella manuale ottenuta con l'aria o la CO_2 stessa, hanno dimostrato come l'utilizzo della pompa automatica sia associato a un miglioramento della distensione intestinale in alcuni segmenti colici come il sigma ed il colon discendente [22-24]. Altri, invece, affermano che la distensione intestinale ottenuta con la pompa automatica sia pressoché sovrapponibile a

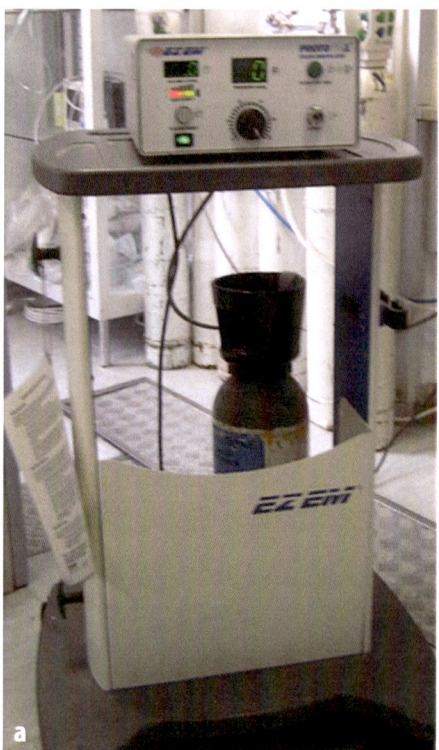

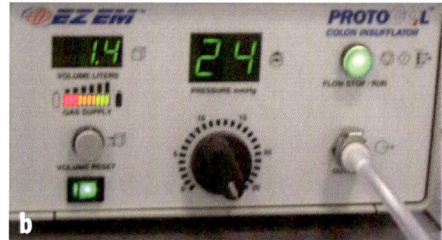

Fig. 4.6. a Pompa automatica di CO_2. **b** Sul fronte della pompa automatica di CO_2 sono presenti due display, di cui quello localizzato sulla sinistra rappresenta la quantità in litri di CO_2 erogata, quello sulla destra la pressione d'insufflazione che in genere è mantenuta costante su un valore di circa 25 mmHg

quella ottenuta con l'aria, ma che l'utilizzo della pompa automatica sia associato ad una migliore continenza della valvola ileo-ciecale e di conseguenza ad una minore distensione del piccolo intestino che, soprattutto per i lettori inesperti, può rappresentare uno dei fattori di aumento significativo del tempo di lettura dell'esame [25].

In un recente lavoro è stata anche dimostrata la maggiore efficacia della distensione del colon con pompa automatica e CO_2, sia nei pazienti oncologici con stenosi serrate sia in quelli senza stenosi [26].

La procedura di distensione mediante la pompa automatica di CO_2 è molto simile a quella manuale: con il paziente in decubito laterale sinistro si posiziona un sottile catetere di gomma all'interno del

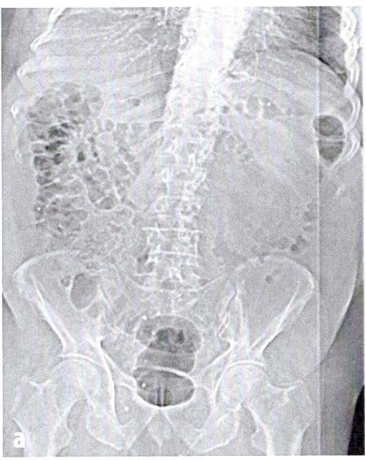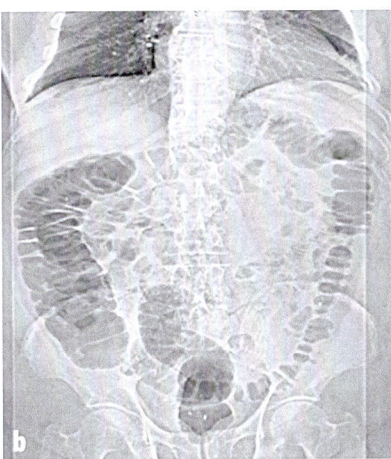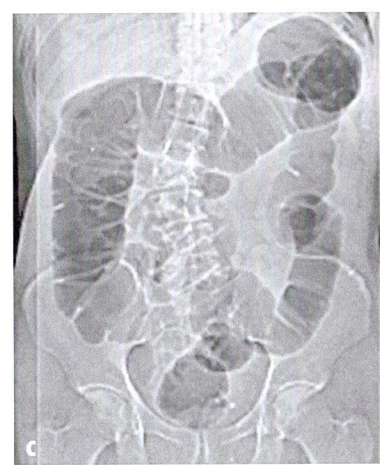

Fig. 4.7. Esempi di distensione colica valutati tramite uno scout. **a** Distensione insufficiente. **b** Distensione sufficiente. **c** Distensione ottimale

retto del paziente, il quale all'altra estremità è dotato di un connettore specifico per la pompa elettronica. L'insufflazione mediante questo strumento è progettata per un miglioramento del comfort e della compliance del paziente stesso. Infatti, il primo 1/2 l di CO_2 viene somministrato ad una velocità costante di circa 1 l/min; la velocità sale a circa 2 l/min per il secondo 1/2 l, fino ad arrivare a 3 l/min. Come precedentemente accennato, questo strumento è dotato di due display, uno per la pressione mantenuta costante a 25 mmHg e uno per il volume di gas erogato. Dev'essere sottolineato come una volta superata per più di 5 secondi la pressione di 25 mmHg, un allarme sonoro avviserà la persona deputata alla distensione mentre, per quel che riguarda il volume erogato, la macchina automaticamente si fermerà una volta raggiunta la quantità di 4 l, terminata la quale, se per procedere all'esecuzione dell'esame fosse necessaria un'ulteriore insufflazione di CO_2, il radiologo dovrà procedere in modo semi-automatico. Queste procedure di sicurezza contribuiscono a minimizzare il rischio di perforazione intestinale [10]. Infatti, ben 16 dei 18 casi di perforazione intestinale riportati in letteratura sono associati ad una distensione con tecnica manuale, mentre solo 2 si sono avuti con la distensione mediante pompa automatica [27-30]. Come anche per la tecnica manuale con aria, una volta terminata la delicata fase d'insufflazione, per capire se si sia raggiunto un risultato di distensione colica soddisfacente o meno, e di conseguenza proseguire con l'acquisizione delle scansioni, compito del radiologo è quello di eseguire una scout addominale e su questo valutare se esistono segmenti collassati o scarsamente distesi (Fig. 4.7).

Procedere con la scansione in un paziente in cui dallo scout il colon non appaia disteso in maniera adeguata comporta un'inutile esposizione alle radiazioni ionizzanti, oltre a generare un volume di dati difficile, se non impossibile, da valutare.

Farmaci spasmolitici

L'utilizzo di un farmaco ad azione spasmolitica prima di un esame di CV appare a tutt'oggi ancora dibattuto. In commercio sono disponibili due diversi agenti spasmolitici quali il glucagone e il N-butilbromuro di joscina (Buscopan®, Boehringer Ingelheim, Firenze), che possono essere somministrati per via endovenosa o intramuscolare. Entrambi questi farmaci provocano un'ipotonia della muscolatura liscia della parete intestinale, migliorando la distensibilità dei segmenti colici. Nonostante entrambi siano stati impiegati negli studi con clisma a doppio contrasto perché associati ad un miglior comfort del paziente durante la fase di distensione, solo il N-butilbromuro di joscina offre un reale e considerevole miglioramento della distensione intestinale [31-32].

In ambito di CV, l'uso degli agenti spasmolitici è stato studiato in maniera approfondita sin dagli albori della metodica, con risultati talvolta contrastanti [33-34].

Le considerazioni che possiamo trarre dalla letteratura sono le seguenti: 1) l'effetto del N-butilbromuro di joscina sulla distensione colica è nettamente maggiore rispetto al glucagone, il quale, tra l'altro, ha l'ulteriore svantaggio di provocare una minore continenza della valvola ileo-ciecale, con conseguente reflusso d'aria nel piccolo intestino e quindi una più prolungata ritenzione di gas all'interno del colon e dolori crampiformi [10]; 2) la somministrazione endovenosa di N-butilbromuro di joscina, nella dose

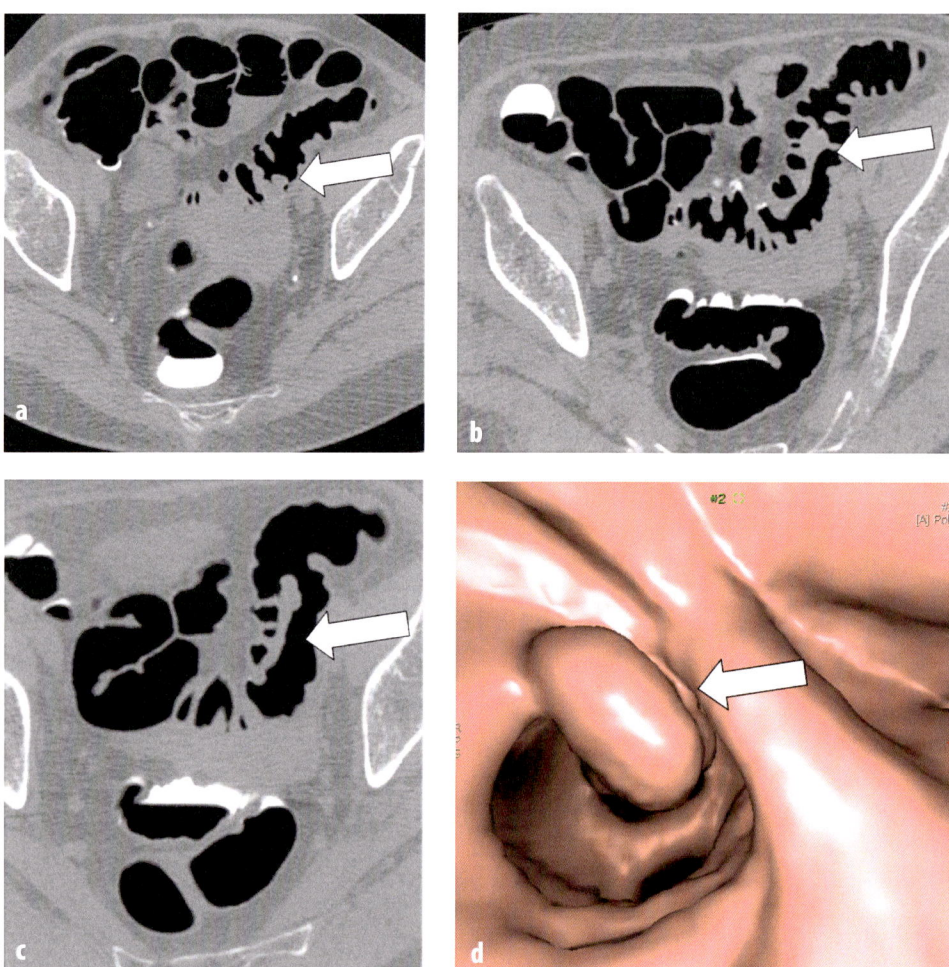

Fig. 4.8. a Fase supina con sigma collassato che non consente un'accurata valutazione del lume nel cui contesto sembra apprezzarsi una possibile formazione polipoide (*freccia*). **b** Nella fase prona, ottenuta senza aver somministrato precedentemente alcun agente spasmolitico, si conferma la presenza di un polipo peduncolato (*freccia*). **c** Dopo aver somministrato un agente spasmolitico e disteso ulteriormente il colon, il polipo peduncolato (*freccia*) appare ben evidente. **d** Immagine endoluminale che ben documenta la testa del polipo peduncolato (*freccia*)

singola di 20 mg, determina un miglioramento della distensione colica [9], riduce il numero di segmenti collassati [35] e diminuisce i dolori addominali in una parte dei pazienti [9, 35]; 3) il miglioramento della distensione è maggiormente apprezzabile nei casi di malattia diverticolare [33] (Fig. 4.8); 4) una dose doppia di N-butilbromuro di joscina (40 mg) non produce alcun ulteriore beneficio [9]; 5) l'uso del glucagone è riservato ai casi di controindicazioni all'uso del N-butilbromuro di joscina [36].

Gli effetti collaterali e le controindicazioni del N-butilbromuro di joscina e del glucagone devono essere ben note al medico radiologo prima della somministrazione al paziente.

Il più importante effetto collaterale del N-butilbromuro di joscina è rappresentato da una temporanea riduzione dell'acuità visiva e dall'induzione di sonnolenza, che costringe il paziente a non poter condurre un'automobile, ad esempio, immediatamente dopo l'esame e nelle successive 2 ore. Le principali controindicazioni sono rappresentate dal glaucoma ad angolo acuto (per il rischio di un incremento della pressione endoculare), dalla severa ipertrofia prostatica (per il rischio di una ritenzione urinaria acuta), dalla stenosi pilorica ed altre condizioni stenosanti il canale gastroenterico, da ileo paralitico, colite ulcerosa, megacolon, esofagite da reflusso, atonia intestinale dell'anziano e dei soggetti debilitati e dalla miastenia grave [36]. Il N-butilbromuro di joscina deve anche essere usato con prudenza negli anziani, nei pazienti con turbe del sistema nervoso autonomo, nelle tachiaritmie cardiache, nell'ipertensione arteriosa, nell'insufficienza cardiaca congestizia, nell'ipertiroidismo e nei portatori di affezioni epatiche e renali [37].

Anche il glucagone ha degli effetti collaterali,

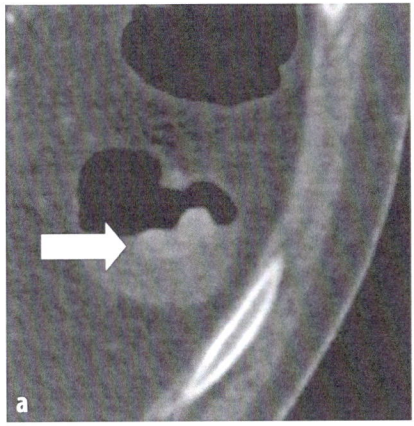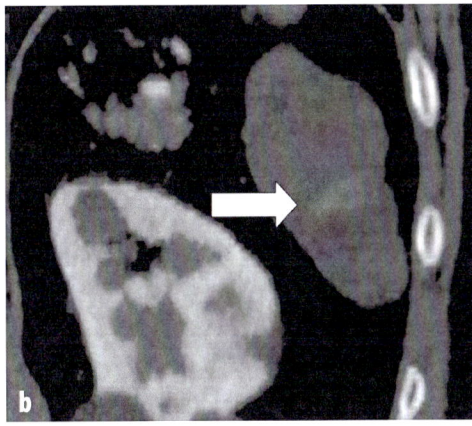

Fig. 4.9. a Immagine assiale che mostra la presenza di una lesione polipoide (*freccia*) iperdensa, dopo somministrazione endovenosa dell'mdc, sommersa dai residui fluidi. **b** Ricostruzione multiplanare in coronale, che mostra la lesione polipoide (*freccia*) sommersa dai residui fluidi non marcati

seppur estremamente rari e verificatisi soprattutto nei casi d'iniezione rapida (in meno di 1 minuto), quali la nausea e il vomito. Mentre l'unica reale controindicazione è la somministrazione a pazienti con feocromocitoma, particolare attenzione dev'essere prestata quando utilizzato in pazienti con insulinoma o glucagonoma, in soggetti diabetici o anziani con riconosciuta cardiopatia [38].

Iniezione endovenosa di mezzo di contrasto (mdc) organo-iodato

La somministrazione endovenosa di un mdc organo-iodato è strettamente legata alle indicazioni cliniche del paziente.

In tutti gli esami effettuati per screening, in pazienti asintomatici, o con una sintomatologia addominale generica, l'esame di CV si esegue senza la somministrazione dell'mdc e ciò al fine di annullare completamente le eventuali, seppur rare, reazioni allergiche e di ridurre il costo totale dell'esame. Tale posizione viene anche fortemente supportata da entrambi i gruppi di lavoro sulla colonscopia virtuale, americano ed europeo, e dall'American Cancer Society che, recentemente, nella redazione delle Linee guida per lo screening del cancro del colon retto ha finalmente inserito la CV tra le possibili opzioni diagnostiche, sottolineando come l'esame di CV in una popolazione di screening debba essere effettuato senza un routinario utilizzo dell'mdc endovena [14, 39-40]. E d'altronde, non vi sono evidenze di una relazione diretta tra il potenziamento post-contrastografico e le dimensioni di un polipo e tra il grado istologico e il potenziamento post-contrastografico [41]. Quindi l'mdc non può aiutare nella differenziazione, ad esempio, tra un polipo iperplastico e un adenoma.

Secondo alcuni autori [42] l'uso dell'mdc endovenoso nel corso di un esame di CV sarebbe di ausi-

lio per aumentare la confidenza dei lettori nella valutazione della parete intestinale e nella migliore identificazione delle lesioni polipoidi di maggiori dimensioni, in pazienti con abbondanti residui fluidi non marcati all'interno del colon. Questo approccio, seppure non sempre risolutivo in quanto, come già detto, non tutti i polipi presentano un potenziamento post-contrastografico (Fig. 4.9), è oggi superato, comunque, dall'uso delle tecniche di marcatura dei fluidi, dove il "potenziamento" è del fluido grazie alla somministrazione orale di un agente iodato o baritato (Fig. 4.10) .

Rimane ancora aperto il dibattito circa le lesioni piatte. Da alcune recenti evidenze [43] sembra che l'iniezione endovenosa di mdc, contestualmente a una valutazione delle immagini con finestra per i tessuti molli, ne faciliti l'identificazione (Fig. 4.11). A tale riguardo sono necessari ulteriori studi per una conferma di questi dati.

Attualmente, l'uso dell'mdc endovenoso dev'essere quindi riservato solo ai pazienti con sintomatologia fortemente sospetta per cancro del colon, o ai pazienti con un cancro del colon già accertato in cui obiettivo dell'esame sia la contemporanea stadiazione della malattia e valutazione delle lesioni sincrone, o, infine, alla sorveglianza di pazienti che abbiano subito un pregresso intervento chirurgico per un cancro del colon, al fine di valutare meglio una recidiva in sede peri-anastomotica e per una migliore individuazione e caratterizzazione dei reperti extracolici (es., metastasi epatiche) [44-46].

Nel caso di un esame con somministrazione endovenosa di mdc, l'esperienza della maggior parte degli autori è di acquisire una scansione prona in condizioni basali e una scansione supina durante la fase portale dell'iniezione dell'mdc, e cioè con un ritardo di circa 70 secondi; il volume di mdc è in genere di 2 ml/kg e il flusso d'iniezione è di circa 3 ml/sec. Altri autori preferiscono somministrare l'mdc durante la

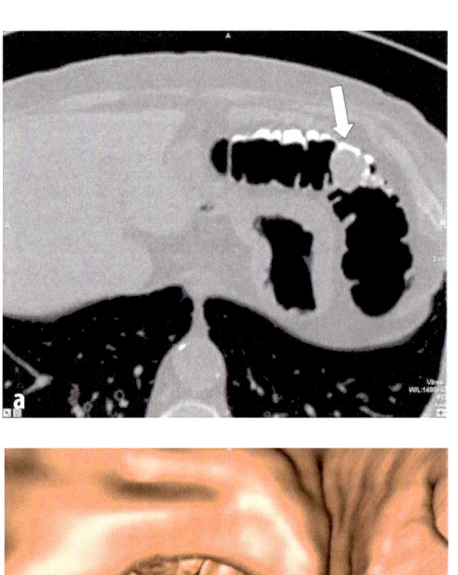
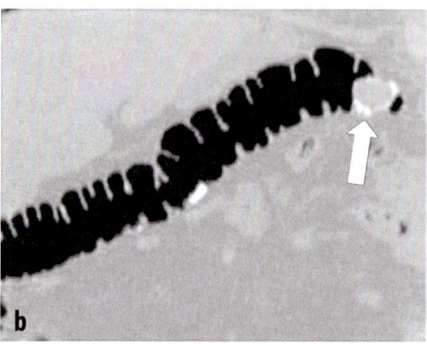
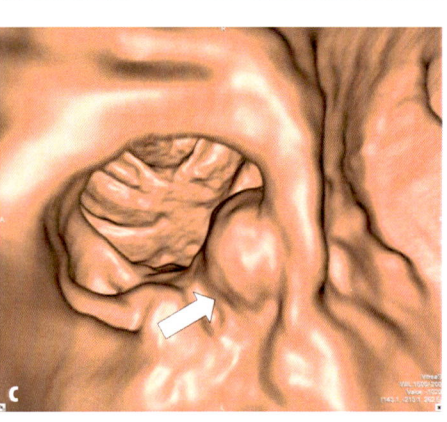
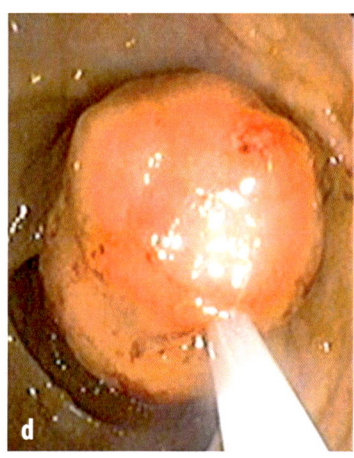

Fig. 4.10. **a** Immagine assiale che mostra a livello della flessura splenica un polipo sessile (*freccia*) non marcato dall'mdc orale, utilizzato per la marcatura dei residui fluidi e fecali. **b** Ricostruzione multiplanare in coronale di un polipo sessile (*freccia*) della flessura splenica. Il polipo è caratterizzato da una densità dei tessuti molli ed appare solo verniciato dal mezzo di contrasto utilizzato per la marcatura dei residui fluidi e fecali. **c** Immagine endoluminale del polipo sessile (*freccia*). **d** Immagine del polipo sessile ottenuta tramite colonscopia convenzionale prima dell'asportazione

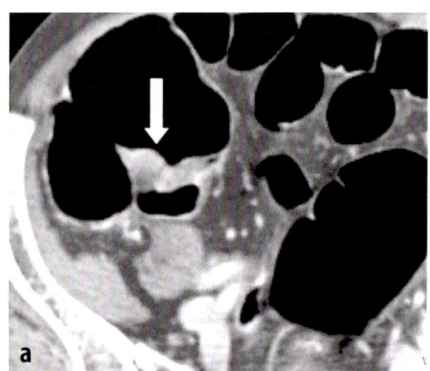
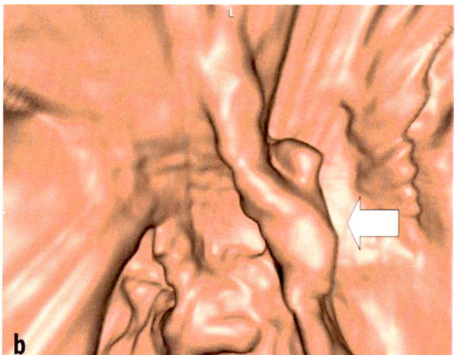
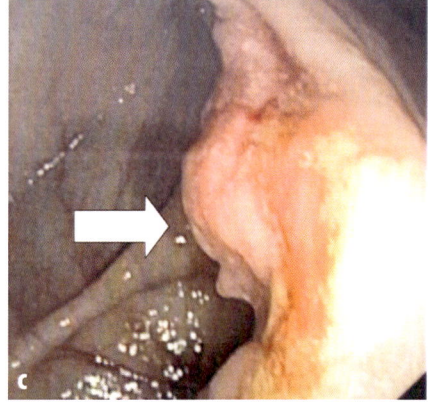

Fig. 4.11. **a** Immagine assiale ottenuta dopo somministrazione endovenosa dell'mdc, che mostra la presenza di una lesione piatta (*freccia*) della valvola ileo-ciecale con un discreto potenziamento post-contrastografico. **b** Immagine endoluminale della stessa lesione (*freccia*). **c** Corrispettiva immagine endoluminale della lesione (*freccia*) ottenuta con colonscopia convenzionale

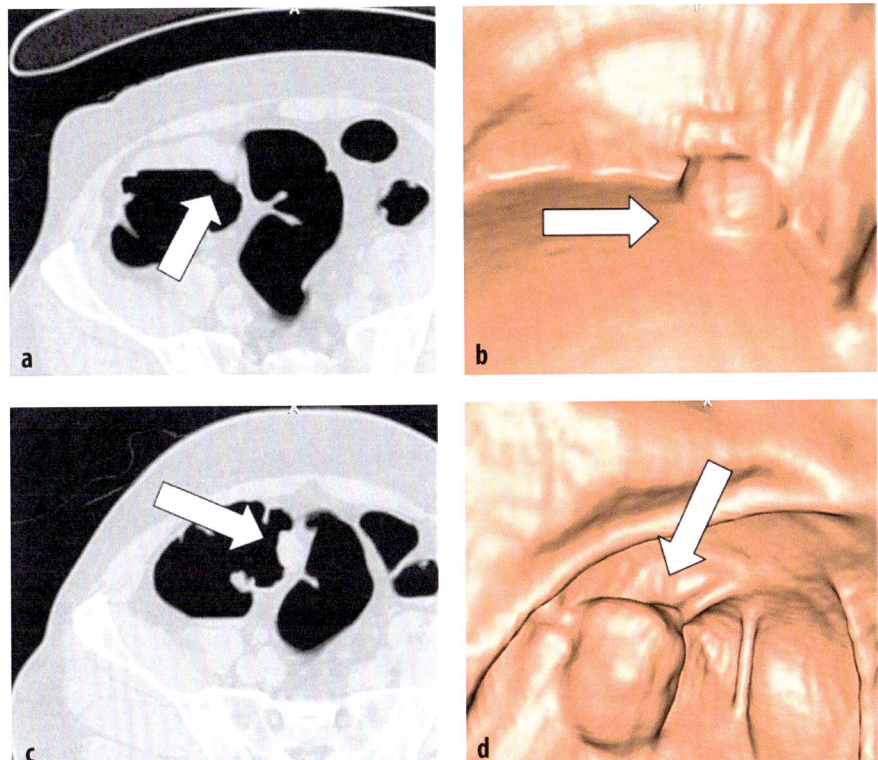

Fig. 4.12. a Immagine assiale ottenuta in decubito prono che mostra la presenza di abbondanti residui fluidi sulla parete anteriore del cieco, dai quali sembra emergere una lesione polipoide (*freccia*). **b** L'immagine endoluminale mette in evidenza come dai residui fluidi sembra emergere la testa di un polipo (*freccia*). **c** Il cambio di decubito consente una distribuzione dei residui fluidi sulla parete posteriore del cieco ed una perfetta visualizzazione della parete antero-mediale su cui è localizzato un grossolano polipo sessile (*freccia*). **d** L'immagine endoluminale permette un'ottimale valutazione del polipo sessile (*freccia*)

prima acquisizione a paziente supino, ovviamente in fase portale, per avere nella successiva scansione prona uno studio in fase contrastografica tardiva [46].

Doppia scansione

La necessità di dover sottoporre il paziente a una doppia scansione, in posizione prona e supina, si è rivelata immediatamente di primaria importanza, tant'è vero che la doppia scansione è considerata indispensabile per una corretta esecuzione di un esame di CV [14, 39].

Le motivazioni principali sono le seguenti: la distensione del colon, la ridistribuzione dei fluidi e la caratterizzazione dei residui fecali.

Riguardo alla distensione, è stato evidente sin dai primi studi come il colon potesse non essere completamente disteso, in tutti i suoi segmenti, in una singola scansione [3]. In uno dei primi lavori, effettuati utilizzando una distensione intestinale manuale con aria, è stato dimostrato che circa il 59% dei segmenti colici era inadeguatamente disteso, considerando la sola scansione prona o supina, e che la dis-

tensione raggiungesse l'87% dei segmenti considerando entrambe le scansioni [1]. A titolo di esempio, il retto e il sigma sono generalmente meglio distesi in decubito prono, in quanto diventano i segmenti in posizione più antideclive, mentre il trasverso lo è nel decubito supino per il fatto che in posizione prona il peso esercitato dal paziente sul lettino tende a schiacciare questo segmento, rendendone la sua distensione più difficile.

Il secondo motivo è legato alla redistribuzione dei fluidi. Infatti, la presenza di residui fluidi può impedire la valutazione di alcuni segmenti del colon; con il cambio di decubito si può avere una redistribuzione dei fluidi, che consente, nella maggior parte dei casi anche se non sempre, l'analisi di questi stessi segmenti [1] (Fig. 4.12).

Infine, uno degli elementi per caratterizzare un residuo fecale, a parte le caratteristiche morfologiche e densitometriche, è rappresentato dalla mobilità con il cambio di decubito [1]. Anche questo è un criterio parzialmente efficace, tant'è vero che oggi la tendenza è nell'uso di tecniche di marcatura dei residui fecali, sicuramente più affidabili [47-48].

Questa serie di osservazioni è stata validata da numerosi studi della letteratura, nei quali si è dimostrato un significativo miglioramento diagnostico grazie all'uso della doppia scansione [16].

In alcuni soggetti, in particolare anziani, nei quali lo studio in fase prona potrebbe risultare difficoltoso, è stato suggerito quale valida alternativa l'utilizzo di una scansione in decubito laterale sinistro [49].

Bibliografia

1. Chen SC, Lu D, Hecht JR et al (1999) CT colonography: value of scanning in both the supine and prone positions. AJR 172:595-599
2. Fletcher JG, Johnson CD, Welch TJ et al (1999) Optimization of CT colonography technique: prospective trial in 180 patients. Radiology 216:704-711
3. Yee J, Kumar N, Hung R et al (2003) Comparison of supine and prone scanning separately and in combination at CT colonography. Radiology 226:653-661
4. Fletcher JG, Johnosn CD, Maccarty RL et al (2000) CT colonography: potential pitfalls and problem solving technique. AJR 172:1271-1278
5. Fenlon HM (2002) CT colonography: pitfalls and interpretation. Abdom. Imaging. 27:284-291
6. Macari M, Megibow AJ (2001) Pitfalls of using 3D CT colonography with 2D imaging correlation. AJR 176:137-143
7. Rockey DC, Paulson EK, Niedzwiecki D et al (2005) Analysis of air contrast barium enema, computed tomographic colonography and colonoscopy: prospective comparison. Lancet 365:305-311
8. Paulson EK, Foster WL, Thompson WM et al (2004) Causes of errors in CT Colonography (CTC) and air contrast barium enema (ACBE) in detection of colonic lesions 1 cm or larger (abstr.). In: Radiological Society of North America scientific assembly and annual meeting program. Oak Brook, Ill: Radiological Society of North America, p. 618
9. Taylor SA, Halligan S, Goh V et al (2003) Optimizing colonic distension for multi-detector row CT colonography: effect of Hyoscine hydrobromide and rectal balloon catheter. Radiology 229:99-108
10. Dachman AH (2006) Advice for optimizing colonic distention and minimizing risk of perforation during CT colonography. Radiology 239:317-321
11. Blakeborough A, Sheridan MB, Chapman AH (1997) Retention balloon catheters and barium enemas: attitudes, current practice and relatively safety in the UK. Clin Radiol 52:62-64
12. Pickhardt PJ, Choi JR (2005) Adenomatous polyp obscured by small calibre rectal catheter at low dose CT Colonography: a rare diagnostic pitfall. AJR 184:1581-1583
13. Skovgaard N, Sloth C, Von Benzon E et al (1995) The role of carbon dioxide and atmospheric air in double-contrast barium enema. Abdom Imaging 20:436-439
14. Barish MA, Soto JA, Ferrucci JT (2005) Consensus on current clinical practice of virtual colonoscopy. AJR 184:786-792
15. Macari M (2004) Techniques for CT Colonography. In: 5th International Symposium Virtual Colonoscopy Course handbook, Boston pp. 45-48
16. Morrin M, Farrel R, Keogan M et al (2002) CT colonography: colonic distention improved by dual positioning but not intarvenous glucagons. Eur Radiol 12:525-530
17. Rubesin S, Levine MS, Laufer I et al (2000) Double contrast barium enema examination technique. Radiology 215:642-650
18. Shinners TJ, Pickhardt PJ, Taylor AJ et al (2006) Patient-controlled room air insufflation versus automated carbon dioxide delivery for CT colonography: AJR Am J Roentgenol 186:1491-1496
19. Grant DS, Bartram CI, Heron CW (1986) A preliminary study of the possible benefits using carbon dioxide insufflation during double contrast barium enema. Br. J Radiol. 59:190-191
20. Church J, Delaney C (2003) Randomized controlled trial of carbon dioxide insufflation during colonoscopy. Dis Colon Rectum 46:322-326
21. Levene G, Kaufman S (1975) Improved technique for double contrast examination of the colon by use of compressed carbon dioxide. Radiology 68:83
22. Yee J, Galdino G, Kumar N et al (2002) Comparison of colonic distention using electronic CO_2 insufflation and manual atmospheric insufflation on CT Colonography (abstr.). In: RSNA Scientific Assembly and Annual Meeting Program. Oak Brook Ill
23. Burling D, Taylor SA, Halligan S et al (2006) Automated colonic insufflation for multi-detector row CT colonography: distention and patient experience in comparison to manual carbon dioxide insufflation. AJR. 186:96-103
24. Rogalla P, Lembcke A, Hein PA et al (2004) Pressure controlled colonic insufflation for CT Colonography (abstr.). In: RSNA Scientific Assembly and Annual Meeting Program. Oak Brook Ill p. 432
25. Iafrate F, Laghi A, Paolantonio P et al (2004) Colonic distention using mechanical CO_2 insufflator versus manual air distention (abstr.). In: RSNA Scientific Assembly and Annual Meeting Program. Oak Brook Ill p. 432
26. Kim SY, Park SH, Choi EK et al (2008) Automated car-

bon dioxide insufflation for CT Colonography: effectiveness of colonic distention in cancer patients with severe luminal narrowing. AJR., March 1190(3):698-706

27. Burling D, Halligan S, Slater A et al (2006) Potentially serious adverse events at CT colonography in symptomatic patients: national survey of the United Kingdom. Radiology 239(2):464-471

28. Sosna J, Blachar A, Amitai M et al (2006) Colonic perforation at CT colonography: assessment of risk in a multicenter large cohort. Radiology 239(2):457-463

29. Kamar M, Portnoy O, Bar-Dayan A et al (2004) Actual colonic perforation in virtual colonoscopy: report of a case. Dis Colon Rectum 47:1242-1244

30. Coady-Fariborzian L, Angel LP, Procaccino JA (2004) Perforated colon secondary to virtual colonoscopy: report of a case. Dis Colon Rectum 47:1247-1249

31. Goei R, Nix M, Kessels AH et al (1995) Use of antispasmodic drugs in double contrast barium enema examination: glucagons or buscopan? Clin Radiol 50:553-557

32. Bova JG, Jurdi RA, Bennett WF (1993) antispasmodic drugs to reduce discomfort and colonic spasm during barium enemas: comparison of oral hyoscyamine, i.v. glucagone and no drug. AJR 161:965-968

33. Bruzzi JF, Moss AC, Brennan DD et al (2003) Efficacy of IV buscopan as muscle relaxant in CT Colonography. Eur Radiol 13:2264-2270

34. Yee J, Hung RK, Akerkar GA et al (1999) The usefulness of glucagon hydrochloride for colonic distention in CT colonography. AJR 173(1):169-172

35. Rogalla P, Lembcke A, Ruckert J et al (2005) Spasmolysis at CT Colonography: butyl scopolamine versus glucagon. Radiology 236(1):184-8

36. Lefere P, Gryspeerdt S (2005) Virtual Colonoscopy. Ed. Springer

37. Tytgat GN (2007) Hyoscine butylbromide: a review of its use in the treatment of abdominal cramping and pain. Drugs 67(9):1343-57

38. Eisenhofer G, Rivers G, Rosas AL et al (2007) Adverse drug reactions in patients with phaeochromocytoma: incidence, prevention and management. Drug Saf 30(11):1031-62

39. Taylor SA, Laghi A, Lefere S et al (2007) European society of gastrointestinal and abdominal radiology (ESGAR): Consensus statement on CT colonography.

Eur Radiol 17:575-579

40. Levin B, Lieberman DA, McFarland B et al (2008) for the American Cancer Society Colorectal Cancer Advisory Group, the US Multi-Society Task Force, and the American College of Radiology Colon Cancer Committee. (2008) Screening and surveillance for the early detection of colorectal cancer and adenomatous polyps, 2008: a joint guideline from the American Cancer Society, the US Multi-Society Task Force on Colorectal Cancer, and the American College of Radiology. CA Cancer J Clin Mar 5

41. Sosna J, Morrin MM, Kruskal JB et al (2003) Colorectal neoplasms: role of intravenous contrast-enhanced CT colonography. Radiology 228(1):152-6

42. Morrin MM, Farrell RJ, Kruskal BJ et al (2000) Utility of intravenously administered contrast material on CT colonography. Radiology 217:765-771

43. Park SH, Lee SS, Choi EK et al (2007) Flat colorectal neoplasms: definition, importance, and visualization on CT colonography. AJR Am J Roentgenol 188:953-959

44. Fletcher JG, Johnosn CD, Krueger WR et al (2002) Contrast enhanced CT colonography in recurrent colorectal carcinoma: feasibility of simultaneous evaluation for metastatic disease, local recurrence, and metachronous neoplasia in colorectal carcinoma. AJR 178:283-290

45. Filippone A, Ambrosini R, Fuschi M et al (2004) Preoperative T and N staging of colorectal cancer: accuracy of contrast enhanced multi detector row CT colonography-initial experience. Radiology 231:83-90

46. Neri E, Giusti P, Battolla L et al (2002) Colorectalcancer: role of CT colonography in preoperative evaluation after incomplete colonoscopy. Radiology 223:615-9

47. Pickhardt PJ, Choi JH (2003) Electronic cleansing and stool tagging in CT colonography: advantages and pitfalls with primary three-dimensional evaluation. AJR Am J Roentgenol 181:799-805

48. Zalis ME, Perumpillichira JJ, Magee C et al (2006) Tagging-based, electronically cleansed CT colonography: evaluation of patient comfort and image readability. Radiology 239:149-159

49. Gryspeerdt SS, Herman MJ, Baekelandt MA et al (2004) Supine/left decubitus scanning: a valuable alternative to supine/prone scanning in CT colonography. Eur Radiol. 14(5):768-77

CAPITOLO 5

Protocolli di studio e considerazioni dosimetriche

Andrea Laghi, Pasquale Paolantonio, Paola Lucchesi

Introduzione

La colonscopia virtuale (CV) è un esame diagnostico per il quale è necessaria una TC spirale in grado di effettuare una scansione dell'addome e della pelvi in una singola apnea respiratoria [1]. Sebbene agli inizi della CV si utilizzassero apparecchiature a singolo strato (TC-SS), lo sviluppo tecnologico rende oggi praticamente obbligatorio l'uso di TC spirali multistrato (TC-MS) [2].

Il rapido progresso delle TC-MS, caratterizzato principalmente dall'aumento del numero dei banchi di detettori (passati dai 4 del 1998 ai 256 del 2008) ha reso necessaria l'ottimizzazione di protocolli di studio dedicati, che tengano conto sia dell'apparecchiatura utilizzata, sia delle indicazioni cliniche all'esame, sia dell'esposizione del paziente alle radiazioni ionizzanti [3]. Nonostante l'iniziale confusione causata dalla molteplicità delle tecniche di studio, si è oggi finalmente arrivati a una standardizzazione dell'esame, almeno sui parametri essenziali della scansione. Nell'esporre questi concetti, faremo riferimento alle Linee guida proposte dal Consensus Statement on CT Colonography messo a punto dagli esperti del settore sotto gli auspici della Società Europea di Radiologia Addominale e Gastrointestinale (ESGAR, European Society of Gastrointestinal and Abdominal Radiology) [2].

La tecnologia spirale singolo strato (TC-SS)

Agli albori della metodica, allorquando fu per la prima volta presentata da Vining al convegno annuale dell'American Roentgen Ray Society (ARRS) nel 1994 [1], la CV era basata su una scansione spirale ottenuta con una TC-SS, la sola apparecchiatura disponibile a quel tempo.

I maggiori sforzi dei ricercatori nell'ottimizzazione dei protocolli di studio per la CV avevano come principale parametro di riferimento la copertura anatomica concessa dalle apparecchiature, posta in relazione con la durata dell'apnea del paziente. Le ridotte capacità di raffreddamento del tubo radiogeno, infatti, rendevano necessario il frazionamento dell'acquisizione dell'intero colon in tre o quattro apnee consecutive [4]. È stato possibile solo successivamente, con i progressi nella tecnologia dei tubi radiogeni, acquisire un'unica scansione dell'intero addome e della pelvi in una singola apnea di circa 40 secondi [5]. L'acquisizione dell'intero volume durante una singola apnea del paziente è indispensabile per ottenere un esame di elevata capacità diagnostica, nel quale siano eliminati gli artefatti da errata co-registrazione dei dati che impediscono di ottenere riformattazioni multiplanari coronali e sagittali e una navigazione endoscopica di buona qualità (Fig. 5.1); inoltre, vi è sempre il rischio di un'errata diagnosi per la perdita dei dati dovuta all'irregolarità delle successive apnee del paziente [6].

A. Laghi, R. Passariello, *La colonscopia virtuale*. ISBN 978-88-470-1066-6 © Springer 2008

Un'altra importante limitazione delle apparecchiature TC-SS era rappresentata dallo spessore della collimazione (di solito variabile tra 3 e 5 mm). Una collimazione relativamente spessa era necessaria, nonostante l'utilizzo di valori di pitch elevati (anche fino a 2), per ottenere un'acquisizione durante una singola apnea [7]. Si riusciva, pertanto, ad ottenere un singolo volume di dati, ma con una deformazione del profilo della sensibilità dello strato che limitava la qualità della ricostruzione delle immagini e riduceva nettamente la sensibilità della metodica per l'identificazione di polipi piccoli e intermedi (Fig. 5.2) [8]. A ciò si deve aggiungere che, se pure era vero che il volume veniva acquisito durante una singola apnea, questa poteva durare dai 40 ai 50 secondi, rendendo lo studio piuttosto difficoltoso e gravato da artefatti da movimento nei pazienti anziani o scarsamente collaboranti [9].

Per tali motivi, la CV con TC-SS non è più consigliata dagli esperti, a meno che l'obiettivo dell'esame non sia la sola identificazione di un carcinoma colorettale (CCR) o di un polipo di grandi dimensioni (≥ 10 mm). Ai fini del protocollo di studio, una tavola rotonda di esperti internazionali di CV ha stabilito nel 2005 le Linee guida per l'esecuzione dell'esame di CV con TC-SS [6], precisando che è necessaria una collimazione che non superi i 5 mm con successiva retro-ricostruzione delle immagini con spessore più sottile e discreta sovrapposizione (in genere 3 mm) (vedi Tabella 5.1).

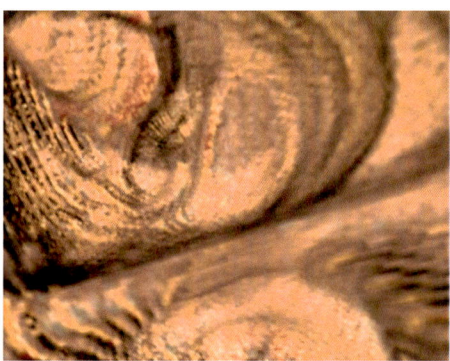

Fig. 5.1. Immagine endoscopica virtuale della flessura epatica acquisita con apparecchiatura TC-SS. La qualità del rendering è discreta pur osservandosi i tipici artefatti spirali dovuti sia allo spessore della collimazione sia al pitch elevato

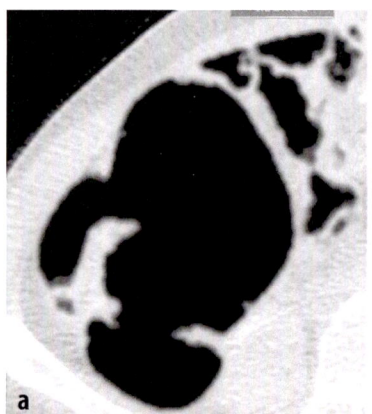

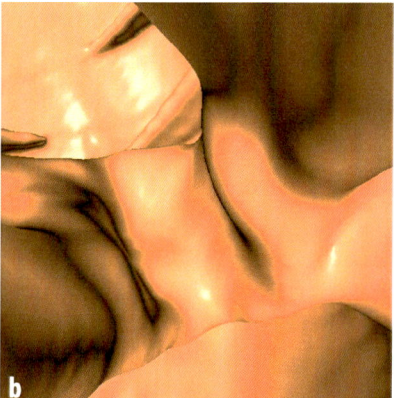

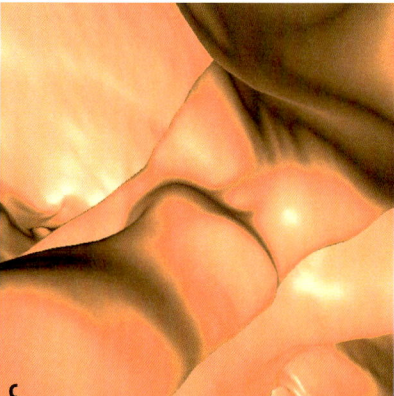

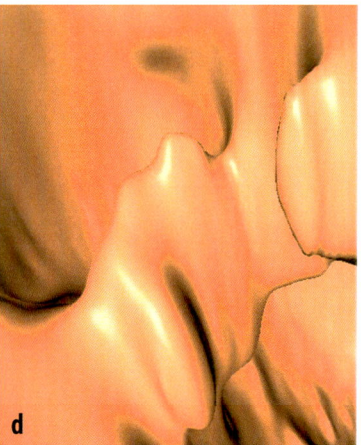

Fig. 5.2. a Lesione piatta del colon ascendente dimostrata nell'immagine assiale e osservata in ricostruzione tridimensionale con un differente spessore dello strato: **b**, 1 mm; **c**, 3 mm; **d**, 5 mm. Si noti la progressiva degradazione della qualità del rendering tridimensionale che a 5 mm, a causa della deformazione del profilo di sensibilità dello strato, deforma completamente la lesione, rendendone estremamente difficile l'identificazione

Tabella 5.1 Principali parametri di scansione nelle diverse tipologie di apparecchiature (i dati sono indicativi)

	Singolo strato	4 strati	> 4 strati	64	Note
kVp	120	120	120	120	140 nei soggetti obesi
mAs prona	≤ 50	≤ 50	≤ 50	≤ 50	
supina	≤ 100	≤ 100	≤ 100	≤ 100	
supina mdc	100-200	100-200	100-200	100-200	
Collimazione (mm)	3-5	≤ 3	1-1,5	0,5-1,2	
Spessore ricostruzione (mm)	1-3	1	1	0,8-1	
Pitch	< 2	1-1,5	1-1,5	1-1,5	

La tecnologia spirale multistrato (TC-MS)

L'introduzione della tecnologia TC spirale multi-strato (TC-MS) alla fine del 1998 ha consentito un rapido sviluppo della CV [10]. L'utilizzo di più file di detettori lungo l'asse z porta, infatti, sostanziali benefici in termini di copertura anatomica, tempi di scansione e risoluzione spaziale longitudinale rispetto alla TC-SS [11-13]. Infatti, utilizzando gli stessi parametri di scansione di un'apparecchiatura TC-SS, una TC-MS permette di acquisire volumi più ampi in tempi più brevi. Inoltre, la TC-MS consente l'utilizzo di valori di collimazione sub-millimetrici con l'acquisizione di voxel isotropici, che si traduce in una migliore qualità delle riformattazioni multiplanari e delle ricostruzioni tridimensionali (Fig. 5.3) [14].

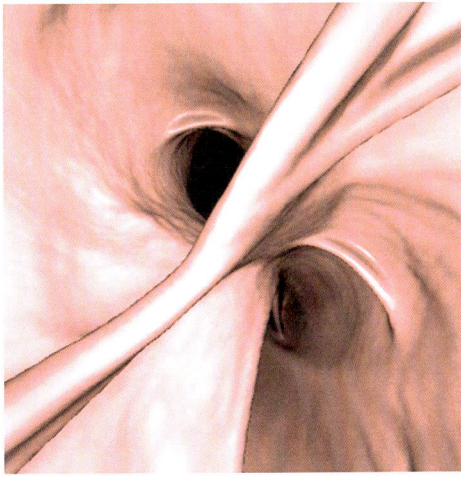

Fig. 5.3. Immagine endoscopica virtuale ottenuta mediante algoritmo di rendering volumetrico, su dati acquisiti con apparecchiatura TC-MS a 64 strati, utilizzando una collimazione di 1,25 mm e uno spessore dello strato di 1 mm. Si confronti questa immagine della flessura epatica con la Fig. 5.1 per comprendere gli enormi progressi in termini di qualità dell'immagine ottenuti in questi ultimi anni

A fronte di un netto miglioramento nella qualità delle immagini si ha, però, un potenziale incremento della dose di radiazioni ionizzanti erogata al paziente [15]: un problema, questo, particolarmente importante nel caso della CV in considerazione dell'utilizzo routinario della doppia scansione, con paziente in posizione prona e supina [16]. Inoltre, la tendenza diffusa all'utilizzo di collimazioni sempre più sottili con le apparecchiature TC-MS porta conseguentemente ad un incremento dell'intensità di corrente del tubo, al fine di ridurre il rumore nelle immagini, e quindi ad un incremento della dose erogata al paziente.

Un'ulteriore variabilità nei protocolli di CV per TC-MS è stata rappresentata, all'inizio, dalle sostanziali differenze tecnologiche delle apparecchiature a 4 strati. Infatti, nello sviluppo delle TC-MS a 4 strati, le aziende costruttrici avevano intrapreso due strade differenti nel disegno della configurazione delle piastre di detettori: da una parte erano state sviluppate le cosiddette "matrici simmetriche", nelle quali le diverse file di detettori erano costituite da elementi tutti della stessa dimensione (es. 4 × 1,25 mm); dall'altra le cosiddette "matrici asimmetriche" o "adattative", nelle quali erano presenti detettori di differente spessore, con al centro i più sottili (1 mm) e nelle porzioni periferiche i più spessi (5 mm) [17]. Al di là delle dispute sull'approccio tecnologico migliore, la differenza nella configurazione dei detettori creava una certa confusione nella standardizzazione dei protocolli di studio [18]. Con l'avvento delle successive generazioni di TC (16 strati e oltre) la tecnologia si è piuttosto uniformata, con le diverse apparecchiature che presentano configurazioni simili. Come conseguenza, si sono anche nettamente ridotte le differenze nei protocolli di studio [19].

Analizzeremo, di seguito, i principali parametri da ottimizzare per acquisire uno studio di CV con TC-MS.

Parametri di scansione

I parametri di scansione da considerare quando s'intenda ottimizzare uno studio di CV sono: la collimazione, lo spessore della ricostruzione delle immagini, il pitch, i kVp e i mAs. Di questi ultimi tre (pitch, kVp e mAs) ci occuperemo in seguito, quando si tratterà del problema dosimetrico.

Collimazione e spessore di ricostruzione delle immagini

La collimazione è il parametro di acquisizione che più di altri ha subito modificazioni con lo sviluppo della TC-MS ed è uno dei maggiori benefici della TC-MS rispetto alla TC-SS. Teoricamente, l'utilizzo di collimazioni "sottili" è obbligatorio in CV perché la grandezza delle lesioni rilevabili con la metodica dipende essenzialmente dal valore di collimazione utilizzato. Infatti, a causa degli artefatti da volume parziale, non è possibile individuare una lesione che sia di dimensioni inferiori alla collimazione [20]. Pertanto, il problema non è solo scegliere la collimazione più sottile, ma anche definire le dimensioni della lesione target. Se s'intende identificare lesioni di 5 mm o superiori, una collimazione di 3 mm è più che sufficiente; nel caso in cui il target sia una lesione inferiore a 5 mm, allora è necessario usare collimazioni più sottili.

Con l'introduzione delle apparecchiature TC-

MS, il problema della decisione della collimazione da utilizzare si è posto solo con le TC-MS a 4 strati, con le quali era ancora necessario un compromesso tra un esame a collimazione sottile (1 mm), ma con tempo di acquisizione relativamente lungo (circa 40-50 secondi), e quindi potenzialmente incompatibile con un'apnea di un paziente anziano o scarsamente collaborante, e un esame rapido, condotto in 20 secondi, ma con una collimazione di 2,5 mm [21-23]. Diversi studi, soprattutto *in vitro* [24, 25], avevano dimostrato come non vi fossero differenze significative nell'identificazione di lesioni polipoidi con dimensioni uguali o superiori a 1 cm tra i vari protocolli, mentre queste differenze erano evidenti per le lesioni piccole (al di sotto di 5 mm) (Fig. 5.4). In particolare, per le lesioni molto piccole (tra 3 mm e 5 mm) incrementare lo spessore dello strato da 1 mm a 5 mm significava ridurre la sensibilità dal 96% al 74% [20]. Inoltre, una collimazione sottile produce benefici in termini di specificità della metodica, consentendo una più efficace differenziazione tra polipi e residui fecali, grazie all'evidenziazione, in questi ultimi, di minute bolle aeree che ne consentono la caratterizzazione [5].

Gli ulteriori sviluppi della tecnologia multistrato hanno reso obsoleta questa discussione, dal momento che con le TC a 16, 32 o 64 strati è possibile usare routinariamente collimazioni sub-millimetriche (0,5 mm, 0,625 mm e 0,75 mm) [26-29]. Con queste apparecchiature il problema è esat-

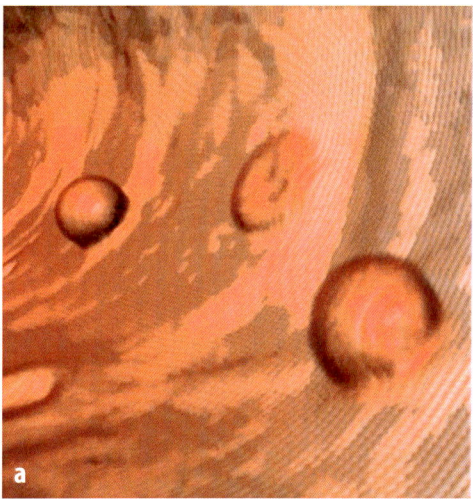 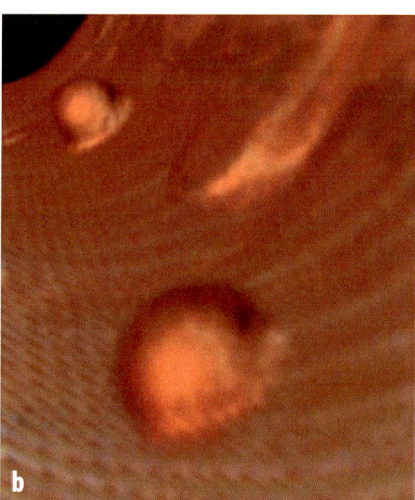

Fig. 5.4. Studio con TC-MS a 4 strati su un fantoccio contenente elementi che simulano polipi di differenti dimensioni e lesioni piatte. Nell'immagine **a**, in cui è stato utilizzato uno spessore di ricostruzione della sezione di 1 mm, sono bene identificati sia i polipi grande (circa 12 mm) e piccolo (circa 3,5 mm), sia la lesione piatta; tutti mostrano margini netti e ben definiti. Nell'immagine **b**, nella quale lo spessore della ricostruzione è di 5 mm, si noti la deformazione dei margini delle lesioni polipoidi, che risultano comunque ben visibili; la lesione piatta, però, è difficilmente riconoscibile

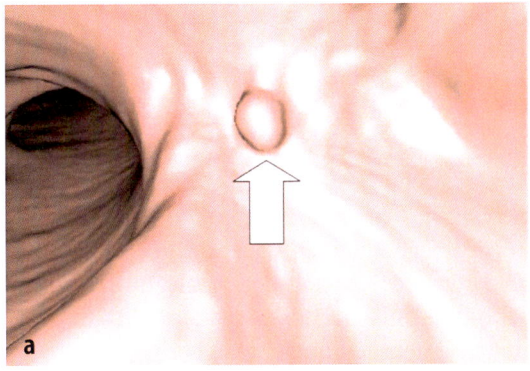
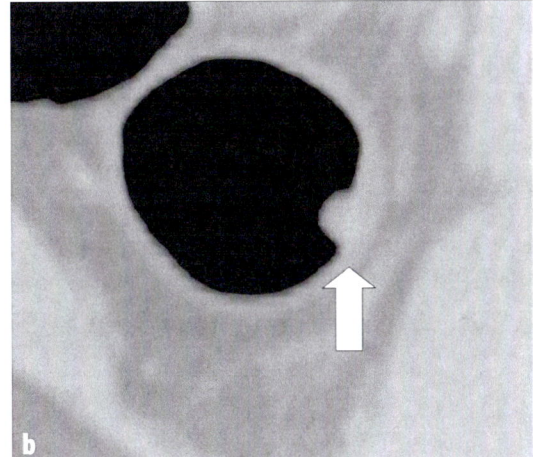
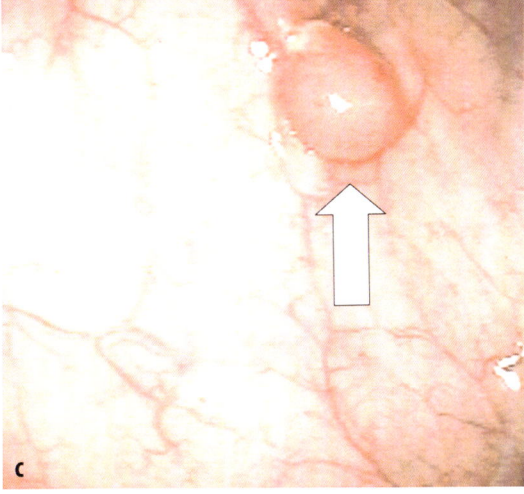

Fig. 5.5. Immagine endoscopica virtuale (**a**), ricostruzione multiplanare sul piano assiale obliquo (**b**) e correlazione endoscopica (**c**) di un polipo (*freccia bianca*) di circa 7 mm del sigma, studiato con TC-MS a 64 strati

tamente opposto, ovverosia cercare di utilizzare collimazioni più spesse (sommando i detettori contigui; es. 0,625 mm + 0,625 mm = 1,25 mm) al fine di ridurre il numero di immagini prodotte. In ogni caso, indipendentemente dalla collimazione utilizzata, lo spessore dello strato può essere impostato a 1 mm, consentendo questo valore un'ottimale identificazione anche di lesioni polipoidi di piccole dimensioni (Fig. 5.5) (vedi Tabella 5.1). L'uso di 1 mm di spessore dello strato permette anche di limitare il numero di immagini prodotte, generalmente variabile in funzione delle dimensioni del soggetto, da 400 a 500 per scansione.

Il problema dosimetrico

Una delle principali critiche mosse alla CV, in particolare se s'intende utilizzarla in ambito di screening del CCR, è rappresentata dall'esposizione del paziente a una dose di radiazioni ionizzanti potenzialmente elevata. Esistono alcune ragioni per questo: innanzitutto la doppia scansione, a pazien-

te prono e supino, che è ottenuta routinariamente e non può essere evitata per ragioni tecniche già discusse (vedi Capitolo 4) e che ovviamente raddoppia la dose erogata al paziente [16]; inoltre, e ciò è vero in particolare per gli apparecchi a 4 e 8 strati, piuttosto che per i più recenti 32 e 64 strati, l'efficienza geometrica dei detettori è ridotta rispetto a un apparecchio TC-SS e, di conseguenza, la dose erogata al paziente, a parità di parametri di scansione, è più alta [17, 30]; infine, l'uso di collimazioni sottili, in genere le più sottili offerte dalle diverse tipologie di apparecchiature (oggi addirittura sub-millimetriche, 0,5 mm/0,6 mm), anche se offre chiari vantaggi in termini di risoluzione spaziale, allo stesso tempo rende necessario l'incremento dei valori di mA al fine di contenere l'entità del rumore nelle immagini, determinando, quindi, un incremento della dose effettiva [29].

Il problema della dose è stato molto sentito, sin dagli albori della CV, al punto che già con le apparecchiature TC-SS diversi autori avevano suggerito l'uso di protocolli di scansione a bassa esposizione alle radiazioni [4].

Il razionale per un protocollo a bassa dose di radiazioni

La CV offre una buona opportunità per l'ottimizzazione di protocolli a bassa dose, rappresentata dal fatto che, analogamente allo studio del polmone, si tratta di un esame ad alto contrasto intrinseco: ovverosia, un esame nel quale la struttura da esaminare, e cioè la parete del colon oppure un polipo o un cancro, ha una densità dei tessuti molli (30-50 UH) nettamente differente dal contenuto del lume (aria ambiente o CO_2), che ha una densità molto più bassa (– 500 UH e oltre). Ciò consente di diminuire la dose in maniera significativa, incrementando conseguentemente il rumore intrinseco nelle immagini, ma senza perdere sensibilità nell'identificazione delle lesioni (Fig. 5.6) [31-34].

Se per il colon, quindi, è possibile lavorare con protocolli a bassa dose, lo stesso non può dirsi per gli organi extra-colici e in particolare per i parenchi-mi. Infatti, uno studio a bassa dose non consente affatto la caratterizzazione di lesioni epatiche o renali (finanche le cisti possono avere una densità alterata dal rumore intrinseco dell'immagine) [35] e dev'essere pertanto considerato quale indagine esclusiva del colon (Fig. 5.7) [32, 33]. È quindi chiaro che, qualora l'esame venga condotto durante la somministrazione endovenosa di un mezzo di contrasto iodato non ionico, è necessario utilizzare un protocollo di acquisizione analogo a quello utilizzato per una TC dell'addome e della pelvi di routine.

L'ottimizzazione di un protocollo a bassa dose

L'ottimizzazione di un protocollo di studio a bassa dose per la CV prevede una modificazione dei parametri della scansione ed eventualmente anche l'uso di sistemi di modulazione automatica della dose.

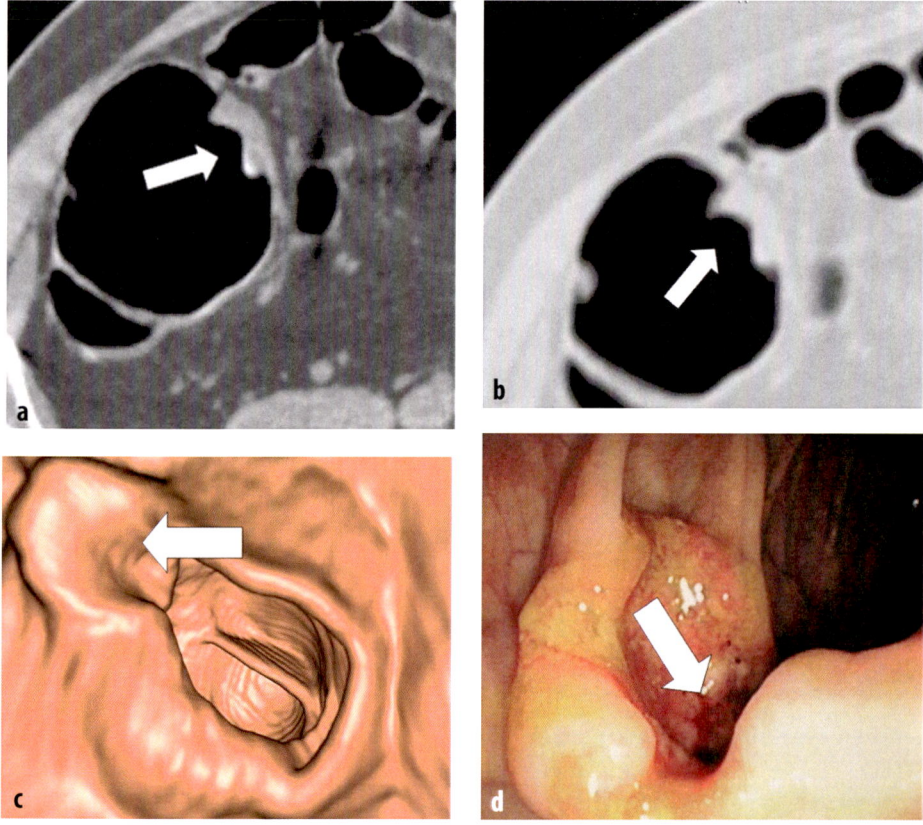

Fig. 5.6.   Protocollo di studio a dose ultrabassa (10 mAs effettivi) ottenuto con apparecchiatura TC-MS a 4 strati. Nonostante il rumore intrinseco dell'immagine, dovuto al basso valore di mAs e ben evidente se si analizza la scansione con una finestra ristretta per l'addome (ampiezza 400 UH; livello 10 UH) (**a**), il cancro (*freccia*) del colon ascendente è chiaramente identificato. L'uso di una finestra ampia (**b**) quale quella per l'analisi della CV (ampiezza 1500 UH; livello –200 UH) consente un'ottimale valutazione della lesione (*freccia*) senza significativo riconoscimento del rumore. Anche l'immagine endoscopica (**c**) non è particolarmente inficiata dal rumore intrinseco. L'immagine di endoscopia convenzionale (**d**) della lesione (*freccia*) mostra la precisa correlazione tra l'imaging radiologico e quello endoscopico

I parametri della scansione

I principali parametri di una scansione TC in relazione alla dose di radiazione somministrata durante l'esame sono: i milliampere/secondo (mAs), i kilovolt picco (kVp) e il pitch.

Il fattore determinante ai fini dell'ottimizzazione di un protocollo di scansione a bassa dose sono i valori di mAs, che, com'è noto, hanno una dipendenza lineare inversa con il rumore: una riduzione dei mAs determina un conseguente incremento del rumore nell'immagine. Il problema fondamentale della ricerca, in questi anni, è stato quello di capire quanto si potessero abbassare i mAs senza inficiare la sensibilità della metodica per l'identificazione delle piccole lesioni polipoidi.

Molti sono stati gli studi condotti sull'argomento che hanno condotto alle seguenti conclusioni: 1) la progressiva riduzione dei mAs si associa ad una degradazione della qualità delle immagini, dovuta al rumore, che si traduce in un netto peggioramento anche della qualità delle ricostruzioni tridimensionali endoscopiche [31]; 2) studi con simulazioni dell'incremento del rumore, così come casistiche reali ottenute con apparecchi TC-MS, hanno dimostrato che si può arrivare a valori anche di 10 mAs o minori, senza aver alcun peggioramento della sensibilità della metodica per l'identificazione di polipi > 5 mm (Fig. 5.7) [4, 32-34, 37-38]; 3) l'uso di protocolli a dose bassa o ultra-bassa (< 50 mAs) non consentono un'adeguata valutazione degli organi extra-colici e soffrono, comunque, di gravi limitazioni in pazienti obesi (nei quali conviene innalzare i valori di mAs) [39].

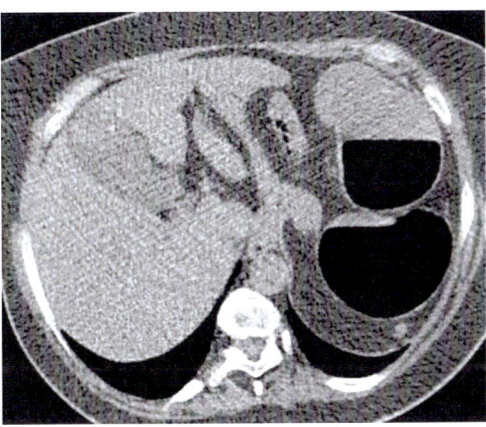

Fig. 5.7. Protocollo di studio a dose ultra-bassa (10 mAs effettivi) ottenuto con apparecchiatura TC-MS a 4 strati. La valutazione del parenchima epatico, così come degli altri parenchimi, a causa della rumorosità delle immagini, è fortemente impedita, rendendo impossibile l'identificazione di eventuali lesioni focali e difficile persino la visualizzazione della colecisti

Dal punto di vista della dose di esposizione alle radiazioni ionizzanti, i protocolli a bassa dose che utilizzano valori compresi tra 30 e 80 mAs sono associati ad un'esposizione variabile complessiva della scansione prona e supina tra circa 2,5 mSv per gli uomini e circa 2,9 mSv per le donne, a 30 mAs; circa 5,7 mSv per gli uomini e circa 6,4 mSv per le donne, a 80 mAs [29].

I protocolli a dose ultra-bassa, che utilizzano valori di circa 10 mAs somministrano una dose di circa 1,8 mSv per gli uomini e di circa 2,4 mSv per le donne [32-34]. Questi valori sono sostanzialmente inferiori a quelli riportati nelle precedenti pubblicazioni, non solo per le TC-SS e le TC-SM, ma anche per il clisma opaco (5-7 mSv) [40].

Un altro parametro tecnico che influenza la distribuzione della dose è la differenza di potenziale del tubo espresso in picco di kVp. Variazioni del kVp portano a modificazioni dell'energia del fascio di fotoni espressa in kiloelettronvolt (keV). All'aumentare del potenziale del tubo, il fascio di fotoni diviene più penetrante con il risultato di elevare il flusso di energia che giunge ai detettori. Tali modifiche influenzano la rumorosità delle immagini, la risoluzione di contrasto e la dose somministrata al paziente. L'effetto più importante è rappresentato dall'aumento dell'esposizione alle radiazioni per i pazienti, che con i valori di kVp ha una dipendenza esponenziale ($\approx kVp^2$) e non lineare. L'aumento dei valori del potenziale del tubo diminuisce la rumorosità delle immagini, ma anche i valori densitometrici delle differenti strutture a causa del maggiore afflusso di energia ai detettori: ciò significa che l'aumento del potenziale del tubo conduce ad una riduzione della risoluzione di contrasto per le strutture ad alta densità (es. bario, iodio) (Fig. 5.8) [39]. Quindi, a causa della profonda influenza sulle quote di radiazione assorbite dai pazienti e sulla qualità del fascio radiogeno che determina una modificazione del contrasto intrinseco dell'immagine, l'aumento dei valori di kVp allo scopo di ridurre la rumorosità delle immagini non dovrebbe essere utilizzato. Nella pratica clinica, per gli esami di CV si utilizza un valore fisso di 120 kVp, da innalzare a 140 kVp nel caso di pazienti obesi [2].

Pitch

L'uso del pitch per minimizzare l'impatto dell'esposizione alle radiazioni è ben noto negli studi condotti con apparecchiature TC-SS [14]. In quei casi, l'aumento del pitch corrispondeva ad una riduzione direttamente proporzionale della dose erogata, a prezzo di una degradazione della qualità dell'imma-

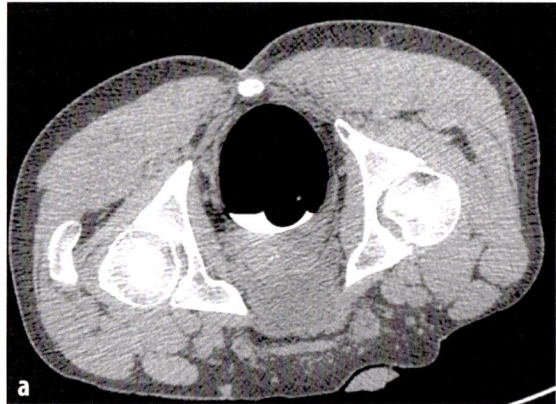
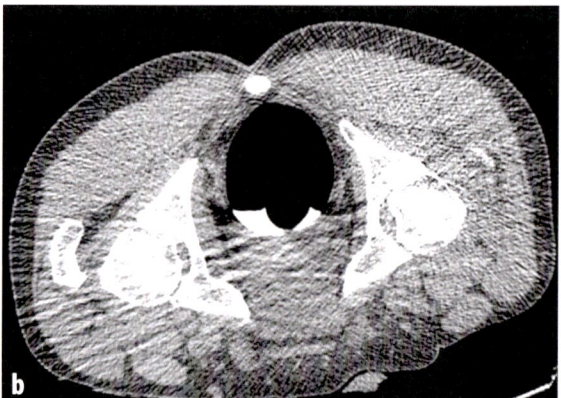
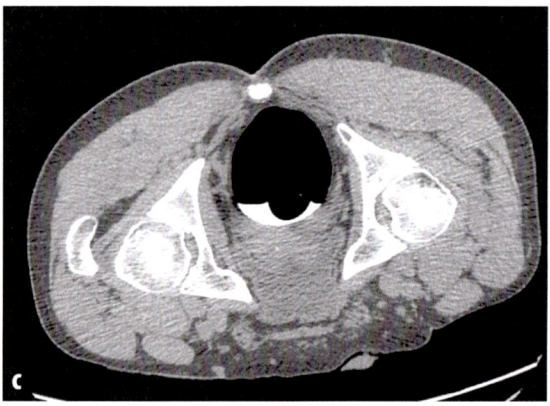

Fig. 5.8. Modificazioni della qualità dell'immagine indotte dalla selezione di diversi valori di kVp, a parità di mAs (100). **a** Utilizzando il valore standard di 120 kVp si ottiene un'immagine di ottima qualità con minimo rumore, dovuto al ridotto valore di mAs. **b** Utilizzando 80 kVp aumenta nettamente il rumore dell'immagine, come evidenziato dagli artefatti da indurimento del fascio, ma aumenta anche il contrasto intrinseco, con i residui marcati con iodio che appaiono più iperdensi. **c** A 140 kVp si riduce, seppur modicamente, il rumore, ma anche il contrasto intrinseco dell'immagine

gine [8]. Più complessa è la situazione con le TC-MS, ove un incremento del pitch non necessariamente corrisponde a una riduzione della dose. Su alcune apparecchiature, nelle quali è implementata una funzione di adattamento automatico dei mAs, un incremento del pitch può avere un effetto paradosso, ovverosia un aumento, seppur ridotto, della dose, ma certamente non una riduzione [41].

Comunque, in linea generale, si ritiene opportuno evitare di usare valori di pitch < 1, che non sono comunque giustificati da alcuna necessità nella qualità delle immagini (come, ad esempio, nella TC delle coronarie) e si consiglia di selezionare valori di pitch variabili tra 1 e 1,5, per ridurre l'impatto della dose di radiazioni erogata al paziente [24-29]. Il valore preciso del pitch dipende ovviamente dall'apparecchiatura a disposizione.

I sistemi di modulazione automatica della dose

I sistemi di modulazione automatica della dose sono strumenti in grado di modificare la corrente del tubo (mA) durante la scansione in funzione del-

l'anatomia da studiare, cercando di avere la più bassa dose possibile, ma con una qualità dell'immagine identica o addirittura migliore, un rumore più omogeneo e minori artefatti da attenuazione del fascio radiante [42].

Non si tratta di una novità tecnologica, in quanto presenti da diversi anni anche sulle TC-SS [43], anche se più di recente sono stati implementati sistemi che non tengono conto solo del piano x, y, ma anche dell'asse z. Ciò significa che questi sistemi permettono di ridurre la dose somministrata modificando direttamente l'emissione del tubo in accordo con la conformazione geometrica assunta dal paziente durante ogni singola rotazione e traslazione longitudinale [44].

Negli studi TC-SS e TC-MS dell'addome e del torace si è dimostrata una riduzione dell'emissione delle radiazioni rispetto al medesimo protocollo senza sistema di modulazione della dose variabile tra il 19% e il 27% [45]

Per quanto riguarda la CV, esiste un solo studio circa questo argomento [46], condotto con una TC-MS a 16 strati e che dimostra una riduzione della dose di circa il 35% nella scansione supina e del 33% nella scansione prona, utilizzando un sistema di modulazione sui tre assi (x, y, z) rispetto ad uno convenzionale.

Bisogna far notare, comunque, che tali sistemi riducono la dose rispetto ad una scansione che non li utilizza, ma che se s'intende abbattere l'esposizione di più del 20-25% è necessario, in ogni caso, agire sui mAs in uscita.

Alcune considerazioni

Il problema dosimetrico in TC, in particolare oggi con la diffusione delle apparecchiature e della tecnologia multistrato, è molto sentito dagli addetti ai lavori, dall'opinione pubblica e anche dai media. Allarmanti conclusioni circa il possibile numero di tumori indotti dagli esami TC-MS giungono da studi teorici privi di alcun dato oggettivo su popolazioni reali e frutto di estrapolazioni matematiche [47]. E questo perché mentre gli effetti cancerogeni delle radiazioni a dose alta e intermedia (> 100 mSv) sono ben noti [48], non altrettanto chiara è la relazione con l'esposizione a basse dosi, quali quelle utilizzate nella diagnostica radiologica [49]. Ciò non significa, comunque, che il problema non debba essere posto, in particolare per un esame come la CV, che è attualmente considerato un metodo di screening della popolazione per il CCR [50].

I dati oggettivi disponibili sono rappresentati da un sondaggio [32] condotto nel 2002 tra i centri europei che utilizzavano una TC-MS a 4 strati per la CV. Da tale studio era emerso che la dose effettiva media assorbita per un esame di CV era di circa 8,8 mSv, un valore di dose teoricamente correlato, in una popolazione al di sopra dei 50 anni di età (ovvero la maggioranza dei soggetti per i quali è consigliato lo screening per il CCR), con un potenziale rischio di neoplasia nell'arco della vita dello 0,02%. In un altro studio [50] condotto prendendo come dose effettiva media assorbita un valore tra 7,6 mSv e 13,2 mSv, variabile in funzione dell'apparecchiatura, a parità di parametri di scansione, il potenziale rischio di neoplasia nell'arco della vita è risultato essere dello 0,14% in un soggetto di 50 anni e dello 0,07% in uno di 70.

Questo rischio può essere comunque drasticamente ridotto di un fattore 5 o anche 10 [50], implementando ordinariamente dei protocolli di acquisizione a dose bassa o ultra-bassa. Nonostante gli sforzi effettuati per cercare di ottimizzare protocolli a bassa dose, in un altro recentissimo studio (M.H. Liedenbaum, dati non pubblicati), effettuato sia sul-

la letteratura esistente sia inviando un questionario alle istituzioni di ricerca che si occupano di CV, ha dimostrato che dal 2004 a oggi non si è avuta globalmente una riduzione di dose statisticamente significativa. Infatti, pur lavorando con apparecchiature a 64 strati (circa il 60% dei centri valutati) e con sistemi di modulazione della dose (circa il 50% degli stessi centri) la dose media è stata di circa 9,1 mSv per gli esami effettuati nella pratica clinica e di circa 5,7 mSv per gli esami di screening. Se per le CV effettuate nella pratica clinica (potenzialmente in sintomatici, spesso affetti da cancro) il problema dosimetrico può essere meno rilevante, in quanto nella maggior parte dei casi si tratta di pazienti che in ogni modo sarebbero stati sottoposti a una TC convenzionale a dose piena, per i soggetti studiati in ambito di screening il problema merita alcune considerazioni.

La prima considerazione riguarda la probabilità di tumore radio-indotto estrapolabile dal valore di dose efficace somministrata, come stabilito dall'International Commission on Radiological Protection (ICRP) [51]. Secondo tale approccio, il rischio di sviluppare un cancro per effetto delle radiazioni ionizzanti in un soggetto di 50 anni (età d'inizio dello screening del CCR nei soggetti a rischio medio) è di circa 2,5%/Sv, che si dimezza per i soggetti di età superiore a 70 anni. Questi dati derivano dagli studi epidemiologici condotti sulle popolazioni di sopravvissuti alla bomba atomica, nel cui intervallo di esposizione la correlazione dose-risposta è lineare [48]. Per le esposizioni alle basse dosi, come nel caso delle indagini radiologiche, esistono attualmente diverse teorie circa il potenziale rischio di cancro indotto dalle radiazioni. Il più accreditato è il modello di estrapolazione lineare senza soglia (modello LNT, Linear-Non-Threshold), che prevede una semplice estrapolazione matematica, senza riconoscere alcun valore soglia al di sotto del quale le radiazioni non abbiano effetto [52]. È proprio applicando tale modello che si estrapola il dato dell'ipotetico rischio pari a 0,02% per una dose di esposizione di circa 8,8 mSV in un soggetto di 50 anni. Esistono, comunque, altri modelli che ritengono questi dati sovrastimati (Adaptive response) oppure sottostimati (Bystander Effect Sensitive Sub-population); ed altri ancora che ipotizzano la presenza di un valore soglia (variabile tra 3 mSv e 10 mSv) al di sotto del quale la dose non aumenta la probabilità d'insorgenza di tumori [53].

La seconda considerazione riguarda la quantità di radiazioni alla quale ciascun individuo è sottoposto durante la propria vita (vedi Tabella 5.2). Esiste, infatti, un fondo naturale di radiazioni che è

Tabella 5.2 Esempi di esposizione alle radiazioni ionizzanti e relativa dose efficace

	mSv
Dose di radiazione naturale annua	2,4 [54]
CV (≤ 10 mAs)	1,4-1,8 ♂; 2,0-2,4 ♀ [31-34, 38]
CV (30-80 mAs)	30 mAs: 2,5 ♂; 2,9 ♀ [4, 36, 37] 80 mAs: 5,7♂; 6,4 ♀ [4, 36, 37]
Clisma opaco	5-7 [40]
Viaggio aereo Tokyo-New York (a.r.)	0,22 [55]
Viaggio aereo Roma-Tokyo (a.r.)	0,17 [55]
Esposizione annua equipaggi compagnie aeree	2-5 [56, 57]
Esposizione cumulativa vita lavorativa per piloti di aereo	~ 80 [56, 57]

di circa 2,4 mSv/anno [54]. A questa dose assorbita, naturalmente, si deve aggiungere l'influenza di altri fattori, quali ad esempio i viaggi aerei, una delle principali fonti di ulteriore esposizione alle radiazioni. A titolo d'esempio, per un volo aereo intercontinentale Roma-Tokyo e ritorno si ricevono in media 0,17 mSv [55]. E questo è un problema che pesa sia sui grandi viaggiatori sia, in particolare, sul personale di bordo delle compagnie aeree. E, infatti, in questi ultimi anni, sono stati effettuati diversi studi sugli equipaggi degli aerei, che hanno dimostrato un'esposizione media alle radiazioni cosmiche variabile tra i 2 e i 5 mSv/anno per individuo e un'esposizione cumulativa nell'arco della vita lavorativa di un pilota che non supera generalmente gli 80 mSv. Ebbene, in studi epidemiologici condotti su diverse centinaia di migliaia di individui si è dimostrato come i fattori di rischio occupazionali abbiano un'influenza limitata riguardo alla mortalità indotta dal cancro [56, 57]. Se confrontiamo questi dati con l'esposizione alle radiazioni dovuta a un esame di CV, che se effettuata con un protocollo a bassa dose (circa 5-6 mSv) è pari a circa 2 anni di vita sulla Terra e con protocollo a dose ultra-bassa (1,5-2,5 mSv) a circa 1 anno, si comprende indirettamente come il problema dosimetrico, per un esame cui tra l'altro ci si deve sottoporre non ogni anno bensì ogni 5 anni, sia realmente non significativo.

Infine, bisogna anche tener presente che, tra le metodiche di screening del CCR consigliate dalle maggiori società scientifiche internazionali [58, 59], trova posto il clisma a doppio contrasto, nonostante la dose di radiazioni erogata per esame al paziente sia nettamente superiore rispetto a quella di una CV [40]; inoltre, la stima della radiazione di un clisma a doppio contrasto è valutabile con estrema difficoltà in quanto esistono numerose variabili difficilmente standardizzabili (es. tempo della fluoroscopia, numero di radiogrammi).

L'ultima considerazione riguarda i protocolli a dose ultra-bassa discussi in precedenza [32-34, 36-38]. Attualmente, la tecnologia TC-MS ci consente di abbattere l'esposizione delle radiazioni al di sotto della dose naturale annua. Il problema è, però, l'identificazione delle lesioni extra-coliche. Pertanto, il dilemma è se aumentare leggermente la dose e poter identificare e caratterizzare i reperti extra-colici oppure effettuare un'analisi esclusiva del colon. Questo problema potrebbe essere risolto stratificando i soggetti in studio e riservando un protocollo a dose ultra-bassa solo a coloro i quali, per età o per assenza di qualsivoglia patologia concomitante, hanno una probabilità estremamente bassa di avere un reperto extra-colico, ed effettuando uno studio a dose aumentata in soggetti più anziani e con maggiore prevalenza di reperti extra-colici. Il dibattito, su questo punto, è ancora aperto e necessita di ulteriori studi.

Bibliografia

1. Vining DJ, Gelfand DW, Bechtold RE et al (1994) Technical feasibility of colon imaging with helical CT and virtual reality. AJR Am J Roentgenol 62 Suppl:104
2. Taylor SA, Laghi A, Lefere P et al (2007) European Society of Gastrointestinal and Abdominal Radiology (ESGAR): consensus statement on CT colonography. Eur Radiol 17:575-579
3. Saini S (2004) Multi–detector row CT: principles and practice for abdominal applications. Radiology 233:323-327
4. Hara AK, Johnson CD, Reed JE et al (1997) Reducing data size and radiation dose for CT colonography. AJR Am J Roentgenol 168:1181-1184
5. Taylor SA, Halligan S, Bartram I et al (2003) Multi–detector row CT colonography: effect of collimation, pitch, and orientation on polyp detection in a human colectomy specimen radiology 229:109-118
6. Barish MA, Soto AJ, Ferrucci JT (2005) Consensus on current clinical practice of virtual colonoscopy. AJR Am J Roentgenol 184:786-792
7. McFarland EG, Brink JA (1999) Helical CT colonography (virtual colonoscopy): the challenge that exists between advancing technology and generalizability. AJR Am J Roentgenol 173:549-558
8. Whiting BR, McFarland EG, Brink JA et al (2000) Influence of image acquisition parameters on CT artefacts and polyp depiction in spiral CT colonography: in vitro evaluation. Radiology 217:165-172
9. Beaulieu CF, Napel S, Daniel BL et al (1998) Detection of colonic polyps in a phantom model: implications for virtual colonoscopy data acquisition. J Comput Assist Tomogr 22:656-663
10. Berland LL, Smith JK (1998) Multidetector-array CT: once again, technology creates new opportunities. Radiology 209:327-329
11. Hu H (1999) Multi-slice helical CT: scan and reconstruction. Med Phys 26:5-18
12. Hu H, He Hd, Foley WD et al (2000) Four multidetector-row helical CT: image quality and volume coverage speed. Radiology 215:55-62
13. Flohr TG, Schaller S, Stierstorfer K et al (2005) Multidetector row CT systems and image-reconstruction techniques. Radiology 235:756-773
14. Hara AK, Johnson CD, MacCarty RL et al (2001) CT colonography: single- versus multi-detector row imaging. Radiology 219:461-465
15. Hamberg LM, Rhea JT, Hunter GJ, Thrall JH (2003) Multi-detector row CT: radiation dose characteristics. Radiology 226:762-772
16. Chen SC, Lu DSK, Hecht JR et al (1999) CT colonography: value of scanning in both the supine and prone positions. AJR Am J Roentgenol 172:595-599
17. Cody DD, Mahesh M (2007) Technologic advances in multi-detector CT with a focus on cardiac imaging. Radiographics 27:1829-1837
18. Laghi A, Iannaccone R, Panebianco V et al (2001) Multislice CT colonography: technical developments. Semin Ultrasound CT MR 22:425-431
19. Mang T, Graser A, Schima W, Maier A (2007) CT colonography: techniques, indications, findings. Eur J Radiol 61:388-399
20. Rogalla P, Meiri N (2001) CT colonography: data acquisition and patient preparation techniques. Semin Ultrasound CT MR 22:405-412
21. Mc Collough CH (2002) Optimization of multidetector array CT acquisition parameters for CT colonography. Abdom Imaging 27:253-259
22. Fletcher JG, Johnson CD, Welch TJ et al (2000) Optimization of CT colonography technique: prospective trial in 180 patients. Radiology 216:704-711
23. Power NP, Pryor AM (2002) Optimization of scanning parameters for CT colonography. The British Journal of Radiology 75:401-408
24. Laghi A, Iannaccone R, Mangiapane F et al (2003) Experimental colonic phantom for the evaluation of the optimal scanning technique for CT colonography using a multidetector spiral CT equipment. Eur Radiol 13:459-466
25. Wessling J, Fischbach R, Meier N et al (2003) CT colonography: protocol optimization with multi detector row CT– Study in an Anthropomorphic Colon Phantom Radiology 228:753–759
26. Rottgen R, Schroder RJ, Lorenz M et al (2003) CT colonography with the 16-slice CT for the diagnostic evaluation of colorectal neoplasms and inflammatory colon diseases. Rofo 175:1384-1391
27. Luz O, Schaefer J, Heuschmid M et al (2004) Evaluation of different 16-row CT colonography protocols using a procine model. Rofo 176:1493-1500
28. Tolan DJ, Armstrong EM, Burling D, Taylor SA (2007) Optimization of CT colonography technique: a practical guide. Clin Radiol 62:819-827
29. Luz O, Buchgeister M, Klabunde M et al (2007) Evaluation of dose exposure in 64-slice CT colonography. Eur Radiology 17:2616-2621
30. Giacomuzzi SM, Torbica P, Rieger M et al (2001) Radiation exposure in single slice and multi-slice spiral CT (a phantom study). Rofo 173:643-649
31. Van Gelder RE, Venema HW, Serlie IW et al (2002) CT colonography at different radiation dose levels: feasibility of dose reduction. Radiology 224:25-33
32. Iannaccone R, Laghi A, Catalano C et al (2003) Performance of lower dose multi-detector row helical CT colonography compared with conventional colonoscopy in the detection of colorectal lesions. Radiology 229:775-781
33. Iannaccone R, Catalano C, Mangiapane F et al (2005) Colorectal polyps: detection with low-dose multi-detector row helical CT colonography versus two sequential colonoscopies. Radiology 237:927-937

34. Cohnen M, Vogt C, Beck A et al (2004) Feasibility of MDCT colonography in ultra-low-dose technique in the detection of colorectal lesions: comparison with high-resolution video colonoscopy. AJR Am J Roentgenol 183:1355-1359

35. Kalra MK, Prasad S, Saini S et al (2002) Clinical comparison of standard-dose and 50% reduced-dose adominal CT: effect on image quality. AJR Am J Roentgenol 179:1101-1106

36. Macari Ml, Bini EJ, Xue X et al (2002) Colorectal neoplasms: prospective comparison of thin-section low-dose multi–detector row CT colonography and conventional colonoscopy for detection. Radiology 224:383-392

37. Florie J, van Gelder RE, Schutter MP et al (2007) Feasibility study of computed tomography colonography using limited bowel preparation at normal and low-dose levels study. Eur Radiol 17:3112-3122

38. Van Gelder RE, Venema HW, Florie J et al (2004) CT colonography: feasibility of substantial dose reduction-comparison of medium to very low doses in identical patients. Radiology 232:611-620

39. Huda W, Scalzetti EM, Galina L et al (2000) Technique factors and image quality as functions of patient weight at abdominal CT. Radiology 217:430-435

40. Kemerink GJ, Bortslap AC, Frantzen MJ et al (2001) Patients and occupational dosimetry in double contrast barium enema examinations. Br J Radiol 74:420-428

41. Theocharopoulos N, Perisinakis K, Damilakis J et al (2006) Dosimetric characteristics of a 16-slice computed tomography scanner. Eur Radiol 16:2575-2585

42. McCollough CH, Bruesewitz MR, Kofler JM (2006) CT dose reduction and dose management tools: overview of available options. Radiographics 26:503-512

43. Kalender WA, Wolf H, Suess C et al (1999) Dose reduction in CT by on-line tube current control: principles and validation on phantoms and cadavers. Eur Radiol 9:323-328

44. Mastora I, Remy-Jardin M, Suess C et al (2001) Dose reduction in spiral CT angiography of thoracic outlet syndrome by anatomically adapted tube current modulation. Eur Radiol 11:590-596

45. Tack D, De Maertelaer V, Gevenois PA (2003) Dose reduction in multidetector CT using attenuation-based online tube current modulation. AJR Am J Roentgenol 181:331-334

46. Graser A, Wintersperger BJ, Suess C et al (2006) Dose reduction and image quality in MDCT colonography u-sing tube current modulation. AJR Am J Roentgenol 187:695-701

47. Brenner DJ, Hall EJ (2007) Computed tomography – An increasing source of radiation exposure. N Engl J Med 357:2277-2284

48. Preston DL, Shimizu Y, Pierce DA et al (2003) Studies of mortality of atomic bomb survivors. Report 13: solid cancer and non-cancer disease mortality: 1950-1997. Radiat Res 160:381-407

49. Brenner DJ, Doll R, Goodhead DT et al (2003) Cancer risks attributable to low doses of ionizing radiation: assessing what we really know. Proc Natl Acad Sci USA 100:13761-13766

50. Brenner DJ, Georgsson MA (2005) Mass screening with CT colonography: should the radiation exposure be of concern? Gastroenterology 129:328-337

51. International Commission on Radiological Protection (ICRP) (1991). Recommendation of the International Commission on Radiological Protection. ICRP Publication 60, Pergamon Press, Oxford

52. NCRP (2001) Evaluation of the linear-non-threshold dose-response model for ionizing radiation, Report No. 136. National Council on Radiation Protection and Measurements. Bethesda, MD:NCRP

53. Huang L, Kim PM, Nickoloff JA, Morgan WF (2007) Targeted and non-targeted effects of low-dose ionizing radiation on delayed genomic instability in human cells. Cancer Res 67:1099-1104

54. Thorne MC (2003) Background radiation: natural and man-made. J Radiol Prot 23:29-42

55. Bottollier-Depois JF, Blanchard P, Clairand I et al (2007) An operational approach for aircraft crew dosimetry: the Sievert system. Radiat Prot Dosimetry, DOI:10.1093/rpd/ncl555

56. Gundestrup M, Storm HH (1999) Radiation-induced acute myeloid leukemia and other cancers in commercial jet cockpit crew: a population-based cohort study. Lancet 354:2029-2031

57. Zeeb H, Blettner M, Langner I et al (2003) Mortality from cancer and other causes among airline cabin attendants in Europe: a collaborative cohort study in eight countries. Am J Epidemiol 158:35-46

58. Winawer S, Fletcher R, rex D et al (2003) Colorectal cancer screening and surveillance: clinical guidelines and rationale – Update based on new evidence. Gastroenterology 124:544-560

59. Pignone M, Rich M, Teutsch SM et al (2002) Screening for colorectal cancer in adults at average risk: a summary of the evidence for the U.S. Preventive Services Task Force. Ann Intern Med 137:132-141

CAPITOLO 6

Complicanze

Andrea Laghi, Marco Rengo, Marco Maceroni

Introduzione

La colonscopia virtuale (CV) è stata proposta come esame non invasivo del colon, ben accettato dai pazienti [1-3] e, soprattutto, sicuro. La sicurezza della metodica è estremamente importante, in particolare se s'intende utilizzarla in ambito di screening, ove il *primum non nocere* è un concetto d'importanza fondamentale.

La diffusione progressiva della CV nel mondo radiologico ha evidenziato, comunque, come d'altra parte era lecito attendersi, la potenziale insorgenza di alcune complicanze [4], in modo analogo a quanto già riportato in anni passati per una metodica piuttosto simile nell'invasività, come il clisma a doppio contrasto [5]. È estremamente importante conoscere con esattezza quali siano queste potenziali complicanze e la loro frequenza, anche in relazione con altre metodiche, per esempio la colonscopia ottica, che hanno simili risultati in termini di accuratezza, ma un tasso di complicanze nettamente superiore [6]. Analizzeremo, di seguito, i dati della letteratura circa queste problematiche, suddividendole in due gruppi fondamentali: la perforazione intestinale, ovverosia l'evento più temibile, e le altre complicanze, rappresentate da problemi cardio-vascolari e vaso-vagali.

Perforazione intestinale

La trattazione del problema della perforazione del colon a seguito di CV non può prescindere dalla conoscenza di alcuni dati della letteratura che riguardano la colonscopia ottica e il clisma del colon. La perforazione del colon è un rischio ben noto della colonscopia ottica, che può accadere anche a mani esperte, in maniera imprevedibile. La frequenza, in studi su ampie casistiche, è variabile tra lo 0,06% e lo 0,19%, ovverosia tra 1/1.200 e 1/1.300 pazienti [6-14]. Di questi casi 1 paziente su 1.246-1.333 richiede un successivo intervento chirurgico. Maggiore è il tasso di perforazione per una colonscopia effettuata a scopo interventistico (polipectomia), che è di circa lo 0,11% [15]. A seguito di una perforazione, inoltre, in casi estremamente rari, si può anche arrivare all'exitus, con un tasso di mortalità che è stato riportato essere tra lo 0% e lo 0,03% [16, 17].

Nettamente minori sono le complicanze relative al clisma del colon, che per tecnica di esame è molto simile alla CV. In casistiche ampie è stato riportato un tasso di perforazione variabile tra lo 0,004% e lo 0,04% (ovverosia tra 1/2.500 e 1/25.000 pazienti) [5, 18-21].

La CV ha un tasso di complicanze relative alla perforazione piuttosto simile al clisma a doppio contrasto. Tre sono le casistiche fondamentali pubblicate in letteratura che riportano i dati di sondaggi effettuati rispettivamente nell'ambito del Working Group on Virtual Colonoscopy (WGVC) [4], in Gran Bretagna [22] e in Israele [23] (vedere Tabella 6.1).

L'esperienza del WGVC [4], che raggruppa 16 centri negli Stati Uniti e in Europa, dei quali 11 con

A. Laghi, R. Passariello, *La colonscopia virtuale*. ISBN 978-88-470-1066-6 © Springer 2008

Tabella 6.1 I principali studi riportanti i dati sulla perforazione del colon alla CV

	Nr. pazienti	% perforazione	% perforazione in sintomatici	% trattamento chirurgico	% mortalità
WGVC* [4]	21.923	0,009	0,005	0,0004	0
Sosna [23]	11.870	0,059	0,008	0,003	0
Burling [22]	17.067	0,052	0,03	0,0006	0

* Working Group on Virtual Colonoscopy

importante esperienza in CV (oltre 1.000 casi per centro), è basata su un totale di 21.923 studi effettuati tra il 1997 e il 2005. Nel 53,4% dei casi l'esame era stato effettuato per screening, mentre nel 46,6% in pazienti sintomatici. La distensione del colon era stata ottenuta con aria insufflata dallo staff medico/infermieristico nel 46,9% dei casi, con aria insufflata dal paziente stesso nel 12,7% e con CO_2 nel 40,4%. Nei soggetti studiati per screening non si è avuta alcuna perforazione, mentre due casi si sono riscontrati in pazienti sintomatici. L'uno, affetto da un carcinoma stenosante il sigma, già sintomatico prima dell'esame, ha sviluppato uno pneumoperitoneo dopo l'insufflazione di una piccola quantità d'aria, per una perforazione del cieco, verosimilmente presente già prima dell'insufflazione; tale paziente è dovuto ricorrere a un intervento chirurgico. Nell'altro, studiato per un sanguinamento rettale, sono state dimostrate alcune piccole bolle gassose in sede pelvica extra-peritoneale; il paziente è rimasto asintomatico ed è stato trattato in modo conservativo. In questa stessa casistica, oltre alle due perforazioni, si sono riscontrate altre due complicanze gravi, correlate alla CV, e cioè due casi d'insufficienza renale acuta esacerbata dai lassativi usati per la preparazione intestinale e un caso di dolore toracico, nel quale è stato successivamente escluso un infarto del miocardio. Pertanto, in questa serie, il tasso globale di complicanze è stato dello 0,02%, il tasso di perforazione totale dello 0,009% e il tasso di perforazione nei pazienti sintomatici dello 0,005%.

Nello studio condotto in Gran Bretagna [22], sono stati contattati 50 centri che hanno effettuato 17.067 CV, tutte in pazienti sintomatici. Dei centri, 36 (72%) avevano un'esperienza superiore a 100 casi. In totale sono state riscontrate 9 perforazioni per un tasso complessivo di perforazione dello 0,05% (1/1.896 pazienti). Tutte le perforazioni sono state osservate in centri con esperienza superiore a 100 casi/centro e che avevano un'esperienza globale di circa 6.500 casi. Di queste perforazioni, 2 sono

da considerarsi effettivamente iatrogene (insufflazione di un moncone rettale in paziente con colostomia e successiva perforazione; perforazione accidentale della parete rettale da parte del catetere per insufflazione); 2 da porsi in relazione con la sottostante patologia del paziente (perforazione del sigma in un caso di cancro ostruente il sigma stesso; perforazione del trasverso in un caso di colite ulcerosa non nota prima della CV); 1 da riferire alla preparazione intestinale, in un paziente con diverse comorbidità (tra le quali una malattia diverticolare e un'artrite reumatoide in trattamento con farmaci anti-infiammatori non steroidei), che comunque non è stato sottoposto all'esame di CV. Di questi 9 pazienti, 4 sono rimasti asintomatici e sono stati trattati in modo conservativo a domicilio, e 5, sintomatici, sono stati trattati chirurgicamente in un solo caso, che tra l'altro era affetto da un cancro ostruente il sigma. Pertanto, il tasso di perforazione nei pazienti sintomatici è stato dello 0,03%.

Nel terzo studio [23], condotto in Israele in 11 centri, sono state considerate 11.870 CV, corrispondenti al 95% degli esami effettuati nello stesso paese tra il 2001 e il 2004. Alla fine sono state riscontrate 7 perforazioni per un tasso totale dello 0,059% (1/1.695 pazienti). Di queste perforazioni, 6 sono state riscontrate in pazienti sintomatici e solo 1 in un soggetto asintomatico. 4 di questi 7 casi erano CV effettuate a seguito di una colonscopia ottica incompleta, 2 effettuate il giorno stesso e 2 a distanza di 2-3 settimane dalla colonscopia ottica. In 6 su 7 perforazioni, localizzate tutte nel sigma o nel retto, era stata usata una sonda rigida da clisma, mentre nell'ultimo paziente un catetere di gomma morbida. Tutti i soggetti avevano una patologia sottostante, potenzialmente ostruente il colon (cancro, malattia diverticolare, ernia inguinale). Dei 7 pazienti, 4 sono stati sottoposti a trattamento chirurgico (tasso d'intervento chirurgico: 0,003%) e 3 trattati in modo conservativo.

Le casistiche presentate comprendono la quasi totalità dei casi di perforazione in corso di CV.

Esistono, comunque, sporadiche descrizioni di singoli pazienti andati incontro ad una complicanza maggiore, pubblicate nella letteratura internazionale. Al momento della stesura di questo capitolo sono noti altri 6 casi di perforazione [24-29], non inclusi negli studi sopra riportati e che, comunque, si sono verificati in pazienti con concomitanti comorbidità (ernia inguinale, morbo di Crohn con stenosi del colon).

I dati di questi lavori meritano una serie di considerazioni, sia per ciò che riguarda l'effettiva sicurezza dell'esame di CV, sia per evidenziare quali possano essere le eventuali procedure da porre in essere per eliminare o limitare questi inconvenienti.

In relazione alla sicurezza della CV, bisogna rilevare, innanzitutto, che al momento attuale non sono stati descritti decessi per complicanze correlate alla procedura, al contrario di ciò che è riportato in letteratura, seppur raramente, per la colonscopia ottica [16, 17]. Inoltre, il tasso di perforazione globale è significativamente più basso di quello della colonscopia stessa ed è praticamente prossimo allo zero in soggetti sani e asintomatici, quali quelli studiati per screening. Infatti, la maggior parte dei casi di perforazione alla CV si sono riscontrati in pazienti sintomatici ad alto rischio, con pregresse colonscopie incomplete o nei quali la colonscopia era controindicata, e in coloro che presentavano altre comorbidità [4]. Se, inoltre, intendiamo effettuare un reale confronto tra le metodiche, dobbiamo anche considerare che la CV ha una sensibilità per l'identificazione di aria extra-luminale nettamente più elevata rispetto sia alla colonscopia sia al clisma; questo è il motivo dei numerosi casi descritti di soggetti perforati e asintomatici alla CV e che sono stati trattati con successo in modo conservativo. Casi analoghi potrebbero non essere mai identificati a seguito di una colonscopia o di un clisma e, pertanto, per comparare efficacemente le metodiche si dovrebbe ricorrere all'analisi dei soli perforati sintomatici che sono lo 0,03% [22] alla CV e lo 0,13% [30] alla colonscopia, ovverosia 4,3 volte più bassi alla CV. Rispetto al clisma, si deve evidenziare un altro importantissimo fattore, cioè le gravi conseguenze di una perforazione dopo introduzione retrograda di aria e bario, che può generare una peritonite chimica. A seguito di una peritonite da bario, infatti, si è osservata una mortalità del 10% nei pazienti perforati [18], al contrario di tutti gli studi riportanti le perforazioni a seguito di CV ove la mortalità è stata nulla.

Il meccanismo di perforazione sembra essere quello pressorio (barotrauma), in relazione a patologie coliche ostruenti o fortemente stenosanti il colon

(ad esempio i tumori del sigma), anche se sono descritti casi di perforazione del colon destro apparentemente senza una chiara spiegazione. Si tratta, spesso, anche di casi di colonscopia incompleta e con pregressa biopsia, nei quali risulta anche difficile stabilire l'esatta responsabilità della CV, perché la perforazione potrebbe essere stata provocata nella precedente manovra interventiva. In relazione alla popolazione in studio, si è osservata una prevalenza più alta di perforazione nei soggetti in età avanzata e comunque con concomitanti comorbidità.

Tra i casi descritti vi sono anche pazienti con malattia infiammatoria cronica intestinale (morbo di Crohn e colite ulcerosa) in fase attiva, che rappresentano un errore di valutazione da parte dello staff medico, essendo queste condizioni una nota controindicazione a uno studio con distensione del colon, sia esso il clisma, la colonscopia ottica oppure la stessa CV. Infine, sempre in relazione alle condizioni cliniche del paziente, sono stati rilevati casi di perforazione in pazienti con ernia inguinale contenente una parte del sigma. Anche in questa situazione il meccanismo di trauma è un aumento della pressione intraluminale, per cui si consiglia estrema attenzione in pazienti affetti da tale condizione patologica. Per cercare di limitare queste potenziali complicanze, è utile analizzare sempre le immagini degli scout ottenute all'inizio dello studio, al fine di valutare l'eventuale presenza di patologie non note prima dell'esame.

Esistono, inoltre, alcuni aspetti della tecnica di studio che possono essere messi in relazione con un più elevato tasso di perforazione. Innanzitutto, l'addestramento dell'operatore (tecnico, infermiere, medico) che effettua la distensione, il quale, rispetto al caso del clisma, non ha la possibilità di monitorare l'insufflazione rettale mediante fluoroscopia e quindi si deve regolare sulla base della propria esperienza personale e sulla reazione del paziente, spesso difficile da comprendere. Per tale motivo, negli Stati Uniti più che in Europa, è pratica comune l'autoinsufflazione da parte del paziente [31] che, se adeguatamente addestrato, è in grado di ottenere un'ottimale distensione del colon, senza subire particolari fastidi. Ma è anche possibile somministrare, invece dell'aria ambiente, la CO_2, attraverso l'uso di una pompa elettronica. In questo modo si può monitorizzare sia il volume di CO_2 insufflato sia la pressione [31, 32]. Non vi sono ancora studi in letteratura che dimostrino l'effettiva maggiore sicurezza nell'uso di questi dispositivi, ma le evidenze indirette sono comunque a favore di tale approccio.

Un altro aspetto riguarda l'utilizzo delle sonde per clisma per la distensione del colon, come osservato nella casistica israeliana, nella quale in 6 casi di perforazione su 7 era stato appunto utilizzato un catetere rigido. In studi condotti durante l'effettuazione di clismi a doppio contrasto, si è dimostrato come l'uso di una sonda rigida possa aumentare la frequenza di perforazione di un fattore 2,5 [33]. La sostituzione delle sonde da clisma con cateteri di gomma morbida tipo Foley è ormai pratica diffusa, essendo stato dimostrato che la sonda rigida non offre alcun miglioramento nella distensione del colon e, d'altra parte, il catetere di gomma morbida è nettamente meglio tollerato dal paziente [34]. L'unica residua indicazione all'uso di una sonda da clisma rigida con palloncino è lo studio di pazienti anziani con problemi d'incontinenza, nei quali effettivamente il palloncino gonfiato nel retto previene l'accidentale perdita d'aria.

Altre potenziali complicanze

Gli studi del colon, la colonscopia, il clisma a doppio contrasto e quindi anche la CV, hanno anche altri potenziali effetti collaterali, rappresentati principalmente da alterazioni dell'apparato cardio-vascolare. Se per la colonscopia ottica queste modificazioni, più frequentemente tachicardia, ipossia e ipotensione, sono significative e da porsi in relazione con la sedazione e l'analgesia, in realtà esse potrebbero essere provocate anche dalla semplice distensione del colon [35, 36], in particolare nei pazienti anziani e in quelli con anamnesi positiva per malattia cardio-vascolare [35-37]. A ciò si aggiungano alcune evidenze circa l'induzione di alterazioni elettrocardiografiche nei pazienti sottoposti a clisma opaco [38]. Uno studio dettagliato sull'argomento [39] è giunto alle seguenti conclusioni:

1) la CV non determina modificazioni del ritmo cardiaco e della pressione arteriosa; 2) una transitoria tachicardia si è osservata nei pazienti in cui è stato utilizzato il N-butilbromuro di joscina (Buscopan®), che, per i suoi effetti anticolinergici, induce un'ipotonia del colon ma anche un aumento della frequenza cardiaca; 3) in un certo numero di pazienti in corso di CV si è rilevato un aumento della saturazione di O_2, da porre in relazione con l'iperventilazione compensatoria a seguito delle apnee necessarie per l'acquisizione delle scansioni; 4) non si sono mai osservate alterazioni del tracciato elettrocardiografico, come descritto in precedenza per il clisma opaco [37]. In una serie differente di pazienti [22] è stato riportato un caso di angina insorta durante l'esame di CV e trattata con successo con trinitrina sub-linguale. Questo caso, seppur estremamente raro e piuttosto anomalo, è stato tenuto presente perché accaduto durante l'esecuzione dell'esame di CV, ma in realtà si è verificato in una serie di pazienti sintomatici, anziani e con multiple comorbidità. Se si considera una popolazione di screening, generalmente più giovane, una simile situazione si ritiene altamente improbabile.

Infine, è stato descritto un totale di cinque casi di reazione vaso-vagale a seguito della distensione gassosa del colon [22, 40]. I sintomi, rappresentati da cefalea, ipotensione, bradicardia, sudorazione fredda e nausea, si sono risolti spontaneamente entro poche ore dalla loro insorgenza. Si tratta di un problema noto già alla colonscopia, il cui meccanismo fisiopatologico sembra essere una stimolazione del nervo vago dovuta al dolore, alla distensione del colon e allo stiramento del mesentere [41]. Alla CV si è notata un'associazione con l'iperdistensione del piccolo intestino per reflusso attraverso la valvola ileo-ciecale [40].

Bibliografia

1. Gluecker TM, Johnson CD, Harmsen WS et al (2003) Colorectal cancer screening with CT colonography, colonoscopy, and double-contrast barium enema examination: prospective assessment of patient perceptions and preferences. Radiology 227:378-384
2. van Gelder RE, Birnie E, Florie J et al (2004) CT colonography and colonoscopy: assessment of patient preference in a 5-week follow-up study. Radiology 233:328-337
3. Taylor SA, Halligan S, Saunders BP et al (2003) Acceptance by patients of multidetector CT colonography compared with barium enema examinations, flexible sigmoidoscopy, and colonoscopy. AJR Am J Roentgenol 181:913-921
4. Pickhardt PJ (2006) Incidence of colonic perforation at CT colonography: review of existing data and implications for screening of asymptomatic adults. Radiology 239:313-316
5. Williams SM, Harned RK (1991) Recognition and prevention of barium enema complications. Curr Probl Diagn Radiol 20:123-151

6. Waye JD, Lewis BS, Yessayan S (1992) Colonoscopy: a prospective report of complications. J Clin Gastroenterol 15:347-351

7. Fruhmorgen P, Demling L (1979) Complications of diagnostic and therapeutic colonoscopy in the Federal Republic of Germany: results of an inquiry. Endoscopy 11:146-150

8. Nivatvongs S (1988) Complications in colonoscopic polypectomy: lessons to learn from an experience with 1576 polyps. Am Surg 54:61-63

9. Reiertsen O, Skjoto J, Jacobsen CD et al (1987) Complications of fiberoptic gastrointestinal endoscopy-5 years' experience in a central hospital. Endoscopy 19:1-6

10. Jentschura D, Raute M, Winter J et al (1994) Complications in endoscopy of the lower gastrointestinal tract: therapy and prognosis. Surg Endosc 8:672-676

11. Sieg A, Hachmoeller-Eisenbach U, Eisenbach T (2001) Prospective evaluation of complications in outpatient GI endoscopy: a survey among German gastroenterologists. Gastrointest Endosc 53:620-627

12. Anderson ML, Pasha TM, Leighton JA (2000) Endoscopic perforation of the colon: lessons from a 10-year study. Am J Gastroenterol 95:3418-3422

13. Eckardt VF, Kanzler G, Schmitt T et al (1999) Complications and adverse effects of colonoscopy with selective sedation. Gastrointest Endosc 49:560-565

14. Tran DQ, Rosen L, Kim R et al (2001) Actual colonoscopy: what are the risks of perforation? Am Surg 67:845-847

15. Dafnis G, Ekbom A, Pahlman L et al (2001) Complications of diagnostic and therapeutic colonoscopy within a defined population in Sweden. Gastrointest Endosc 54:302-309

16. Waye JD, Kahn O, Auerbach ME (1996) Complications of colonoscopy and flexible sigmoidoscopy. Gastrointest Endosc Clin N Am 6:343-377

17. Gatto NM, Frucht H, Sundararajan V et al (2003) Risk of perforation after colonoscopy and sigmoidoscopy: a population-based study. J Natl Cancer Inst 95:230-236

18. Vora P, Chapman A (2004) Complications from radiographer-performed double contrast barium enemas. Clin Radiol 59:364-368

19. de Zwart IM, Griffioen G, Shaw MP et al (2001) Barium enema and endoscopy for the detection of colorectal neoplasia: sensitivity, specificity, complications and its determinants. Clin Radiol 56:401-409

20. Blakeborough A, Sheridan MB, Chapman AH (1997) Complications of barium enema examinations: a survey of UK consultant radiologists 1992 to 1994. Clin Radiol 52:142-148

21. Fry RD, Shemesh EL, Kodner IJ et al (1989) Perforation of the rectum and sigmoid colon during barium-enema examination: management and prevention. Dis Colon Rectum 32:759-764

22. Burling D, Halligan S, Slater A et al (2006) Potentially serious adverse events at CT colonography in symptomatic patients: national survey of the United Kingdom. Radiology 239:464-471

23. Sosna J, Blachar A, Amitai M et al (2006) Colonic perforation at CT colonography: assessment of risk in a multicenter large cohort. Radiology 239:457-463

24. Coady-Fariborzian L, Angel LP, Procaccino JA (2004) Perforated colon secondary to virtual colonoscopy: report of a case. Dis Colon Rectum 47:1247-1249

25. Young BM, Fletcher JG, Earnest F et al (2006) Colonic perforation at CT colonography in a patient without known colonic disease. AJR Am J Roentgenol 186:119-121

26. Belo-Oliveira P, Cuevo-Semedo L, Rodrigues H et al (2007) Sigmoid colon perforation at CT colonography secondary to a possible obstructive mechanism: report of a case. Dis Colon Rectum 50:1478-1480

27. Triester SL, Hara AK, Young-Fadok TM et al (2006) Colonic perforation after computed tomographic colonography in a patient with fibrostenosing Crohn's disease. Am J Gastroenterol 101:189-192

28. Debugne G, Gillet B, Pierard S et al (2006) Colonic perforation after virtual colonoscopy. Gastroenterol Clin Biol 30:1103-1105

29. Wong SH, Wong VWS, Sung JJY (2007) Virtual colonoscopy-induced perforation in a patient with Crohn's disease. World J Gastroenterol 13:978-979

30. Bowles CJ, Leicester R, Romaya C et al (2004) A prospective study of colonoscopy practice in the UK today: are we adequately prepared for national colorectal cancer screening tomorrow? Gut 53:277-283

31. Shinners TJ, Pickhardt PJ, Taylor AJ et al (2006) Patient-controlled room air insufflations versus automated carbon dioxide delivery for CT colonography. AJR Am J Roentgenol 186:1491-1496

32. Burling D, Taylor SA, Halligan S et al (2006) Automated insufflations of carbon dioxide for MDCT colonography: distension and patient experience compared with manual insufflations. AJR Am J Roentgenol 186:96-103

33. Blakeborough A, Sheridan MB, Chapman AH (1997) Retention balloon catheters and barium enemas: attitudes, current practice, and relative safety in the UK. Clin Radiol 52:62-64

34. Taylor SA, Halligan S, Goh V et al (2003) Optimizing colonic distension for multi-detector row CT colonography: effect of hyoscine butylbromide and rectal balloon catheter. Radiology 229:99-108

35. Thompson AM, Park KG, Kerr F et al (1992) Safety of fibreoptic endoscopy: analysis of cardiorespiratory events. Br J Surg 79:1046-1049

36. Lukens FJ, Loeb DS, Machicao VI et al (2002) Colonoscopy in octogenarians: a prospective outpatient study. Am J Gastroenterol 97:1722-1725

37. Fennerty MB, Earnest DL, Hudson PB et al (1990) Physiologic changes during colonoscopy. Gastrointest Endosc 36:22-25

38. Eastwood GL (1972) ECG abnormalities associated with the barium enema. JAMA 219:719-721

39. Taylor SA, Halligan S, O'Donnell et al (2003) Cardiovascular effects at multi-detector row CT colonography compared with those at conventional endoscopy of the colon. Radiology 229:782-790

40. Neri E, Caramella D, Vannozzi F et al (2007) Vasovagal reactions in CT colonography. Abdom Imaging 32:552-555

41. DiSario JA, Waring JP, Talbert G et al (2000) Monitoring of blood pressure and heart rate during routine endoscopy: a prospective, randomized, controlled study. Am J Gastroenterol 86:956-960

CAPITOLO 7

Analisi delle immagini: 2D vs 3D

Emanuele Neri, Francesca Cerri, Carlo Bartolozzi

Introduzione

Le immagini acquisite durante l'esame di colonscopia virtuale (CV) possono essere elaborate con software dedicati che consentono sostanzialmente la visualizzazione 2D e la ricostruzione 3D. Tali software, disponibili sul mercato con svariate caratteristiche e potenzialità, consentono la visualizzazione delle immagini native di tomografia computerizzata in modalità di confronto tra l'acquisizione in decubito prono e supino, la navigazione all'interno del lume colico con simulazione endoscopica, la refertazione strutturata dell'esame, marcando i reperti patologici che automaticamente sono inseriti nel referto finale. A queste caratteristiche di base si aggiungono varie modalità di visualizzazione 3D, oltre a quella endoscopica, che caratterizzano ciascun software.

È ancora discusso quale sia la più efficiente modalità di visualizzazione, ovvero se sia meglio un'analisi primaria 2D seguita dalla visualizzazione 3D per la risoluzione dei reperti dubbi o, viceversa, un'iniziale analisi 3D endoluminale con l'ausilio delle immagini assiali per confermare i reperti. In ogni caso è preferibile l'uso combinato di tutte le modalità di visualizzazione per una migliore accuratezza nell'identificazione dei reperti patologici [1, 2].

Visualizzazione 2D

L'analisi primaria 2D prevede la valutazione su una workstation (non necessariamente dedicata) delle singole scansioni assiali ed eventualmente delle riformattazioni multiplanari, lasciando l'utilizzo delle elaborazioni 3D endoluminali esclusivamente alla soluzione di problemi interpretativi (ad esempio, diagnosi differenziale tra un polipo e una plica ipertrofica) [2]. Questo approccio presenta il vantaggio della rapidità di analisi dei dati unita alla possibilità di visualizzare le immagini anche su workstation di scarse prestazioni e, attualmente, l'analisi 2D è quella più diffusa tra gli esperti [3].

Metodologia di visualizzazione 2D

Prima di iniziare la lettura 2D di un esame, sarebbe opportuno sincronizzare le due serie di acquisizione (nei decubiti supino e prono) in modo da poter visualizzare allo stesso tempo il medesimo segmento colico in ambedue i decubiti. Questo consente, nel momento in cui s'individui un reperto sospetto per polipo, la valutazione della contemporanea presenza in entrambi i decubiti e l'eventuale mobilità del reperto. I residui fecali tendono a spostarsi dalla superficie del colon quando il paziente cambia decubito (da supino a prono o viceversa) (Figg. 7.1a-b), mentre le lesioni polipoidi, per ovvie ragioni, man-

A. Laghi, R. Passariello, *La colonscopia virtuale*. ISBN 978-88-470-1066-6 © Springer 2008

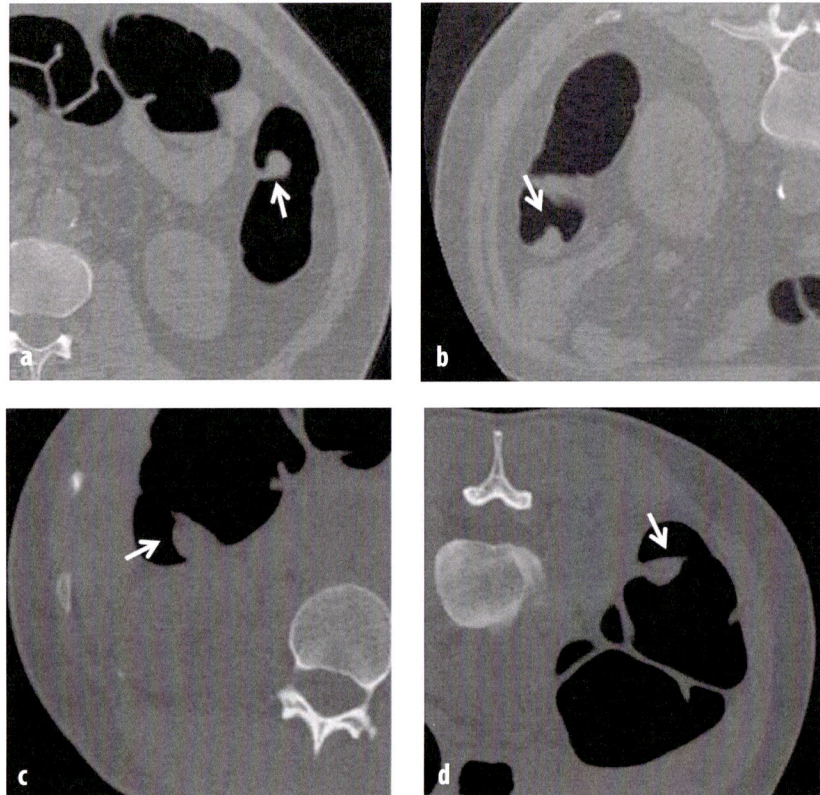

Fig. 7.1. La modificazione di decubito supino e prono permette di discriminare i residui fecali (*freccia*) che si muovono (**a**, **b**) dai polipi (*freccia*) adesi ad una plica (**c**, **d**)

tengono la loro posizione (Figg. 7.1c-d). Necessitano però particolare attenzione i polipi peduncolati o quelli sessili localizzati in un segmento di colon con lungo mesentere, che possono simulare una mobilità al cambiamento di decubito. In tali casi dovrà essere posta maggior attenzione da parte del lettore, valutando i due decubiti in sincronizzazione.

Per una corretta valutazione 2D, è necessario impostare i parametri di visualizzazione ottimali. Per lo studio della superficie colica è opportuno sceglie-re i valori di finestra e livello per parenchima polmonare (ampiezza 1600, livello 700) (Fig. 7.2a) e/o per osso (ampiezza 3000, livello 200) (Fig. 7.2b), mentre per lo studio dei reperti extra-colici valori di finestra e livelli per parenchima addominale (ampiezza 600, livello 0) (Fig. 7.2c).

L'utilizzo dei corretti parametri di visualizzazione consente di distinguere facilmente le lesioni aggettanti nel lume, ma soprattutto di discriminare rapidamente un polipo, che presenta densità

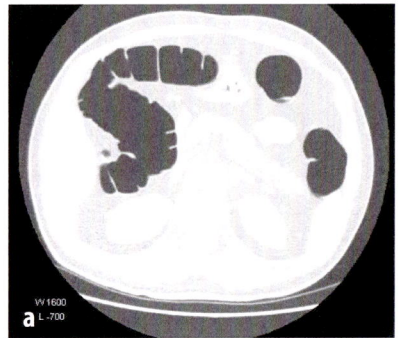
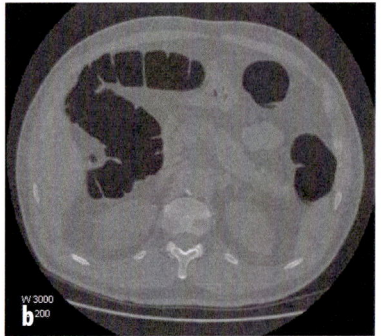
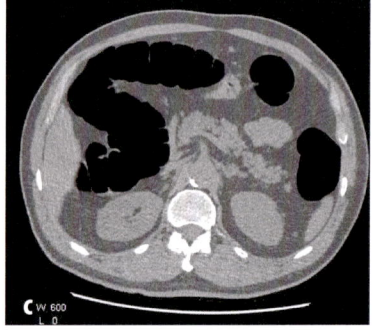

Fig. 7.2. Scansione assiale con diversi valori di finestra e livello. **a** Valori di finestra e livelli per parenchima polmonare permettono una più netta distinzione tra la superficie colica e l'aria all'interno del viscere (la luminosità della finestra può produrre affaticamento oculare dopo la lettura di alcuni esami di CV). **b** Valori di finestra e livelli per osso (il compromesso tra l'ampiezza della finestra e una luminosità accettabile fa sì che la finestra per osso sia ideale alla lettura di molti esami di CV). **c** Valori di finestra e livello per parenchima addominale (consentono la valutazione degli organi addominali per l'eventuale presenza di reperti extra-colici)

omogenea, dal residuo fecale che, invece, avendo aria nel suo contesto, presenta una disomogenea attenuazione. Per una maggior accuratezza è importante, inoltre, condurre un'analisi segmentaria del colon procedendo dal cieco al retto o viceversa, e concentrando l'attenzione sui singoli segmenti, anche attraverso una riduzione del campo di vista che permetta d'ingrandire la zona d'interesse.

Una volta individuata una sospetta lesione parietale, le immagini possono essere rielaborate con piani coronale, sagittale, obliquo e infine con visione endoluminale per facilitarne la caratterizzazione e consentire la misurazione del diametro maggiore (vedi Capitolo 10).

L'algoritmo 2D, come interpretazione primaria di un esame di CV, permette di visualizzare l'intera superficie della mucosa colica con un singolo passaggio, evidenziando in questo modo anche i polipi localizzati in prossimità o dietro una plica e con la possibilità, visualizzando simultaneamente e sincronizzando le immagini assiali nei decubiti supino e prono, di ridurre il tempo totale d'interpretazione dell'esame [4, 5].

Le immagini 2D, inoltre, permettono al medico radiologo di valutare anche eventuali reperti extracolici che possono presentare la necessità di ulteriori approfondimenti diagnostici [6].

La valutazione primaria 2D presenta numerosi vantaggi, ma pone una maggiore difficoltà d'interpretazione nel radiologo inesperto [7]. Le immagini 3D risultano molto più intuitive e per questo si adattano ad una prima lettura da parte di lettori inesperti.

Visualizzazione 3D

L'analisi primaria 3D consiste nella navigazione endoluminale ottenuta attraverso una ricostruzione 3D della superficie del colon e la simulazione della prospettiva endoscopica. La curva di apprendimento per la lettura di esami di CV è più semplice e l'accuratezza sembra, come dimostrato da Pickhardt e coll. [8], più elevata, in particolare per le piccole lesioni polipoidi. Al contrario, il tempo di analisi dei dati risulta più lungo e, comunque, vi è necessità di valutare le immagini 2D per differenziare, ad esempio, un polipo da un residuo fecale.

In ogni caso, i software di visualizzazione 3D sono in continua evoluzione e miglioramento, allo scopo di ridurre i tempi di lettura e facilitare l'integrazione 2D-3D [3].

Metodologia di visualizzazione 3D

Una volta eseguito l'esame, le immagini vengono inviate ad una workstation dedicata che ricava pressoché automaticamente il volume 3D del colon e genera la visione endoluminale.

Il software seleziona automaticamente i segmenti colici che verranno compresi nella navigazio-

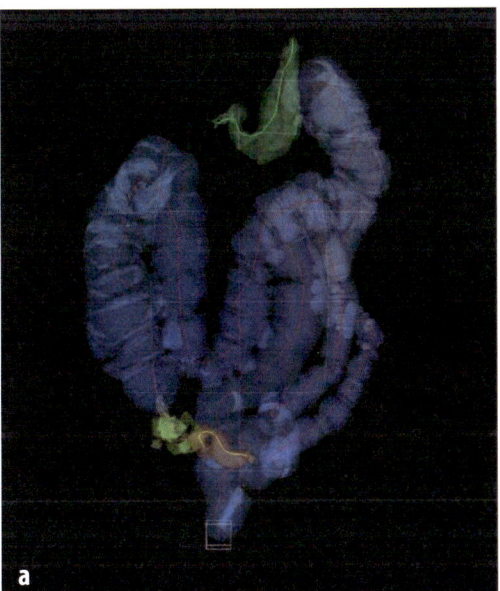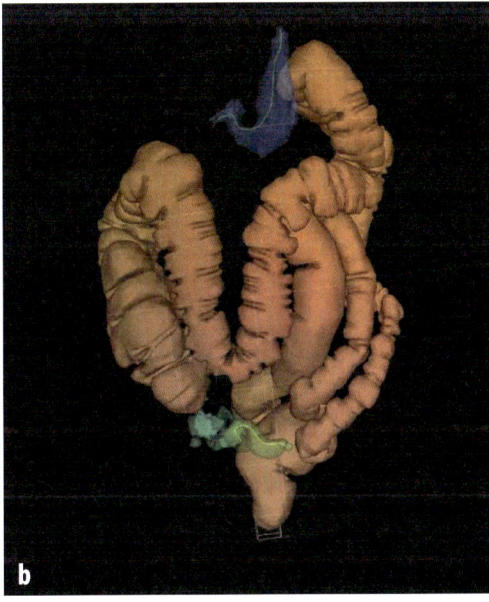

Fig. 7.3. Software CADCOLON (Im3D, Torino). **a** Il software disegna automaticamente la centerline all'interno del viscere. **b** Il medico radiologo conferma manualmente i segmenti colici scelti dal software, che verranno compresi nella navigazione

ne e la *centerline*, ossia il tragitto di navigazione (Fig. 7.3); talvolta il software non è in grado di discriminare il colon dall'intestino tenue, pertanto il medico radiologo deve confermare o selezionare manualmente i segmenti che devono essere compresi nello studio.

È necessario anche stabilire il campo di vista (angolare) che la telecamera virtuale deve avere all'interno del colon. La scelta del campo di vista è un fattore critico, in quanto aumentando l'angolo di apertura della cosiddetta telecamera virtuale si ottiene una progressiva deformazione delle strutture rappresentate sulla superficie colica. In sostanza, la deformazione conduce ad un appiattimento della superficie tale da ridurre o persino annullare la visione di un polipo.

Una volta selezionati questi parametri, è possibile iniziare la navigazione, impostando la velocità desiderata e seguendo sempre una logica segmentaria, procedendo in senso anterogrado (dal cieco al retto) e retrogrado (dal retto al cieco).

Nel caso in cui venga individuato un polipo o una sospetta lesione aggettante nel lume, è possibile muovere la telecamera virtuale all'interno del lume colico in modo da avere una visuale a 360° del reperto individuato [9]. Si consiglia, per confermare o meno la natura di una lesione, la contemporanea visualizzazione delle immagini assiali.

Il vantaggio principale del metodo di visualizzazione 3D è rappresentato dalla più intuitiva visualizzazione della superficie colica rispetto al metodo 2D; lo svantaggio è la necessità di dedicare maggior tempo all'analisi della superficie colica [10], ma questo potrebbe anche essere considerato un dato a favore del metodo 3D. Infatti, un tempo di analisi prolungato aumenta il grado di attenzione, e quindi di accuratezza, nel rilevare lesioni coliche.

Al di là dei tempi di analisi, esistono comunque alcuni limiti legati alla prospettiva endoluminale stessa. La visualizzazione 3D presenta infatti l'incapacità di visualizzare completamente la superficie colica; esistono di fatto aree nascoste dalle pliche (Figg. 7.4 e 7.5), in rapporto al limitato angolo di vista della camera virtuale. Queste aree, non raggiunte dal fascio visivo virtuale, possono sfuggire all'analisi 3D e di conseguenza si possono perdere reperti patologici [11].

Sebbene l'utilizzo di agenti ipotonizzanti e un'adeguata distensione colica riducano notevolmente tale problematica [12], le pliche possono tuttavia continuare ad oscurare una minima porzione di superficie colica, riducendo pertanto la sensibilità della metodica nell'individuazione delle lesioni polipoidi.

Per ottimizzare l'interpretazione dei dati e ridurre al minimo le aree buie non visualizzate, il colon dovrebbe essere esaminato secondo quattro passaggi: in decubito prono, supino, con una navigazione anterograda e retrograda. La navigazione nelle due direzioni riduce le aree coliche nascoste approssimativamente di circa il 20% [13, 14] e comunque una parte di superficie colica, sede potenziale di lesioni polipoidi, resta non visualizzata. La valutazione interattiva può superare questi ostacoli a scapito di un sostanziale incremento del tempo di lettura.

Lo sviluppo tecnologico ha proposto anche la possibilità di uno strumento elettronico che identifichi automaticamente, durante la navigazione bidirezionale, le aree non visualizzate.

In ogni modo, il miglioramento della tecnica 3D con visualizzazione panoramica, che si sta sempre più sviluppando, permette di avere una completa visualizzazione della superficie a livello delle pliche o delle haustre con un aumento della visualizzazione degli eventuali polipi presenti e un ridotto tempo di refertazione.

Altro limite della navigazione endoluminale è rappresentato dal fatto che la centerline non può essere generata qualora i segmenti del colon non siano ben distesi. In alcuni casi, perciò, la navigazione endoluminale non risulta fattibile (Figg. 7.5 e 7.6).

Infine, si è osservato che le lesioni piatte e i tumori anulari stenosanti vengono meglio evidenziati nelle immagini assiali 2D con la finestra per addome (rispettivamente con livelli di 400 e 40 UH) rispetto alla visualizzazione 3D endoluminale.

In conclusione, l'ottimale interpretazione di un esame TC del colon risulta facilitata da workstation che permettono una contemporanea visualizzazione delle immagini ottenute nei decubiti supino e prono sia 2D che 3D, consentendo di valutare tutti i segmenti del colon che magari in un decubito sono collassati od obliterati da residui fecali, mentre nell'altro decubito vengono ben distesi o liberati dai fluidi.

Conclusioni

Alla domanda se sia meglio l'approccio primario 2D o quello 3D, la risposta è che solo dalla combinazione delle diverse modalità di rappresentazione dei dati si ottengono le migliori informazioni.

Inoltre, il progresso nell'hardware e software offre sviluppi sempre più interessanti. Infatti, oltre la classica visualizzazione endoluminale, si affiancano attualmente nuove modalità di visualizzazione, come la "dissezione virtuale" [15] (Figg. 7.7 e 7.8)

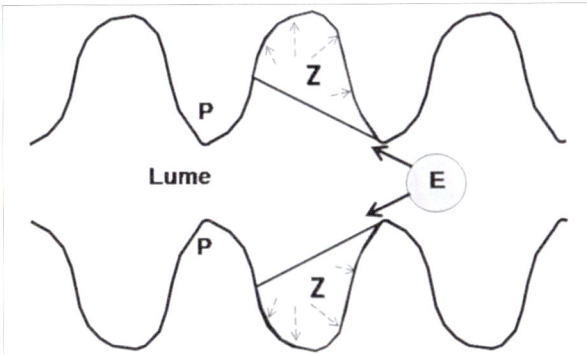

Fig. 7.4. Zone d'ombra della visione endoscopica. Come accade nell'endoscopia classica, anche nella colonscopia virtuale, quando si utilizza la prospettiva endoscopica, sono presenti zone d'ombra (*Z*) poste dietro alle pliche (*P*) rispetto al punto di vista (*E*). Nelle zone d'ombra possono essere presenti lesioni parietali organiche che, con la sola prospettiva endoscopica, anche con navigazione anterograda e retrograda, rischiano di non essere identificate

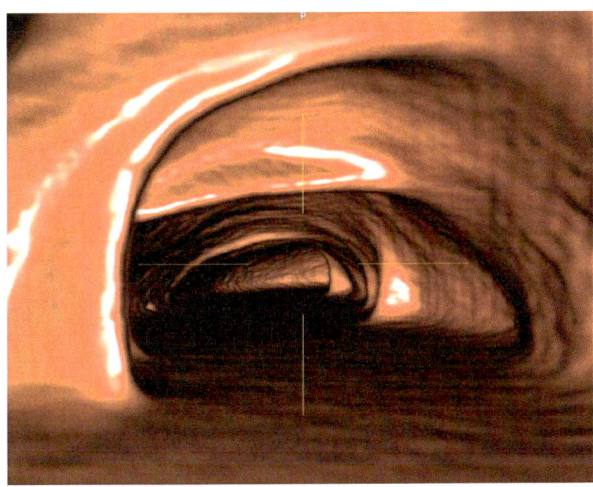

Fig. 7.5. Navigazione endoluminale all'interno del colon che presenta residui fluidi: impossibilità di valutare la superficie colica al di sotto di tale livello. Durante la navigazione, inoltre, possono non essere identificate lesioni nascoste dalle pliche

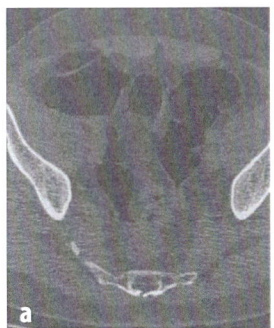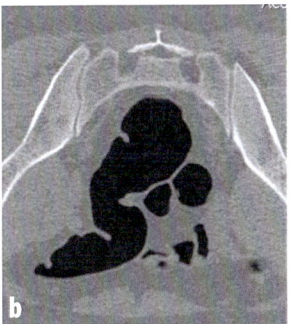

Fig. 7.6. Il retto-sigma è collassato nel decubito supino (**a**), mentre si distende nel decubito prono (**b**); solo in quest'ultimo caso sarà possibile la generazione della centerline e la navigazione 3D

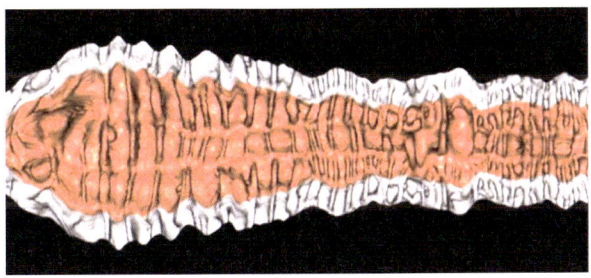

Fig. 7.7. Software COLONSCREEN (Voxar/Barco, Belgium). Esempio di dissezione virtuale: il cieco, il colon ascendente e una porzione di trasverso vengono "srotolati" su di un unico piano

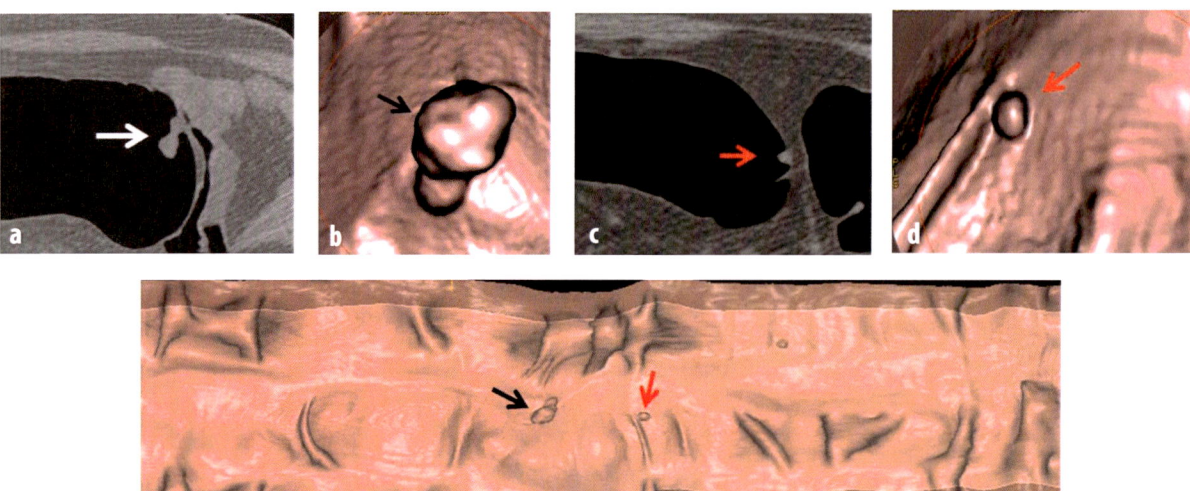

Fig. 7.8. Software ColonVCAR (GE/Healthcare, USA). Presenza di un adenoma avanzato (**a**, **b**) e di un polipo intermedio (**c**, **d**) nel sigma. Ambedue le neoformazioni, rispettivamente a sviluppo peduncolato (*freccia nera*) e sessile (*freccia rossa*), sono apprezzabili nella dissezione virtuale (**e**)

o il cosiddetto "unfolded cubing", nelle quali il volume di dati 3D viene aperto e "sezionato", al fine di ottenere una più rapida analisi delle immagini. Con queste modalità è possibile ovviare alle problematiche tipiche della navigazione endoscopica (polipi nascosti dalle pliche; difficoltà di analisi dell'intera superficie mucosa ecc.).

Anche sul fronte dei sistemi di diagnosi assisti-ta, i cosiddetti "CAD" (Computer Assisted Diagnosis), la ricerca si sta sviluppando. Si tratta di software "intelligenti" che sono in grado di identificare polipi o tumori e di evidenziarli in modo da facilitare e velocizzare l'analisi del colon da parte del radiologo e ridurre gli errori di percezione nei quali può incorrere analizzando un'enorme quantità d'immagini.

Bibliografia

1. Mang T, Schaefer-Prokop C, Schima W et al (2008) Comparison of axial, coronal, and primary 3D review in MDCT colonography for the detection of small polyps: a phantom study. Eur J Radiol [Epub ahead of print]
2. Barish MA, Soto JA, Ferrucci JT (2005) Consensus on current clinical practice of virtual colonoscopy. AJR Am J Roentgenol 184 (3):786-92
3. Neri E, Vannozzi F, Vagli P et al (2006) Time efficiency of CT colonography: 2D vs 3D visualization. Comput Med Imaging Graph 30(3):175-80
4. Macari M, Milano A, Lavelle M et al (2000) Comparison of time-efficient CT colonography with two-and three-dimensional colonic evaluation for detecting colorectal polyps. AJR Am J Roentgenol 174(6):1543-9
5. Taylor SA, Halligan S, Slater A et al (2007) Polyp detection with CT colonography: primary 3D endoluminal analysis versus primary 2D transverse analysis with computer-assisted reader software. Radiology 244(1):316-7
6. Xiong T, Richardson M, Woodroffe R et al (2005) Incidental lesions found on CT colonography: their nature and frequency. Br J Radiol 78:22-29
7. Taylor SA, Halligan S, Burling D et al (2004) CT colonography: effect of experience and training on reader performance. Eur Radiol 14(6):1025-33
8. Pickhardt PJ, Lee AD, Taylor AJ et al (2007) Primary 2D versus primary 3D polyp detection at screening CT colonography. AJR Am J Roentgenol 189:1451-1456
9. Beaulieu CF et al (1999) Blinded comparison of axial CT, and virtual endoscopic and panoramic endoscopic volume rendered studies. Radiology [Epub ahead of print]
10. Pickhardt PJ (2004) Translucency rendering in 3D endoluminal CT colonography: a usefultool for increasing po-

lyp specificity and decreasing interpretation time. AJR Am J Roentgenol 183:429-436

11. Macari M, Megibow AJ (2001) Pitfalls of using three-dimensional CT colonography with two-dimensional imaging correlation. AJR Am J Roentgenol 176:137-143

12. Rogalla P, Lembcke A, Rückert JC et al (2005) Spasmolysis at CT colonography: butyl scopolamine versus glucagon. Radiology 236(1):184-8

13. Paik DS, Beaulieu CF, Jeffrey RB et al (2000) Visualization modes for CT colonography using cylindrical and planar map projections. J Comput Assist Tomogr 24:179-188

14. Vos FM, Van Gelder RE, Serlie IWO et al (2003) Three-dimensional display modes for CT colonography: conventional 3D virtual colonoscopy versus unfolded cube projection. Radiology 228:878-885

15. Hoppe H, Quattropani C, Spreng A et al (2004) Virtual colon dissection with CT colonography compared with axial interpretation and conventional colonoscopy: preliminary results. AJR Am J Roentgenol 182(5):1151-8

CAPITOLO 8

Software di visualizzazione

Riccardo Ferrari, Damiano Caruso, Andrea Laghi

Introduzione

Gli strumenti di visualizzazione dei dati volumetrici ottenuti da un esame di colonscopia virtuale (CV) sono determinanti ai fini di una corretta analisi delle immagini. Infatti, la variabilità dei risultati ottenuti dagli studi di confronto tra CV e colonscopia ottica può essere spiegata non solo dalla diversa esperienza dei lettori, dai parametri tecnici utilizzati e dalla preparazione del paziente (incluso l'utilizzo di tecniche di marcatura dei residui fluidi e fecali), ma anche dalla variabilità delle metodologie di visualizzazione e dei software utilizzati [1, 2, 3].

Un altro fattore determinante la variabilità dei risultati è l'enorme quantità di dati che un radiologo è chiamato a esaminare prima di trovare una singola lesione. A titolo di esempio, ipotizzando che ogni dataset di CV sia costituito da circa 700 immagini e che la prevalenza dei polipi in una popolazione di screening sia di circa il 5%, è facile calcolare come sia necessaria l'analisi di almeno 14.000 immagini prima d'individuare un singolo polipo di 10 mm [4]. Ed è stato altresì dimostrato come la maggior parte degli errori diagnostici sia di percezione [5], ovverosia dovuti a un problema umano.

Con queste premesse, risulta chiaro come la classica visualizzazione bidimensionale sul piano assiale necessiti di strumenti di supporto che aiutino ad aumentare il numero di polipi individuati, riducendo la fatica del radiologo e gli errori di percezione.

Accanto alle classiche modalità di visualizzazione bi e tridimensionali sono stati, pertanto, sviluppati nuovi algoritmi in grado di facilitare l'approccio diagnostico.

Modalità di visualizzazioni tradizionali

Riformattazioni multiplanari

La classica visualizzazione bidimensionale sul piano assiale, ottenuta con ricostruzioni a vari spessori secondo le esigenze di refertazione, rimane un punto fondamentale nell'approccio diagnostico. Con l'avvento delle apparecchiature multidetettore e con la conseguente acquisizione di voxel isotropici, si è ottenuta la possibilità di creare immagini bidimensionali non assiali, le riformattazioni multiplanari (MPR), con risoluzione sul piano longitudinale pressoché identica a quella sul piano assiale [6]. Tali riformattazioni possono essere eseguite sui piani coronale, sagittale, obliquo o curvo (Fig. 8.1), quest'ultimo particolarmente utile in strutture anatomiche a decorso tortuoso quali il colon, al fine di ottenere la visualizzazione dell'intero viscere su una sola immagine (Fig. 8.2). In tal modo è possibile calcolare con estrema precisione la lunghezza del segmento colico coinvolto da patologia, sia essa infiammatoria o neoplastica.

A. Laghi, R. Passariello, *La colonscopia virtuale*. ISBN 978-88-470-1066-6 © Springer 2008

Visualizzazione endoscopica

La visualizzazione endoscopica rappresenta il cardine dell'approccio primario tridimensionale all'analisi dei dati della CV. Si tratta di una ricostruzione prospettica della superficie interna del colon, con l'osservatore posto dietro una telecamera virtuale che si muove seguendo un percorso lungo la linea centrale del lume (Fig. 8.3). Tale visualizzazione può essere ottenuta con diversi algoritmi di ricostruzione, tra i quali i più utilizzati sono lo Shaded Surface Display (SSD) e il Volume Rendering (VR) [7].

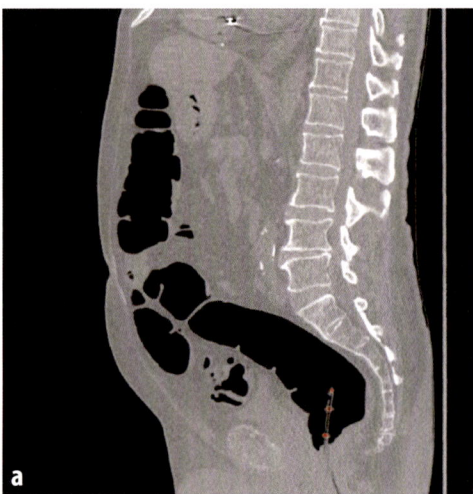 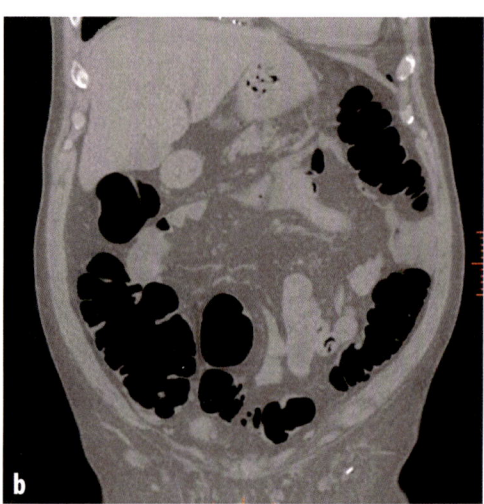

Fig. 8.1. Ricostruzioni multiplanari del colon sui piani sagittale (**a**) e coronale (**b**)

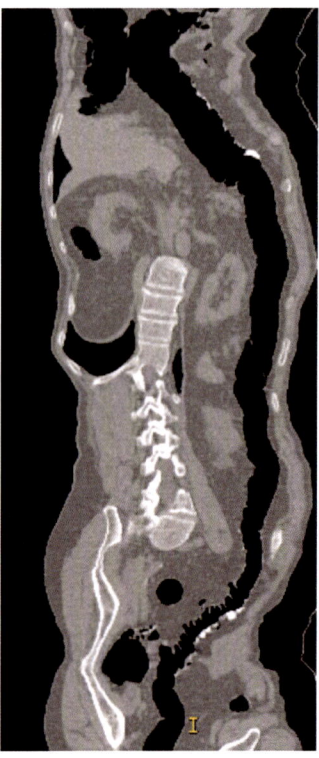

Fig. 8.2. Ricostruzione multiplanare curva lungo l'asse longitudinale del colon

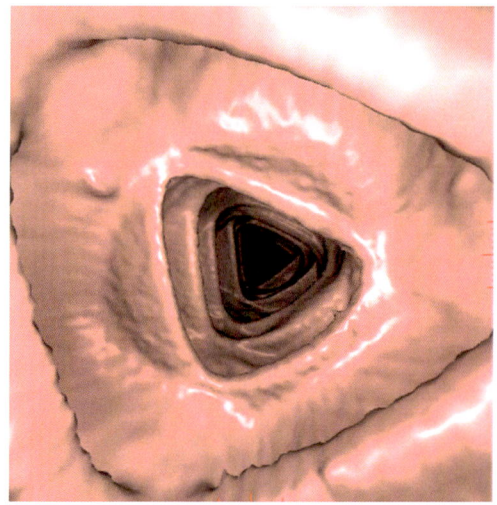

Fig. 8.3. Ricostruzione tridimensionale endoluminale: si noti come il punto di vista sia simile alla telecamera a fibre ottiche dell'endoscopista

Shaded Surface Display (SSD)

L'algoritmo SSD, altrimenti detto "rendering di superficie", è nato per offrire una visualizzazione tridimensionale della superficie di qualunque oggetto. La superficie dell'oggetto in esame dev'essere preliminarmente separata dalle restanti strutture mediante un processo definito "segmentazione". Mentre per elementi ad alta densità, quale l'osso, tale processo può risultare semplice e si ottiene con la selezione di un valore soglia, scelto in modo da escludere tutti i restanti tessuti a densità bassa o intermedia (Fig. 8.4), per la parete colica, di densità dei tessuti molli, il processo è complesso e, se la scelta non è corretta, può portare alla creazione di false immagini e artefatti. Effettuata la segmentazione, viene messa in atto una procedura per ricodificare i dati ottenuti in un'immagine di superficie in scala di grigi. L'effetto tridimensionale è successivamente prodotto dall'utilizzo di una fonte di luce virtuale e dalla riproduzione delle riflessioni e delle ombre che tale fonte crea sulla superficie dell'oggetto. Questa procedura si ottiene simulando che le superfici disposte perpendicolarmente al raggio di luce presentino i più alti livelli d'illuminazione, mentre le stesse appaiono in ombra quanto più sono angolate rispetto alla fonte di luce virtuale. Tale procedimento è simile a quello che si utilizza per creare una superficie topografica scannerizzando con gli ultrasuoni il terreno: più la riflessione è perpendicolare più la superficie sarà piatta, meno intensa la riflessione più ripido il terreno. La combinazione di luce diretta e soffusa crea un gradiente di gradazioni di grigio che determina l'effetto tridimensionale.

In questo procedimento di rendering tridimensionale, l'algoritmo SSD elimina permanentemente tutti i dati che non sono necessari alla ricostruzione della superficie, usando pertanto meno del 10% delle informazioni inizialmente rilevate. Ciò può essere anche considerato un vantaggio, poiché la minore quantità di dati utilizzati consente di usare hardware meno performanti e quindi a basso costo [6, 7].

Algoritmo Volume Rendering (VR)

L'algoritmo VR rende possibili molte delle applicazioni di imaging avanzato. Tale tecnologia, originariamente creata per l'industria cinematografica, richiede l'utilizzo di tutti i voxel contenuti nel volume di dati in esame; di conseguenza non comporta una perdita d'informazioni così come, invece, accade nelle altre tecniche di rappresentazione tridimensionale. Praticamente, a ciascuna unità di volume corporeo vengono assegnati un colore ed uno specifico grado di opacità, sulla base di una qualunque delle sue caratteristiche, quali ad esempio la densità o l'ampiezza del gradiente spaziale. Generalmente, il parametro di riferimento usato è la densità: il colore e il grado di opacità del voxel vengono ricavati riportandone il valore (che nelle acquisizioni TC spirale viene espresso in unità Hounsfield) sul relativo istogramma. La modificazione delle opacità relative delle diverse strutture contenute nel piano di ricostruzione è ottenuta modulando la cosiddetta "curva di opacità".

Tale curva mette in relazione il grado di opacità

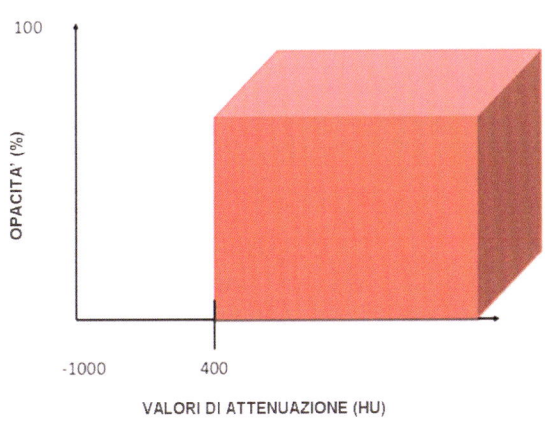

Fig. 8.4. Metodo di selezione della soglia nell'algoritmo SSD. In questo specifico esempio tutti i tessuti che presentano valori di unità Hounsfield superiori a 400 vengono selezionati per la ricostruzione, mentre vengono eliminati i dati dei tessuti che presentano valori inferiori

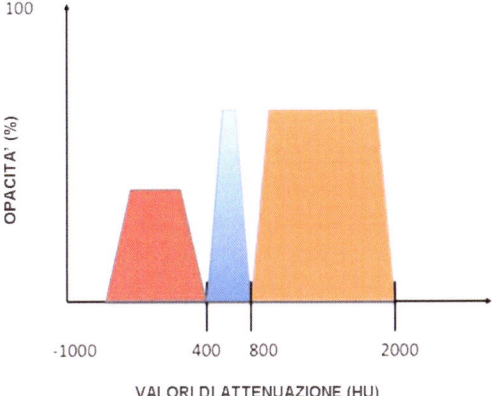

Fig. 8.5. Metodo di selezione delle diverse soglie nell'algoritmo VR. In questo caso specifico vengono selezionate tre soglie: al di sotto dei 400 UH, tra i 400 e gli 800 UH e tra gli 800 e i 2000 UH. A ogni gruppo si possono assegnare diversi valori di opacità e colorazioni, così da rendere i corrispettivi tessuti più o meno visibili

di una struttura con la densità dei voxel. La forma della curva consente pertanto di escludere alcuni valori, rendendoli trasparenti, e di visualizzarne altri con differenti gradi di opacità (Fig. 8.5). A questo punto l'applicazione di una scala di colori rende la vista dell'oggetto più vicina alla percezione dell'occhio umano, in modo da differenziare al meglio le strutture anatomiche. Il colore utilizzato nella rappresentazione dei diversi tessuti è una "finzione elettronica", che tende a generare un'immagine più realistica possibile, permettendo comunque la distinzione tra strutture contigue. È opportuno evitare brusche variazioni di colore o di opacità tra voxel contigui, perché possono determinare la comparsa di artefatti simili a quelli che si osservano nelle rappresentazioni mediante tecniche con valori soglia.

Come nell'SSD, anche per il rendering di volume viene poi creata una fonte di luce virtuale e si simula la presenza di luci ed ombre virtuali sulla superficie per ottenere il miglior risultato tridimensionale.

Un'altra innovazione che il VR ha introdotto è la possibilità di avere diversi metodi di rappresentazione della visuale: in particolare, si distingue un punto di vista ortografico ed un punto di vista prospettico. La visualizzazione ortografica è la più comune e simula la visualizzazione esterna di oggetti che siano localizzati ad una distanza infinita; in questo modo si assume che i raggi di luce siano paralleli al punto di vista dell'osservatore così come quando guardiamo una statua e ci giriamo intorno. Tale procedimento non distorce le strutture in base alla prossimità del punto di vista. La visualizzazione prospettica, viceversa, pone come punto di vista un valore finito, generalmente all'interno di un oggetto, e si usa nel nostro caso per simulare la visualizzazione delle fibre ottiche di un endoscopio. I raggi di luce convergono su un punto di vista, con un procedimento simile a quello che i raggi solari compiono nell'occhio umano, dove convergono verso la retina. Il risultato prevede la distorsione dell'oggetto così da facilitare la percezione degli oggetti vicini e di quelli lontani: gli oggetti vicini appariranno di maggiori dimensioni mentre quelli lontani di dimensioni minori [7].

La visualizzazione tridimensionale endoluminale è completata con l'utilizzo di fonti di luce virtuale ed effetti che rendono la mucosa colica translucida.

Strumenti associati alla visualizzazione endoscopica

Se da un lato la visualizzazione primaria endoluminale di un dataset di CV sembra offrire vantaggi diagnostici [8, 9, 10], in particolare al lettore

meno esperto, e una più agevole curva di apprendimento, dall'altro soffre di alcune limitazioni, alle quali i vari software cercano di dare una risposta.

La prima limitazione è rappresentata dalla possibilità di non vedere una lesione situata lateralmente o dietro un'haustra, e quindi fuori dell'angolo di vista della telecamera virtuale. I moderni software consentono di scegliere angoli di visualizzazione differenti, anche molto ampi, in modo da superare questo problema. L'impossibilità di guardare dietro un'haustra è un'altra importante limitazione, risolta mediante una navigazione anterograda e retrograda, oppure attraverso l'uso di una visione retrograda simultanea alla progressione della telecamera virtuale. Infatti, è stato dimostrato come una navigazione solo anterograda permetta la visualizzazione di circa il 73% della mucosa colica, mentre la visualizzazione anterograda e retrograda permette la visualizzazione di circa il 93,8% della mucosa colica [11].

Nonostante la doppia navigazione, però, alcune aree della superficie colica potrebbero non essere completamente analizzate. Al fine di ridurre gli errori di percezione per mancata analisi della mucosa, alcuni software forniscono al lettore la possibilità di valutare quali aree della mucosa non siano state visualizzate dalla telecamera virtuale colorandole, e lasciando senza colore quelle non analizzate; alla fine della navigazione il software fornisce inoltre un elenco delle aree non analizzate, che possono essere rivalutate successivamente (Fig. 8.6).

Lo sviluppo delle tecniche di marcatura delle feci con mezzi di contrasto positivi, somministrati

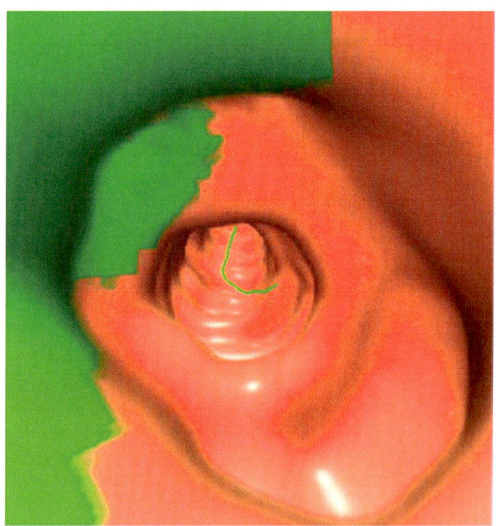

Fig. 8.6. Immagine endoluminale del colon discendente in cui la superficie colica analizzata viene evidenziata dal software mediante una colorazione differente; in particolare, in questo esempio, la superficie studiata è colorata in verde

per via orale, apre nuove sfide anche in ambito software. Infatti, se si utilizza un approccio primario 3D è necessaria la disponibilità di un metodo di rimozione elettronica automatica dei fluidi marcati, i quali potrebbero, in 3D, nascondere alcune lesioni sommerse (Fig. 8.7). Questo strumento consiste di alcuni filtri che rimuovono i fluidi marcati con mezzi di contrasto positivi, grazie ai loro alti valori di unità Hounsfield; le prime versioni di questo strumento producevano alcuni artefatti all'interno della mucosa colica, risolti nelle versioni attuali di tali software con perfetta marcatura ed eliminazione dei residui fluidi intracolici. La rimozione elettronica dei fluidi consente la successiva applicazione di sistemi di diagnosi assistita dal computer (CAD) per l'identificazione delle lesioni.

L'uso di tecniche di marcatura delle feci pone, all'analisi endoluminale, un'altra problematica, rappresentata dalla differenziazione tra un residuo marcato e un piccolo polipo. Una diagnosi differenziale

è possibile solo mediante la valutazione delle immagini assiali bidimensionali. Al fine di ridurre il dispendio di tempo dovuto al passaggio da una visione tridimensionale all'analisi delle immagini assiali, esiste uno strumento che non è altro che un analizzatore di densità. Si tratta di una piccola area d'interesse che viene posizionata dal lettore sulla lesione in questione e che fornisce una mappa colorimetrica in trasparenza della lesione stessa, basata sui valori di densità. Questo strumento assegna una scala di colori basata sui diversi valori di attenuazione (dal meno denso al più denso: blu, verde, rosso e bianco) all'immagine TC endoluminale. Tale patina di colore aggiunto permette in trasparenza di riconoscere le strutture sottostanti; l'immagine risultante, quindi, rappresenta una combinazione di trasparenza con colori dipendenti dai valori di attenuazione.

L'assegnazione dei colori permette di ottimizzare la distinzione tra polipi veri e falsi. L'efficacia

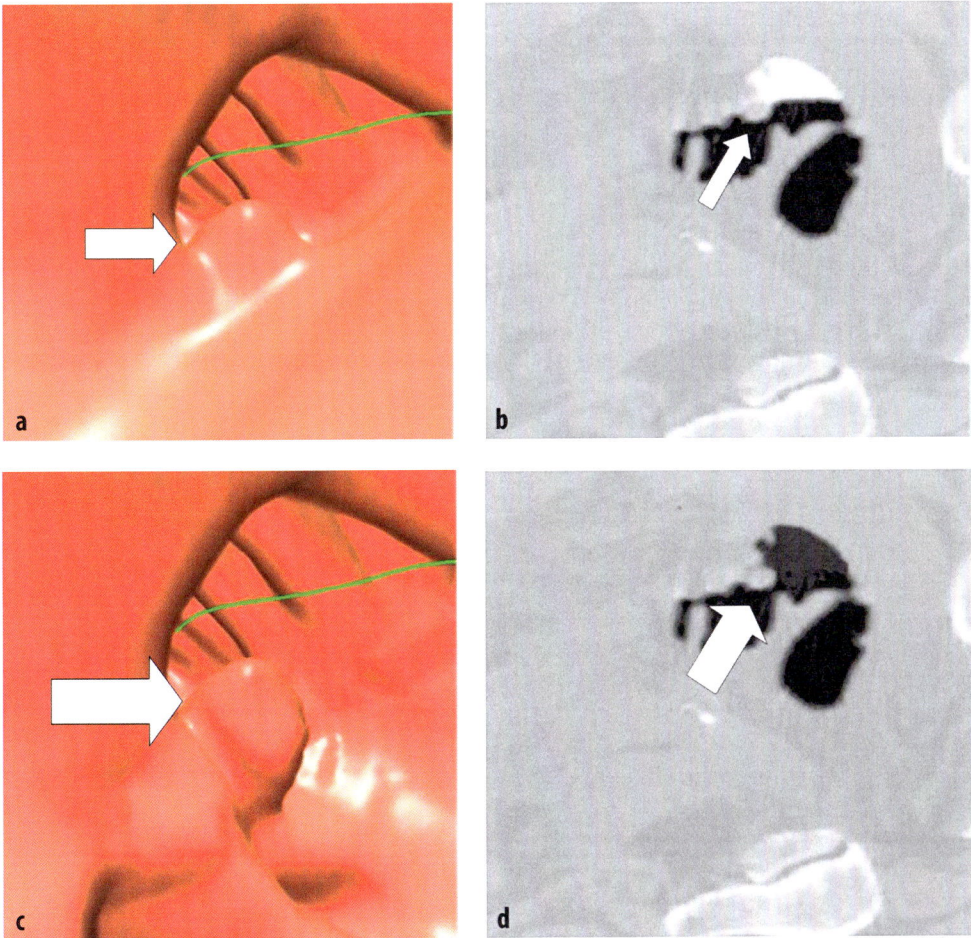

Fig. 8.7. Visualizzazione endoluminale (**a**) e assiale (**b**) di una formazione polipoide (*freccia*) del colon ascendente, immersa in residui fluidi marcati; tali residui impediscono la precisa ricostruzione tridimensionale del lume colico e delle sue strutture. Visualizzazione endoluminale (**c**) ed assiale (**d**) della stessa formazione polipoide (*freccia*) dopo rimozione elettronica dei fluidi marcati

di questo strumento aumenta in pazienti in cui i residui fecali appaiono marcati da sostanze ad alta densità (Fig. 8.8) [12].

Altre modalità di visualizzazione

Il tumultuoso sviluppo tecnologico in ambito software e le richieste da parte degli operatori spingono le aziende a un continuo miglioramento dei sistemi di visualizzazione, verso una maggiore praticità, versatilità e facilità d'uso.

Rendering tridimensionale mirato (o "point of interest box")

Si tratta della possibilità fornita da alcune workstation di ricostruire tridimensionalmente solo i voxel attorno ad un punto prestabilito, così da avere la ricostruzione di un piccolo volume intorno alla regione d'interesse. Il volume mirato è editabile dall'operatore (Fig. 8.9).

"Cubo aperto" (o "unfolded cube")

Si tratta di una modalità di visualizzazione in cui un ipotetico cubo rappresentante il lume colico è aperto, e in ciascuna delle sei facce si visualizza una parte della mucosa colica, con viste alternate di 90°. Questo metodo permette un notevole incremento dell'angolo di vista, senza significativa distorsione delle strutture (Fig. 8.10). È stato dimostrato che

l'utilizzo di questa modalità di visualizzazione consente un'analisi di circa il 99,5% della mucosa colica [11], limitando al minimo i problemi creati dai polipi nascosti dietro le pliche. L'immagine tridimensionale endoscopica è, inoltre, più facilmente e rapidamente interpretabile, senza necessità di un lungo tempo di apprendimento.

Dissezione virtuale ("virtual dissection" o "filet view")

La dissezione virtuale consiste in un algoritmo in grado di aprire e svolgere virtualmente, mediante procedura elettronica, la mucosa colica (Fig. 8.11). In pratica, il colon è reso come una superficie piatta tridimensionale, analizzata come fosse un preparato anatomico macroscopico. Potenzialmente, la dissezione ha il vantaggio di abbreviare il tempo di analisi dei dati rispetto alla classica navigazione endoscopica retrograda e anterograda; migliora l'accuratezza della metodica diminuendo i punti ciechi alla visualizzazione endoluminale; infine riduce la fatica del lettore. Il problema fondamentale è rappresentato dagli artefatti dovuti alla distorsione delle strutture anatomiche e patologiche; ciò perché con la dissezione virtuale si distende la superficie concava del lume colico, determinandone una distorsione nell'aspetto morfologico e in particolare nelle haustre e nelle eventuali lesioni. È necessario, quindi, familiarizzare con la morfologia di ogni struttura anatomica e patologica sottoposta a questi fenomeni di distorsione. Poche semplici regole definiscono l'anatomia topografica della mucosa colica, osservata con

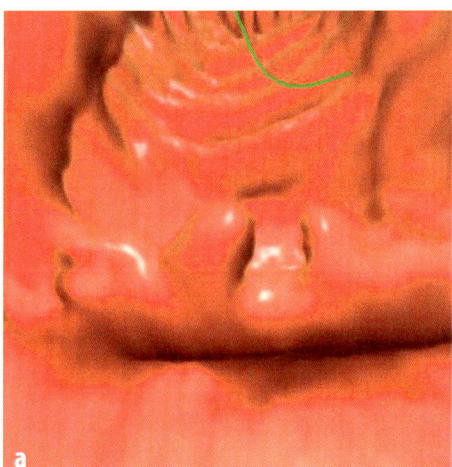 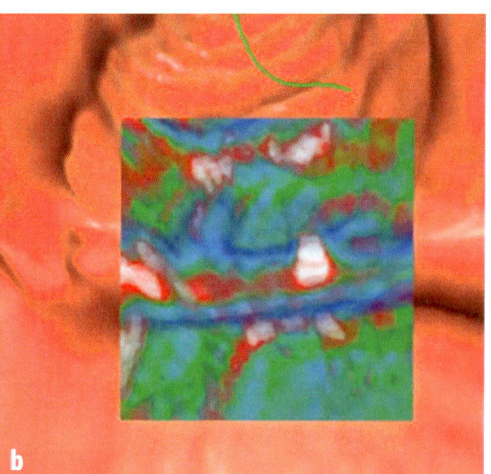

Fig. 8.8. Immagine senza (**a**) e con (**b**) applicazione dell'analizzatore di densità, che colora in bianco le strutture con alti valori di unità Hounsfield (feci marcate sulla destra) e in rosso quelle con densità dei tessuti molli (piccola lesione polipoide sulla sinistra)

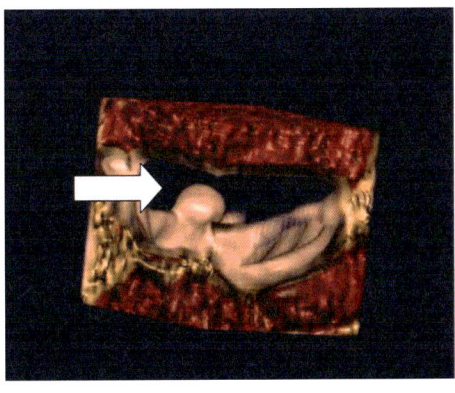

Fig. 8.9. Ricostruzione con rendering tridimensionale mirato (POI-point of interest box) che mostra un polipo sessile (*freccia*)

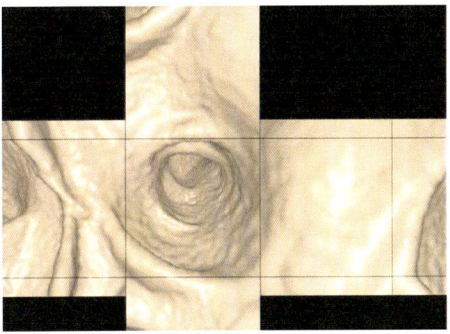

Fig. 8.10. Visualizzazione della schermata della ricostruzione tipo "cubo aperto" ("unfolded cube") (per gentile concessione della dott.ssa Liedenbaum, Dipartimento di Radiologia, AMC, Università di Amsterdam, dir. prof. J. Stoker, Olanda)

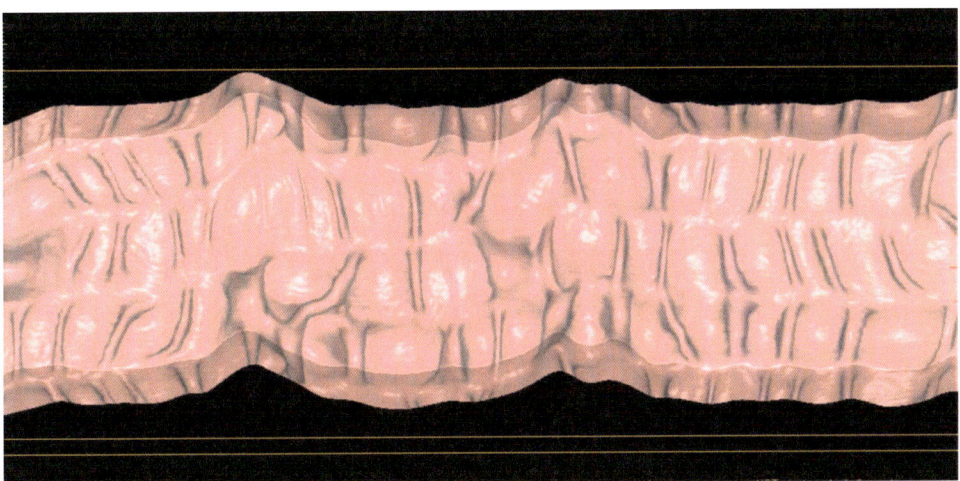

Fig. 8.11. Software di dissezione virtuale in cui il colon viene aperto e analizzato come un pezzo anatomico

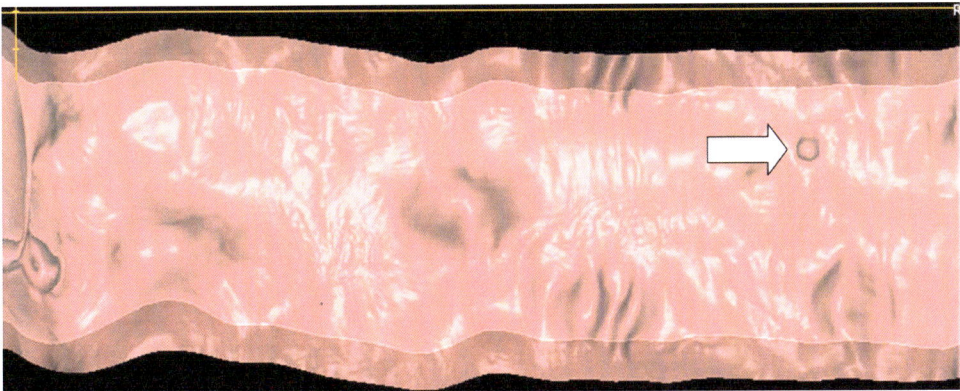

Fig. 8.12. Ricostruzione tridimensionale di dissezione virtuale con svolgimento del colon: visualizzazione di una lesione polipoide (*freccia*) a livello del sigma

dissezione virtuale: tutte le strutture che presentano la loro maggiore estensione lungo l'asse verticale sono generalmente normali haustrature; i polipi e i tumori si sviluppano viceversa prevalentemente lungo l'asse orizzontale (Fig. 8.12); la valvola ileo-ciecale si sviluppa anch'essa sull'asse orizzontale, ma presenta sue peculiari caratteristiche morfologiche [13] (Fig. 8.13). Tale approccio ha anche alcune limitazioni, in primo luogo se il colon non è adeguatamente disteso e pulito.

In letteratura è stato dimostrato che l'utilizzo di tale metodo di ricostruzione presenta valori di sensibilità diagnostica paragonabili a quelli della visualizzazione bidimensionale, con una sostanziale riduzione del tempo di refertazione [14] .

Una variante della dissezione virtuale è la possibilità di visualizzare la superficie colica sezionando a metà il viscere, senza svolgimento della mucosa. L'interno del colon è visto come due semilune concave senza distorsioni della mucosa.

Visualizzazione tipo clisma a doppio contrasto virtuale

La visualizzazione tipo clisma a doppio contrasto virtuale è basata sull'utilizzo di un algoritmo definito Tissue Transition Projection (TTP). Questa tecnica usa differenze di valori di unità Hounsfield, che vengono ottenute proiettando un raggio di luce virtuale, e prevede una prima segmentazione dei dati in modo da eliminare i tessuti esterni al

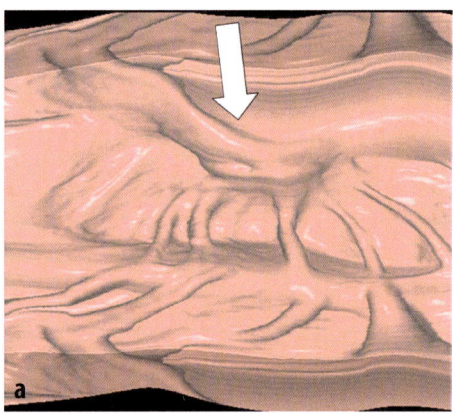
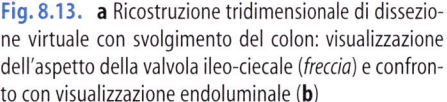

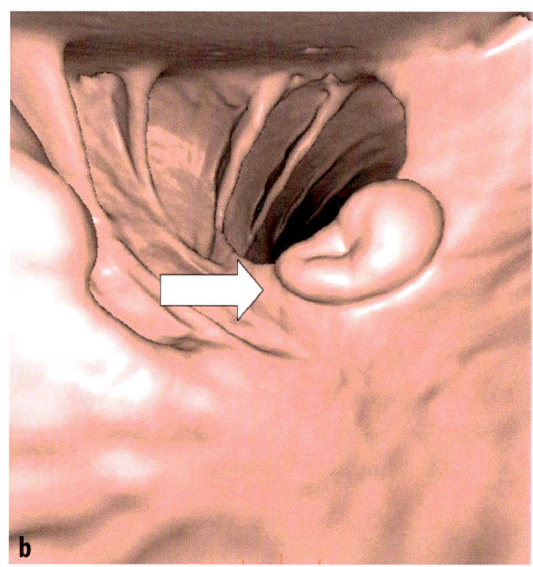

Fig. 8.13. a Ricostruzione tridimensionale di dissezione virtuale con svolgimento del colon: visualizzazione dell'aspetto della valvola ileo-ciecale (*freccia*) e confronto con visualizzazione endoluminale (**b**)

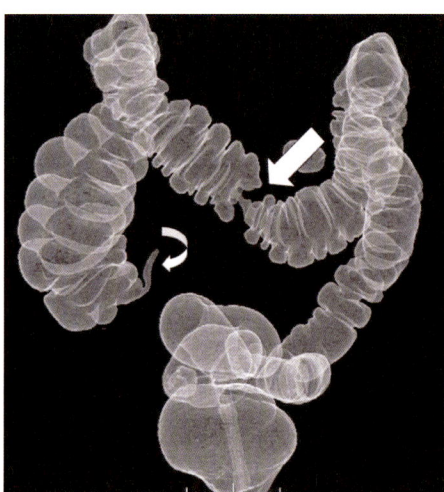

Fig. 8.14. Ricostruzione simil doppio contrasto del colon in cui si nota la presenza di una lesione a manicotto del colon trasverso (*freccia*) e l'appendice ileo-ciecale (*freccia curva*)

colon. In seguito, sono campionati i valori di unità Hounsfield lungo un raggio virtuale e viene assegnata una scala di opacità e trasparenza non in base ai valori massimi o minimi campionati lungo quel raggio, ma in base a quelli del gradiente di differenza dei valori di unità Hounsfield campionati. In pratica, sono visibili i voxel dove la differenza di valori di unità Hounsfield è maggiore e sono invisibili le strutture omogenee. Questo procedimento permette una perfetta ricostruzione della mucosa colica in trasparenza così da simulare un clisma del colon a doppio contrasto, proprio perché la differenza di valori di unità Hounsfield, all'interfaccia tra mucosa e lume colico ripieno d'aria, è elevata (Fig. 8.14) [15]. Tale visualizzazione appare molto utile per ottenere un'immagine panoramica del colon, in modo da valutarne la lunghezza e il decorso, per dimostrare l'estensione e l'entità di una stenosi, e per fornire una mappa della malattia diverticolare. È inoltre indubbio come tale modalità di visualizzazione, molto simile alle immagini di radiologia tradizionale, possa aiutare nello scambio d'informazioni con i colleghi clinici.

Bibliografia

1. Cotton PB, Durkalski VL, Pineau BC et al (2004) Computed tomographic colonography (virtual colonoscopy): a multicenter comparison with standard colonoscopy for detection of colorectal neoplasia. JAMA 291:1713-1719

2. Johnson CD, Harmsen WS, Wilson LA et al (2003) Prospective blinded evaluation of computed tomographic colonography for screen detection of colorectal polyps. Gastroenterology 125:311-319

3. Glick SW (2007) 3D virtual dissection display proves to be the display format for reviewing CT colonography examinations? Radiology 244:629-630

4. Johnson KT, Johnson CD, Fletcher JGet al (2006) CT colonography using 360-degree virtual dissection: a feasibility study. AJR Am J Roentgenol 186:90-95

5. Doshi T, Rusinak D, Halvorsen RA et al (2007) CT colonography: false-negative interpretations. Radiology 244:165-173

6. Dalrymple NC, Prasad SR, Freckleton MWet al (2005) Introduction to the language of three-dimensional imaging with multidetector CT. RadioGraphics 25:1409-1428

7. Calhoun PS, Kuszyk BS, Heath DG et al (1999) Three-dimensional volume rendering of spiral CT data: theory and method. RadioGraphics 19:745-764

8. Pickhardt PJ, Lee AD, Taylor AJ et al (2007) Primary 2D versus primary 3D polyp detection at screening CT colonography. AJR Am J Roentgenol 189:1451-1456

9. Beaulieu CF, Jeffrey RB, Karadi C et al (1999) Display modes for CT colonography. II. Blinded comparison of axial CT and virtual endoscopic and panoramic endoscopic volume-rendered studies. Radiology 212:203-212

10. McFarland E, Brink J, Pilgram T et al (2001) Spiral CT colonography: reader agreement and diagnostic performance with two- and three-dimensional image-display techniques. Radiology 218:375-383

11. Vos FM, van Gelder RE, Serlie IW et al (2003) Three-dimensional display modes for CT colonography: conventional 3D virtual colonoscopy versus unfolded cube projection. Radiology 228:878-885

12. Pickhardt PJ (2004) Translucency rendering in 3D endoluminal CT colonography: a useful tool for increasing polyp specificity and decreasing interpretation time. AJR Am J Roentgenol 183:429-436

13. Silva AC, Wellnitz CV, Hara AK (2006) Three-dimensional virtual dissection at CT Colonography: Unraveling the colon to search for lesions. Radiographics 26:1669-1686

14. Kim SH, Lee JM, Eun HW et al (2007) Two- versus three-dimensional colon evaluation with recently developed virtual dissection software for CT colonography. Radiology 244:852-64

15. Rogalla P, Bender A, Bick U et al (2000) Tissue transition projection (TTP) of the intestines. Eur Radiol 10:806-810

CAPITOLO 9

Sistemi di diagnosi assistita (CAD)

Daniele Regge, Delia Campanella

Introduzione

I sistemi di diagnosi assistita dal computer, o CAD (Computer-Aided Detection), sono piattaforme informatiche che aiutano il radiologo nella diagnosi, evidenziando le più probabili sedi di malattia o suggerendo la natura, benigna o maligna, di un reperto. Nel modello, la diagnosi definitiva è del radiologo che deve decidere se accogliere o no le segnalazioni del CAD.

L'uso di sistemi CAD non è nuovo alla radiologia. Già da anni sono proposte piattaforme software per l'identificazione e la differenziazione di noduli in mammografia digitale [1, 2] e, più recentemente, di noduli polmonari alla TC [3, 4, 5]. Nonostante le numerose segnalazioni della letteratura, ancor oggi questi sistemi non trovano un utilizzo diffuso nella pratica clinica. La principale motivazione è nei limiti che anche i moderni sistemi CAD hanno nell'identificazione delle lesioni sospette e nel numero elevato di segnalazioni, fatto che prolunga i tempi di lettura e può determinare un aumento dei tassi d'approfondimento diagnostico. In una recente pubblicazione su una serie di pazienti sottoposti a mammografia, il tasso di richiami è stato molto più elevato con l'uso del CAD, a fronte di un tasso trascurabile di nuove diagnosi [6].

L'idea di sviluppare sistemi CAD per la colonscopia virtuale (CV) è relativamente più recente perché più recente è l'avvento di questa nuova tecnica d'esame. Nonostante la relativa "giovinezza" della CV, lo sviluppo di sistemi CAD in questo campo è stato tumultuoso e, ad oggi, non solo molte istituzioni accademiche, ma anche numerose aziende biomedicali propongono sistemi CAD integrati nel flusso della propria stazione di lavoro [7]. Nel caso specifico della CV, il CAD si riferisce ad uno schema computerizzato che rileva automaticamente una serie di sospetti polipi sulle immagini TC e li segnala al radiologo, al quale spetta poi determinare quali delle segnalazioni sono lesioni del colon e quali falsi positivi del sistema.

Tecnologia dei sistemi CAD

La costruzione di uno schema CAD per CV comprende le seguenti tre fasi: 1) la segmentazione del colon, 2) l'individuazione nel colon segmentato delle regioni sospette, i candidati polipi e 3) la classificazione dei candidati polipi [8].

La segmentazione consiste nell'estrazione del colon dal volume di dati generati dalla TC. Il CAD ricerca le strutture simili ai polipi solo nei segmenti intestinali estratti e quindi è importante che l'estrazione del colon avvenga in modo corretto (Fig. 9.1). Se la segmentazione è accurata, i tempi di elaborazione sono contenuti e si evitano riconoscimenti all'interno di strutture che non appartengono al colon (es. piccolo intestino, stomaco, basi polmonari). Al contrario, se per errore alcuni segmenti colici non sono segmentati, essi

A. Laghi, R. Passariello, *La colonscopia virtuale*. ISBN 978-88-470-1066-6 © Springer 2008

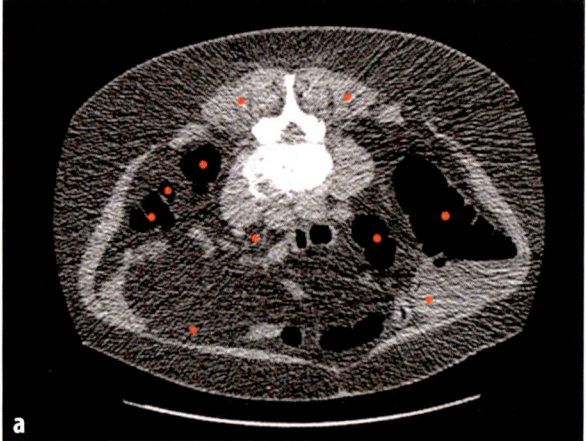
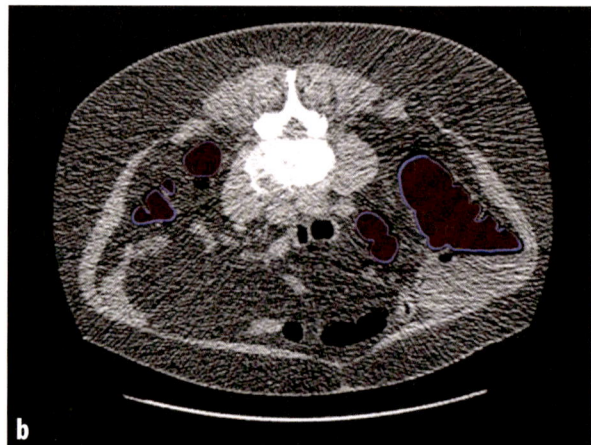

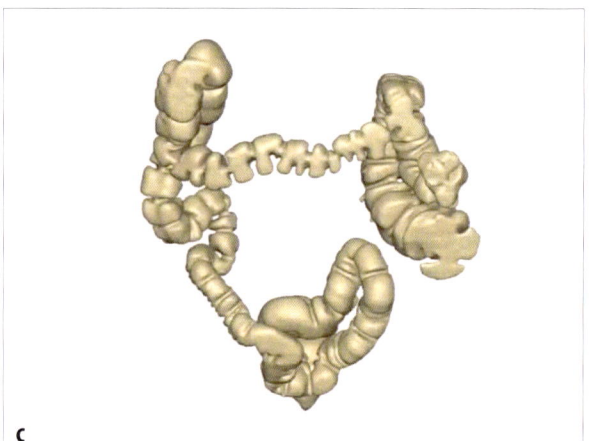

Fig. 9.1. Metodo automatico di segmentazione del colon. Il primo passo della segmentazione consiste nel posizionamento in automatico di "semi" nelle componenti dell'immagine corrispondenti all'aria (**a**). I "semi" posizionati all'interno del lume colico (riconosciuto automaticamente) si espandono fino a quando incontrano differenze d'intensità compatibili con quelle dell'interfaccia aria-mucosa, identificata attraverso una soglia in grado di adattarsi all'attenuazione locale della mucosa (**b**). Per la visualizzazione, viene quindi estratta una superficie triangolata interpolante l'interfaccia identificata nel passo precedente. La superficie così ottenuta viene resa liscia e dotata di ombreggiature (**c**)

non saranno riconosciuti dal CAD come regioni in cui cercare eventuali polipi.

I metodi utilizzati per l'estrazione del colon per lo più sfruttano le differenze d'attenuazione esistenti tra i tessuti molli, l'aria e gli agenti utilizzati per la marcatura. Questi metodi d'estrazione possono essere automatici, e quindi più adatti agli schemi CAD, o semi-automatici, in genere preferiti per la visualizzazione interattiva del colon. L'introduzione della preparazione intestinale con marcatura fecale ha portato allo sviluppo d'algoritmi di sottrazione elettronica (electronic cleansing), in grado di distinguere automaticamente i residui solidi o liquidi marcati dalla parete colica. Il fluido e le feci marcate sono sottratti esponendo una superficie maggiore del colon, che può essere analizzata alla ricerca di candidati (Fig. 9.2) [9, 10, 11].

Il riconoscimento dei candidati polipi si basa sull'analisi delle caratteristiche morfologiche della superficie estratta: i polipi sono in genere strutture tondeggianti, convesse, adese alla superficie colica, mentre le pliche appaiono come strutture allungate, simili a creste, e la parete colica

come un'ampia struttura concava, quasi piatta. Per la caratterizzazione morfologica della superficie colica vengono utilizzati l'indice volumetrico di forma e l'indice volumetrico di curvatura. L'indice di forma analizza un gruppo continuo di voxel e assegna loro un valore crescente a seconda dell'appartenenza a una delle classi morfologiche descritte nella Figura 9.3. Il polipo ha un aspetto cupoliforme e viene classificato con il valore più elevato (Fig. 9.3d). L'indice di curvatura descrive quanto dolcemente una superficie sia curva. Valori bassi indicano variazioni deboli di curvatura (Fig. 9.4), mentre valori positivi elevati indicano brusche variazioni di curvatura (vedi Fig. 9.4b). I polipi sono caratterizzati da valori intermedi (Fig. 9.4c). Dalla combinazione dei due indici morfologici il sistema è in grado di rilevare la differenza esistente tra polipi, austre e parete colica.

Al termine dell'analisi, i candidati polipi riconosciuti dal sistema CAD comprendono in realtà un gran numero di falsi positivi, nell'ordine dei 50-100 per serie, in maggioranza dovuti a pliche

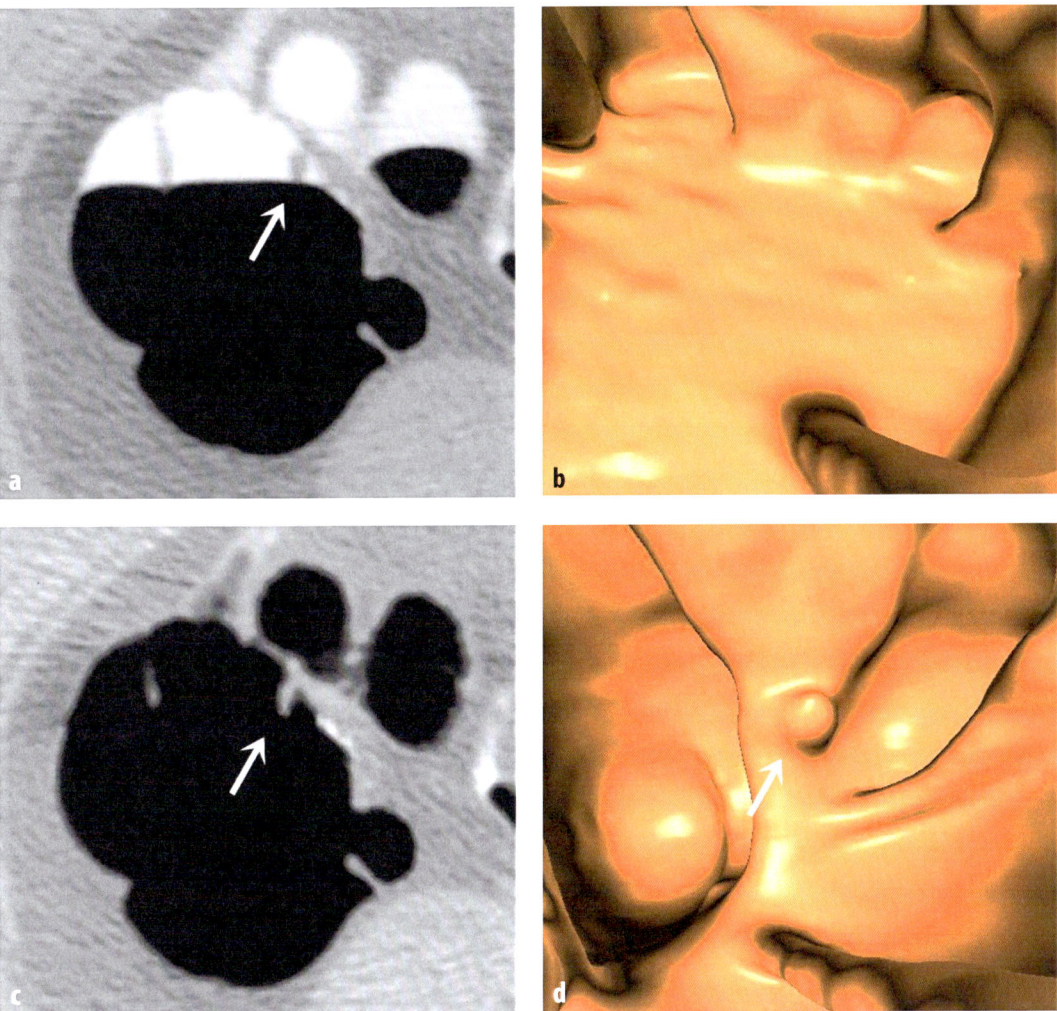

Fig. 9.2. Sottrazione elettronica. Un polipo sessile del colon ascendente sommerso da residui liquidi marcati (*freccia*) è ben visibile sulle immagini 2D (**a**) ma non è visibile sulle immagini 3D, poiché il liquido nasconde la parete sottostante (**b**). La sottrazione elettronica rimuove dal lume colico tutti i residui marcati e permette di visualizzare l'interfaccia parete-aria sia sulle immagini bidimensionali (**c**) sia su quelle tridimensionali (**d**). Il polipo (*freccia*) potrà quindi essere visualizzato anche durante la navigazione virtuale

ispessite e residui fecali. Di conseguenza, per rendere più agevole la lettura dell'esame, è necessaria una selezione del numero di candidati da presentare al lettore. Questo processo è articolato in due fasi: 1) la caratterizzazione dei falsi positivi e 2) la differenziazione tra falsi positivi e polipi veri, ovvero quelle strutture che con alta probabilità rappresentano i polipi per il CAD. Tutti i metodi utilizzati per la caratterizzazione dei falsi positivi si basano sul riconoscimento di caratteristiche dell'immagine (es. variazione della densità interna, concentrazione di gradiente), che sono tipiche per una determinata struttura. Una volta che il sistema ha calcolato le caratteristiche di ogni candidato, viene applicato un classificatore statistico in grado

di generare un confine tra le caratteristiche appartenenti alla classe dei polipi e quelle appartenenti alla classe dei non polipi (es. residui fecali, pliche ispessite). Sono mostrati al radiologo solo i candidati del CAD appartenenti alla classe dei polipi. I candidati polipi sono visualizzati sulle stazioni di lavoro come reperi grafici; su alcune interfacce viene presentata anche una lista dei candidati (Fig. 9.5) [12].

Lo schema CAD viene poi addestrato su esami di CV verificati alla colonscopia convenzionale, in cui è nota la presenza o meno di polipi e la loro collocazione. In questa fase di sviluppo il CAD impara a riconoscere le regioni anomale della superficie colica e ad eliminare i candidati per lui

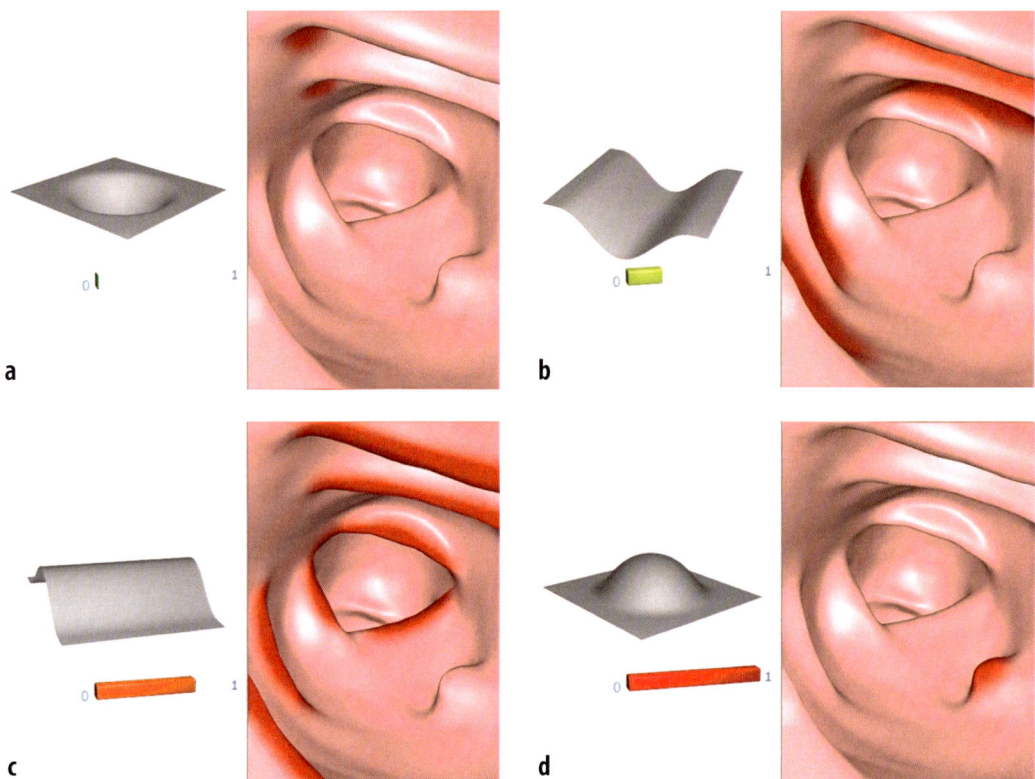

Fig. 9.3. Indice volumetrico di forma. I valori dell'indice di forma che caratterizzano porzioni di superficie variano da 0 a 1. Valori prossimi allo 0 definiscono porzioni di superficie con morfologia "a coppa" (**a**); valori di poco superiori definiscono una superficie sempre concava ma con forma allungata, "a solco", come tipico delle depressioni tra le haustre (**b**); valori di circa 0,5 definiscono superfici convesse e di forma allungata, "a cresta", come tipico delle pliche (**c**); valori prossimi a 1 definiscono porzioni di superficie con morfologia "a cupola", come quella di un polipo (**d**)

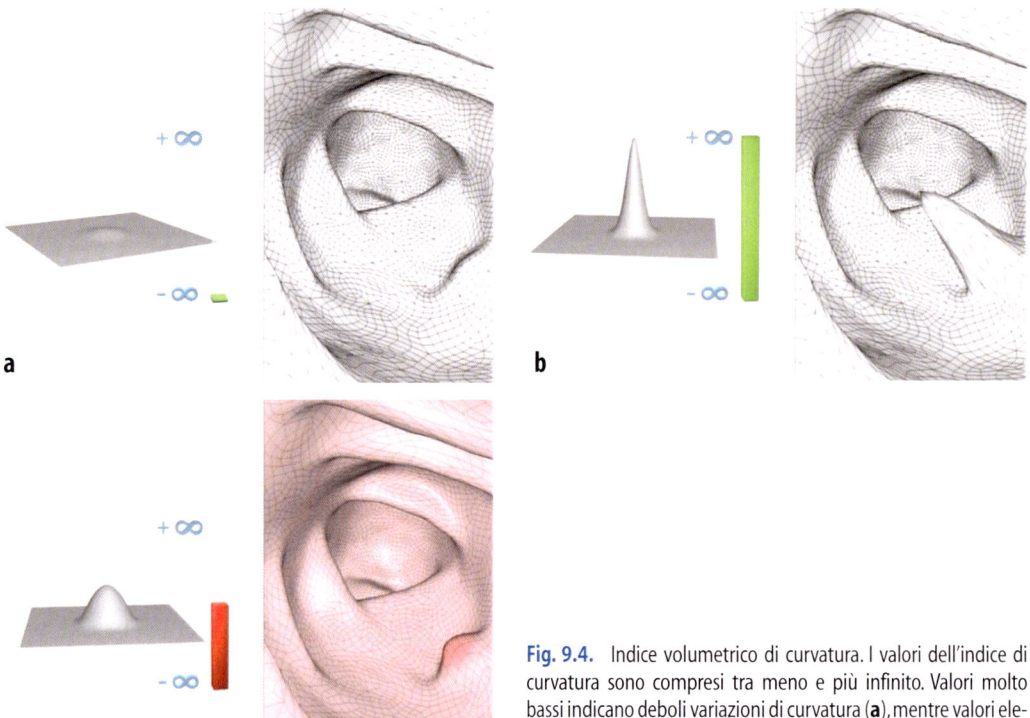

Fig. 9.4. Indice volumetrico di curvatura. I valori dell'indice di curvatura sono compresi tra meno e più infinito. Valori molto bassi indicano deboli variazioni di curvatura (**a**), mentre valori elevati indicano brusche variazioni di curvatura (**b**). I polipi sono caratterizzati da valori di curvatura intermedi (**c**)

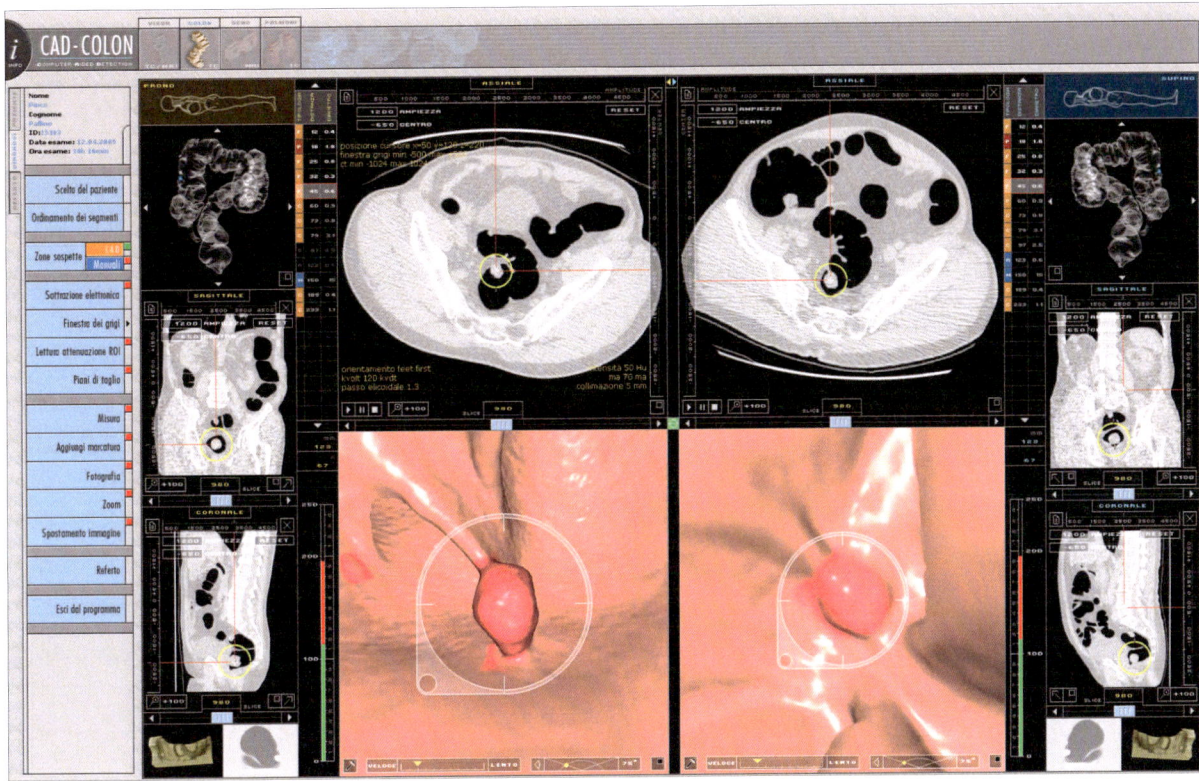

Fig. 9.5. Esempio d'interfaccia grafica di un sistema CAD integrato su una stazione di lavoro per la CTC. I candidati polipi proposti dal CAD sono mostrati al radiologo come liste di candidati, come reperti grafici sulle immagini 2D e come variazioni di colore sulle immagini 3D

corrispondenti a falsi positivi. Dato che l'utilità clinica di un sistema CAD è nella sua generalizzazione, esso deve funzionare in modo efficace anche quando utilizzato in situazioni diverse da quelle della fase di sviluppo. Per questo motivo, una volta che le prestazioni del software sono considerate accettabili, il CAD viene testato su dati provenienti da CV diverse da quelle utilizzate nella fase di sviluppo [13]. Per la validazione di un sistema CAD possono essere adottate strategie sperimentali diverse, ma l'importante è che al sistema venga richiesto di riconoscere polipi che non ha mai incontrato precedentemente, altrimenti si correrebbe il rischio di sovrastimare le prestazioni diagnostiche del sistema stesso.

Una volta che il software CAD è stato testato, sarà possibile ricavarne le caratteristiche intrinseche rappresentando i dati sotto forma di curve FROC (Free-response Receiver Operating Characteristic). Nelle curve FROC la sensibilità del sistema è correlata al numero di falsi positivi per paziente o per set di dati (Fig. 9.6). Le curve consentono anche di stabilire il punto operativo del CAD, che in genere è il miglior compromesso tra

sensibilità e specificità. I valori di sensibilità e specificità al punto operativo servono anche come criterio di valutazione dei sistemi CAD e consentono, entro certi limiti, un confronto tra le diverse tecnologie.

I dati presentati nella Tabella 9.1 mostrano le prestazioni di diversi sistemi CAD. Considerando solo i risultati dei polipi di almeno 10 mm, i valori di sensibilità variano tra l'83 e il 100% e il numero di falsi positivi tra 1,7 e 13 [13-23]. Le differenze nei valori riscontrati non dipendono esclusivamente dalle prestazioni del CAD, ma anche dai protocolli con cui è stato effettuato l'esame TC. Ad esempio, l'uso di protocolli a bassa dose riduce le prestazioni del CAD. È interessante notare che i valori di sensibilità del CAD sono paragonabili a quelli delle casistiche di CV in lettura non assistita [24]. Ad oggi non sono stati effettuati studi prospettici sulle prestazioni dei sistemi CAD ed è difficile confrontare tra di loro i differenti lavori pubblicati [25]; tuttavia, gli autori sono concordi nell'indicare che il CAD da solo ha un'elevata sensibilità a costo di un'accettabile percentuale di falsi positivi [12]. Conoscere le prestazioni di un sistema CAD è solo

Tabella 9.1 Prestazioni di schemi CAD a confronto

	Nr. pazienti (nr. polipi)	Sensibilità per polipo (%)			FP per paziente	MF
		≥ 6 mm	6-9 mm	≥ 10 mm		
Yoshida, Radiographics 2002 [14]	71 (35)	ND	21/23 (91)	11/12 (92)	2	no
Mani, JCAT 2004 [15]	41 (69)	ND	26/41 (63)*	10/12 (83)	ND	no
Bogoni, Br J Radiol 2005 [16]	62 (39)	ND	9/11 (81,8)	10/10 (100)	8	no
Summers, Gastroenterology 2005 [17]	792 (173)	72/95 (75,8)	ND	25/28 (89,3)	7,9-2,1	sì
Halligan, Clin Radiol 2006 [13]	25 (57)	29/31 (94)	ND	9/10 (90)	ND	sì
Taylor, AJR 2006 [18]	25 (32)	ND	15/29 (75)	11/12 (92)	13	no
Taylor, Radiology 2006 [19]	20 (43)	ND	13/17 (76)	9/9 (100)	ND	sì
Halligan, Gastroenterology 2006 [20]	167 (142)	49/62 (79)	ND	17/19 (89,5)	11,6	no
Taylor, Radiology 2007 [21]	25 (69)	37/41 (90)	ND	18/19 (95)	19	no
Mang, Eur Radiol 2007 [22]	52 (55)	50/55 (91)*	26/30 (87)*	24/25 (96)	1,7	no
Petrick, Radiology 2008 [23]	60 (24)	10/24 (42)	5/19 (26)	5/5 (100)	ND	sì

FP = numero di falsi positivi; MF = marcatura fecale; ND = non disponibile
* Dimensioni minime dei polipi 5 mm

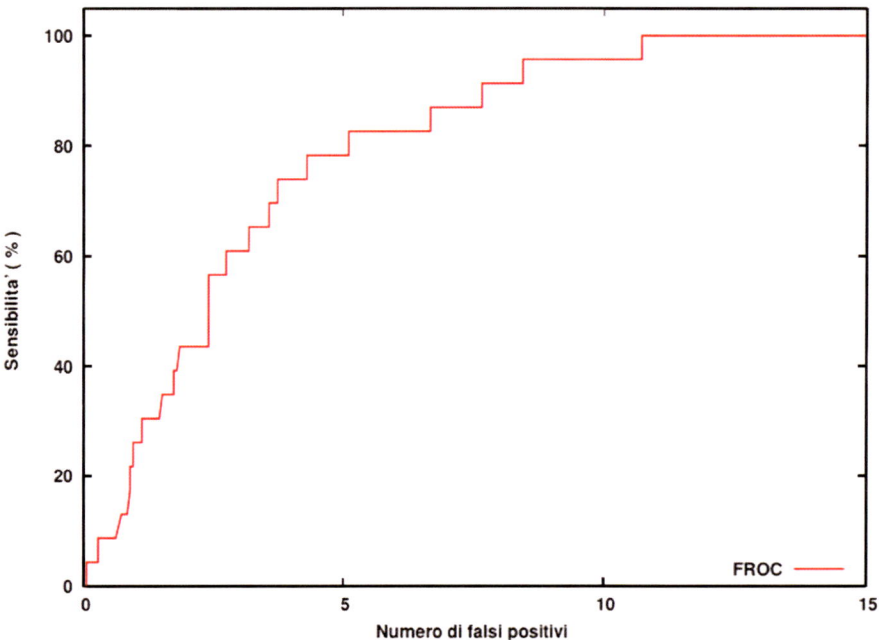

Fig. 9.6. Esempio di curva FROC di un sistema CAD teorico. Sull'asse delle ordinate è riportata la sensibilità del CAD e sull'asse delle ascisse il numero di falsi positivi del CAD, indice della sua specificità. Il punto di lavoro di un sistema CAD viene stabilito in base al miglior rapporto tra sensibilità e specificità

il primo passo verso la valutazione del valore che questo strumento può dimostrare nella refertazione di una CV. In aggiunta, è indispensabile valutare le interazioni che il CAD può avere con il radiologo durante la lettura dell'esame.

Integrazione del CAD nei flussi di lavoro

La maggioranza dei polipi non diagnosticati alla lettura prospettica della CV sono, in realtà, visibili a una revisione dell'esame. Doshi e coll. [26] hanno riesaminato le CV di tutti i pazienti falsi negativi di uno studio multicentrico; 23 dei 34 polipi inizialmente non visti (67,6%) sono stati riconosciuti dai revisori. Le cause di mancata diagnosi possono essere molteplici. Tra queste l'affaticamento, determinato dalla lettura di più esami consecutivi, il livello di esperienza, l'abilità individuale del radiologo e le condizioni di lavoro. Un ambiente rumoroso e frequenti interruzioni durante la lettura possono incidere negativamente sulle prestazioni.

Alcuni studi hanno confrontato le prestazioni del CAD con quelle del radiologo in lettura non assistita, utilizzando il medesimo gruppo di esami. In uno studio di Summers e coll. [27] CAD e radiologo hanno identificato lo stesso numero di polipi (12 su 18, pari al 67%), ma il CAD ha identificato 4 polipi non visti dal lettore umano e, viceversa, il lettore umano ha identificato altrettanti polipi non visti dal CAD. Sommando quindi i polipi visti da ciascuna delle due modalità, il totale dei polipi riscontrati è incrementato del 22% (dal 67 all'89%). Analogamente, in uno studio di Taylor e coll. [18], mentre i lettori esperti e il CAD hanno riconosciuto rispettivamente il 78 e l'81% dei polipi di dimensioni di almeno 6 mm, la sommatoria ha dato un tasso d'identificazione del 100%.

Se i lavori descritti dimostrano che i sistemi CAD possono in teoria migliorare le prestazioni diagnostiche del radiologo, non è detto che ciò avvenga nella realtà. Per una dimostrazione di quanto possono essere utili i sistemi CAD nella pratica clinica, questi devono essere integrati nei flussi delle stazioni di visualizzazione. Per fare ciò è necessario capire come e con quali tempistiche i candidati polipi debbano essere mostrati al radiologo, processo, questo, noto come "paradigma di lettura del CAD" [12].

Lo studio dell'interazione tra il radiologo e i sistemi CAD è alquanto complesso poiché influenzato da molteplici fattori, sia intrinseci ai sistemi CAD (sensibilità, numero di candidati proposti) sia dipendenti dal radiologo e soprattutto dalla sua esperienza nella lettura di esami di CV.

Ad oggi sono stati proposti tre paradigmi di lettura: 1) CAD come primo lettore, nel quale il computer legge per primo le immagini TC e in un secondo momento il lettore umano esamina ed interpreta solo ed esclusivamente i candidati proposti dal CAD; 2) CAD come secondo lettore, nel quale il lettore umano interpreta le immagini TC e in aggiunta, successivamente, riesamina e definisce i candidati proposti dal CAD; 3) lettura assistita dal CAD o lettura in simultanea, nella quale i candidati polipi suggeriti dal CAD sono mostrati al lettore al momento della sua interpretazione delle immagini TC.

CAD come primo lettore

L'utilizzo di un sistema CAD come primo lettore prevede l'analisi e la caratterizzazione da parte del radiologo solo ed esclusivamente dei candidati proposti dal CAD. Questo paradigma è probabilmente vantaggioso se è richiesta la lettura di numerosi esami, come può essere nell'ambito di programmi di prevenzione del tumore del colon-retto, in quanto permetterebbe di ridurre i tempi di lettura, l'affaticamento dei lettori e la variabilità dei risultati, nel caso la lettura fosse eseguita da più radiologi [15, 27, 28].

Il principale limite nell'applicazione di tale paradigma di lettura è nelle prestazioni dei sistemi CAD in commercio, nessuno dei quali raggiunge valori di sensibilità vicini o uguali al 100%. Infatti, è da segnalare come con tale lettura le lesioni non identificate dal CAD sfuggano in automatico anche al radiologo. Tra queste preoccupano le lesioni maligne avanzate, in particolare quelle di forma infiltrante, notoriamente difficili da individuare con il CAD quando viene a mancare la componente vegetante [29, 30]. Per questo motivo tale modalità di lettura è da sconsigliare.

CAD come secondo lettore

L'utilizzo di sistemi CAD in modalità secondo lettore è più sicuro, in quanto il radiologo prima referta l'esame in modo tradizionale e poi applica il CAD. Il CAD può quindi mettere in evidenza reperti che sono sfuggiti alla lettura non assistita (Fig. 9.7). Anche in questo caso il radiologo interviene validando o rifiutando i suggerimenti del CAD. L'utilizzo del CAD come secondo lettore, poiché richiede al radiologo il riesame di tutti i candidati proposti dal sistema, determina inevitabilmente un allungamento dei tempi di referta-

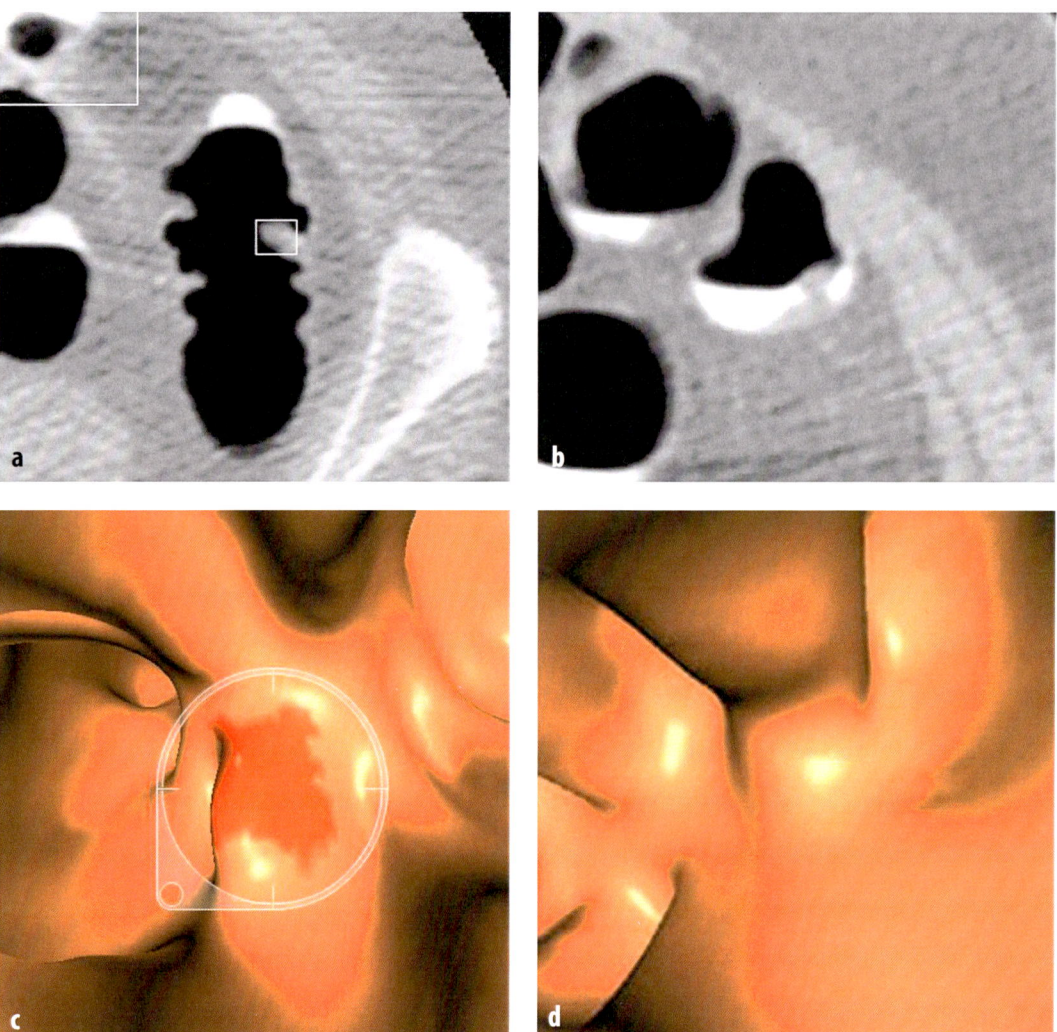

Fig. 9.7. Esempio di polipo sessile del sigma non identificato dal radiologo durante la lettura non assistita e riconosciuto grazie all'aiuto del CAD, utilizzato con paradigma secondo lettore. L'immagine assiale (**a**) e la visione endoluminale (**c**) in posizione prona mettono in evidenza il polipo segnalato dal CAD. In posizione supina l'immagine assiale (**b**) e la visione 3D (**d**) evidenziano il medesimo polipo parzialmente sommerso dal liquido marcato

zione, stimato nell'ordine dei 2-3 minuti, accettabile nell'ambito del complessivo aumento delle prestazioni diagnostiche [12, 22, 23, 31]. Alcuni studi mostrano, infatti, che il CAD utilizzato in modalità secondo lettore migliora la sensibilità della CV. Petrick e coll. [23] hanno studiato gli effetti di un sistema CAD con paradigma secondo lettore sulle prestazioni diagnostiche di quattro radiologi con differente esperienza in CV, utilizzando un approccio 2D primario. I risultati dello studio hanno evidenziato un aumento della sensibilità del 15% con la lettura assistita rispetto a quella non assistita, per la categoria di polipi di almeno 6 mm. Risultati analoghi sono stati ottenuti da Mang e coll. [22] in una popolazione di 52 pazienti con 55 polipi dal diametro di almeno 5 mm,

ma solo per quanto riguarda la categoria dei lettori non esperti. In questi, la sensibilità è aumentata da valori del 75-76% per la lettura non assistita, al 91-95% con il CAD.

Utilizzando il paradigma secondo lettore è possibile che il CAD induca il radiologo ad un cambio di parere. Questo può essere benefico quando il CAD mostra al radiologo lesioni che a lui erano sfuggite, ma può per contro indurre il lettore a considerare un polipo ciò che in realtà è un falso positivo, riducendo pertanto i valori di specificità. Su quest'ultimo punto i dati presenti in letteratura sono contrastanti. Da un lato, alcuni autori non evidenziano differenze di specificità legate all'utilizzo del paradigma secondo lettore [22]; altri, per contro, quali Petrick e coll. [23] mostrano una riduzione

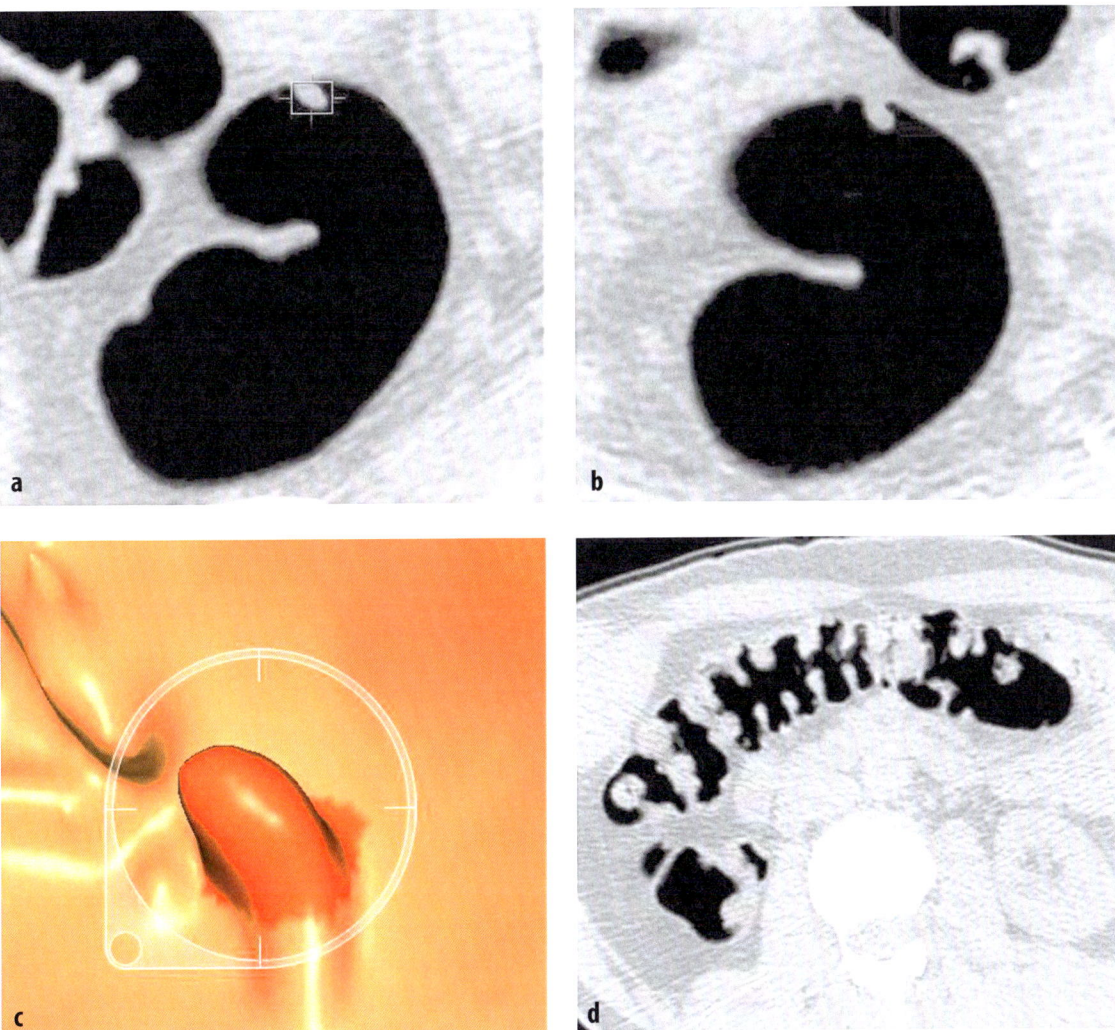

Fig. 9.8. Esempio di reperto falsamente positivo del radiologo, indotto dal CAD utilizzato con il paradigma secondo lettore. Nelle immagini in posizione prona il radiologo valida come polipo del sigma il suggerimento del CAD (**a, c**), poiché ha riconosciuto la medesima struttura, nella stessa posizione, sulle immagini in decubito supino (**b**). Il reperto non viene confermato dalla colonscopia tradizionale. L'assenza di marcatura fecale e la scarsa qualità diagnostica dell'esame, causa la presenza di numerosi residui solidi, hanno inficiato la prestazione diagnostica del lettore (**d**)

significativa della specificità (14%) in seguito all'aumento dei rilievi falsi positivi (Fig. 9.8). L'impatto negativo del CAD sembra essere più evidente quando vengono proposti più di 10 candidati [32] e per i lettori meno esperti [21, 31].

Il CAD concentra l'attenzione del radiologo su alcuni punti limitati della superficie colica e può aiutare nel caso l'errore sia dovuto alla mancata percezione della lesione. Gli schemi CAD non possono però eliminare l'errore d'interpretazione, molto più dipendente dal livello di esperienza del lettore. Quindi, i benefici complessivi di un sistema CAD sulla prestazione diagnostica di un lettore sono probabilmente legati a come il singolo lettore interagisce con il programma: lettori con poca esperienza in CV sono più influenzabili dai candidati proposti da un CAD rispetto a lettori con maggiore esperienza, ragione per cui l'utilizzo di un sistema CAD non può prescindere da un adeguato addestramento in CV [33].

Lettura assistita dal CAD

La modalità di lettura assistita dal CAD, o in simultanea, è più efficiente rispetto all'uso del paradigma secondo lettore, in quanto riduce i tempi di lettura [19, 20]. Infatti, con la modalità assistita, il radiologo effettua la lettura dell'esame di CV sul quale sono già presenti le segnalazioni del CAD, come reperi grafici o sotto forma di una diversa colorazione della mucosa nelle immagini 3D.

I dati provenienti dall'applicazione di tale paradigma di lettura in diagnostica senologica e polmonare hanno però messo in evidenza come la simultanea visualizzazione delle marcature del CAD sulle immagini da esaminare riduca l'attenzione del radiologo, perché distratto dalle marcature proposte dal CAD, inficiandone la sensibilità [34, 35]. In realtà, uno studio di confronto tra paradigmi di lettura in simultanea e secondo lettore in CV sembra evidenziare solo una modesta riduzione della sensibilità del primo paradigma rispetto al secondo (81% vs 83%), a fronte di una significativa riduzione dei tempi di lettura con la modalità di lettura assistita [21]. Anche nella modalità di lettura in simultanea l'effetto benefico del CAD sembra essere più evidente per i lettori meno esperti [20].

Consigli per un corretto utilizzo del CAD

L'integrazione di schemi CAD su stazioni di lavoro dotate di software per la colonscopia virtuale è alle porte. Infatti, già oggi molte aziende propongono CAD per la CV in aggiunta al software di elaborazione e visualizzazione. È compito del medico radiologo comprendere come fare buon uso di questo nuovo strumento diagnostico e quale sia il prodotto più adatto alle sue esigenze. Per garantire buoni flussi di lavoro, il sistema CAD dev'essere quanto più possibile integrato nella stazione di visualizzazione. Inoltre, è indispensabile che lo strumento consenta la visualizzazione contemporanea delle immagini 2D e 3D e che la marcatura del CAD sia visibile in modo chiaro, ad esempio con una colorazione diversa da quella dell'interfaccia aria-mucosa normale. Il sistema deve poter anche fornire un elenco di candidati per ciascuna proiezione; i candidati listati sull'elenco devono poter essere classificati in strutture normali o patologiche. Infine, è auspicabile che il sistema CAD funzioni bene anche su esami eseguiti con la marcatura fecale e che quin-di sia dotato di un software per la pulizia elettronica.

Si consiglia di utilizzare il CAD con il paradigma secondo lettore. In questo modo è come se l'esame di CV venisse letto due volte con il consenso tra il primo e il secondo radiologo, in analogia a quanto avviene per le indagini di mammografia eseguite in un programma di screening. Con questa modalità di lettura è dimostrato un miglioramento del tasso d'identificazione delle lesioni neoplastiche, sicuramente più pronunciato per i lettori meno esperti. È possibile che il radiologo, specie se principiante, sia indotto in errore dal CAD quando questo indica candidati che non sono polipi, aumentando il numero di falsi positivi e quindi il tasso d'invio alla colonscopia convenzionale. Tale effetto negativo del CAD non è chiaramente dimostrato e comunque avviene probabilmente quando il numero di candidati proposto è alto, circa oltre i 10, e quando non si faccia uso della marcatura fecale. È noto, infatti, che la marcatura fecale riduce il numero di candidati polipi "insidiosi", quali per l'appunto le feci non marcate, spesso indistinguibili dai polipi.

È da tenere in conto che l'utilizzo del CAD come secondo lettore migliora le prestazioni diagnostiche, ma allunga i tempi di lettura. Una normalizzazione dei tempi di lettura potrebbe verificarsi con un uso quotidiano del CAD, poiché un aumento della fiducia del radiologo in questo strumento potrebbe convincerlo a soffermarsi di meno sulla fase di lettura non assistita.

Gli altri paradigmi di lettura non sono ancora stati sufficientemente testati e vanno utilizzati con cautela, possibilmente nell'ambito di protocolli di ricerca. Con il paradigma di lettura in simultanea il radiologo potrebbe concentrarsi troppo sui candidati evidenziati dal CAD, troppo poco sul resto del colon, e questo potrebbe portare al mancato riconoscimento di lesioni non marcate. Utilizzando il paradigma primo lettore, il rischio di non visualizzare reperti importanti è ancora maggiore, in quanto la superficie colica verrebbe analizzata solo nei punti messi in evidenza dal CAD.

Bibliografia

1. Huo Z, Giger ML, Vyborny CJ et al (1995) Analysis of speculation in the computerized classification on mammographic masses. Med Phys 22:1569-1579
2. Chan HP, Sahiner B, Helvie MA et al (1999) Improvement of radiologists' characterization of mammographic masses by computer-aided diagnosis: an ROC study. Radiology 212:817-827
3. Saba L, Caddeo G, Mallarini G (2007) Computer-aided detection of pulmonary nodules in computed tomography: analysis and review of the literature. J Comput Assist Tomogr 31:611-619

4. Katsuragawa S, Doi K (2007) Computer-aided diagnosis in chest radiography. Comput Med Imaging Graph 31:212-223
5. Li Q (2007) Recent progress in computer-aided diagnosis of lung nodules on thin-section CT. Comput Med Imaging Graph 31:248-257
6. Fenton JJ, Taplin SH, Carney PA et al (2007) Influence of computer-aided detection on performance of screening mammography. N Engl J Med 356:1399-1409
7. Frost & Sullivan (2006) U.S. Medical imaging Computer-Aided Detection (CAD) Markets. www.frost.com: market engineering research; pubblicato il 27 giugno 2006
8. Yoshida H, Dachman AH (2004) CAD techniques, challenges, and controversies in computed tomographic colonography. Abdom Imaging 30:26-41
9. Pickhardt PJ, Choi JH (2003) Electronic cleansing and stool tagging in CT colonography: advantages and pitfalls with primary three-dimensional evaluation. AJR 181:799-805
10. Zalis ME, Perumpillichira J, Hahn PF (2004) Digital subtraction bowel cleansing for CT colonography using morphological and linear filtration methods. IEEE Trans Med Imaging 23:1335-1343
11. Taylor SA, Laghi A, Lefere P et al (2007) European Society of Gastrointestinal and Abdominal Radiology (ESGAR): consensus statement on CT colonography. Eur Radiol 17:575-579
12. Yoshida H, Nappi J (2007) CAD in CT colonography without and with oral contrast agents: progress and challenger. Comput Med Imaging Graph 31:267-284
13. Halligan S, Taylor SA, Dehmeshki J et al (2006) Computer-assisted detection for CT colonography: external validation. Clin Radiol 61:758-763
14. Yoshida H, Nappi J, MacEneaney P et al (2002) Computer-aided diagnosis scheme for detection of polyps at CT colonography. Radiographics 22:963-979
15. Mani A, Napel S, Paik DS et al (2004) Computer tomography colonography. Feasibility of computer-aided polyp detection in a "first reader" paradigm. J Comput Assist Tomogr 28:318-326
16. Bogoni L, Cathier P, Dundar M et al (2005) Computer-aided detection (CAD) for CT colonography: a tool to address a growing need. Br J Radiol 78:S57-S62
17. Summers R, Jianha Y, Pickhardt PJ et al (2005) Computed tomographic virtual colonoscopy computer-aided polyp detection in a screening population. Gastroenterology 129:1832-1844
18. Taylor SA, Halligan S, Burling D et al (2006) Computer-assisted reader software versus expert reviewers for polyp detection on CT colonography. AJR Am J Roentgenol 186:696-702
19. Taylor SA, Halligan S, Slater A et al (2006) Polyp detection with CT colonography: primary 3D endoluminal analysis versus primary 2D transverse analysis with computer-assisted reader software. Radiology 239:759-767

20. Halligan S, Altman DG, Mallet S et al (2006) Computer tomographic colonography: assessment of radiologist performance with and without computer-aided detection. Gatroenterology 131:1690-1699
21. Taylor SA, Charman SC, Lefere P et al (2007) CT colonography: investigation of the optimum reader paradigm by using computer-aided detection software. Radiology 246:463-471
22. Mang T, Peloschek P, Plank C et al (2007) Effect of computer-aided detection as a second reader in multi-detector-row CT colonography. Eur Radiol 17:2598-2607
23. Petrick N, Haider M, Summers RM et al (2008) CT colonography with computer-aided detection as a second reader: observer performance study. Radiology 246:148-156
24. Mulhall BP, Veerappan GR, Jackson JL (2005) Meta-analysis: computed tomographic colonography. Ann Intern Med 142:635-650
25. Robinson C, Halligan S, Taylor SA et al (2008) CT colonography: a systematic review of standard of reporting for studies of computer-aided detection. Radiology 246:426-433
26. Doshi T, Rusinak D, Halvorsen RA et al (2007) CT colonography: false-negative interpretations. Radiology 244:165-173
27. Summers R, Jerebko AK, Franaszek M et al (2002) Colonic polyps: complementary role of computer-aided detection in CT colonography. Radiology 225:391-399
28. Johnson KT, Fletcher JG, Johnson CD (2007) Computer-aided detection (CAD) using 360° virtual dissection: can CAD in a first reviewer paradigm be a reliable substitute for primary 2D or 3D search? AJR Am J Roentgenol 189:172-176
29. Näppi JJ, Frimmel H, Dachman AH et al (2004) Computerized detection of colorectal masses in CT colonography based on fuzzy merging and wall-thickening analysis. Med Phys 31:860-872
30. Luboldt W, Tryon C, Kroll M et al (2005) Automated mass detection in contrast-enhanced CT colonography: an approach based on contrast and volume Eur Radiol *15:247-253*
31. Baker M, Bodoni L, Obuchowski NA et al (2007) Computer-aided detection of colorectal polyps: can it improve sensitivity of less experienced readers? Preliminary findings. Radiology 245:140-149
32. Campanella D, Correale L, Cassinis MC et al (2007) CT colonography (CTC) using different theoretical computer-aided detection (CAD) software: influence of false positive (FP) prompts number on experienced readers' performance: preliminary results. Abstract book RSNA 2007:490
33. Taylor SA, Burling D, Roddie M et al (2008) Computer-aided detection (CAD) for CT colonography: incremental benefit of observer training. Br J Radiol 81:180-186
34. Zheng B, Swensson RG, Golla S et al (2004) Detection

and classification performance levels of mammographic masses under different computer-aided detection cueing environments. Acad Radiol 11:398-406

35. Beyer F, Zierott L, Fallenberg EM et al (2007) Comparison of sensitivity and reading time for the use of computer-aided detection (CAD) of pulmonary nodules at MDCT as concurrent or second reader. Eur Radiol 17:2941-2947

CAPITOLO 10

Refertazione

Emanuele Neri, Francesca Turini, Carlo Bartolozzi

Introduzione

La rapida evoluzione della colonscopia virtuale (CV) ha comportato la necessità di una standardizzazione nella refertazione di tale esame. Linee guida standardizzate consentono, infatti, di poter trovare un linguaggio comune tra i radiologi e gli altri specialisti in modo da poter inquadrare i pazienti e decidere quindi l'iter diagnostico e terapeutico più appropriato da seguire. Già il BI-RADS (Breast Imaging Reporting and Data System), in ambito senologico, ha dimostrato quanto sia importante utilizzare una classificazione comune per inquadrare la patologia senologica, rendendo più semplice una collaborazione e più immediato un confronto tra i risultati ottenuti in centri differenti [1].

Prendendo quindi spunto dal sistema BI-RADS, il Working Group sulla Virtual Colonoscopy, costituito anche da membri dell'American College of Radiology (Colon Cancer Committee), ha proposto in un recente articolo [2] una guida pratica all'interpretazione di un esame di CV: il CT Colonography Reporting and Data System, il cui acronimo è C-RADS. Gli esperti hanno proposto, sulla base della loro esperienza e considerando i dati della letteratura, uno schema per refertare l'esame di CV che prevede:

- l'utilizzo di termini codificati per descrivere le dimensioni, la morfologia e la sede di polipi o masse colorettali;
- la classificazione delle lesioni coliche con relative indicazioni per il follow-up;
- la classificazione delle lesioni extra-coliche.

Descrizione di polipi e masse

Un polipo viene definito come una struttura a densità omogenea tipica dei tessuti molli, che origina dalla mucosa colica, con un punto fisso di adesione alla parete intestinale e che protrude all'interno del lume intestinale. Per massa s'intende una struttura a densità omogenea tipica dei tessuti molli ma che abbia un diametro massimo superiore a 3 cm.

Morfologia

I polipi sono suddivisi sulla base della morfologia in tre sottotipi: sessili, peduncolati e piatti [3-6].

Quelli peduncolati si caratterizzano per la presenza di un peduncolo che collega la base d'impianto alla testa del polipo, mentre in quelli sessili il polipo è costituito da un corpo indistintamente connesso ad una larga base d'impianto (Fig. 10.1). I polipi piatti, la cui malignità è tuttora motivo di dibattito [7-9], sono descritti come lesioni a larga base d'impianto e altezza o spessore inferiore ai 3 mm.

A. Laghi, R. Passariello, *La colonscopia virtuale*. ISBN 978-88-470-1066-6 © Springer 2008

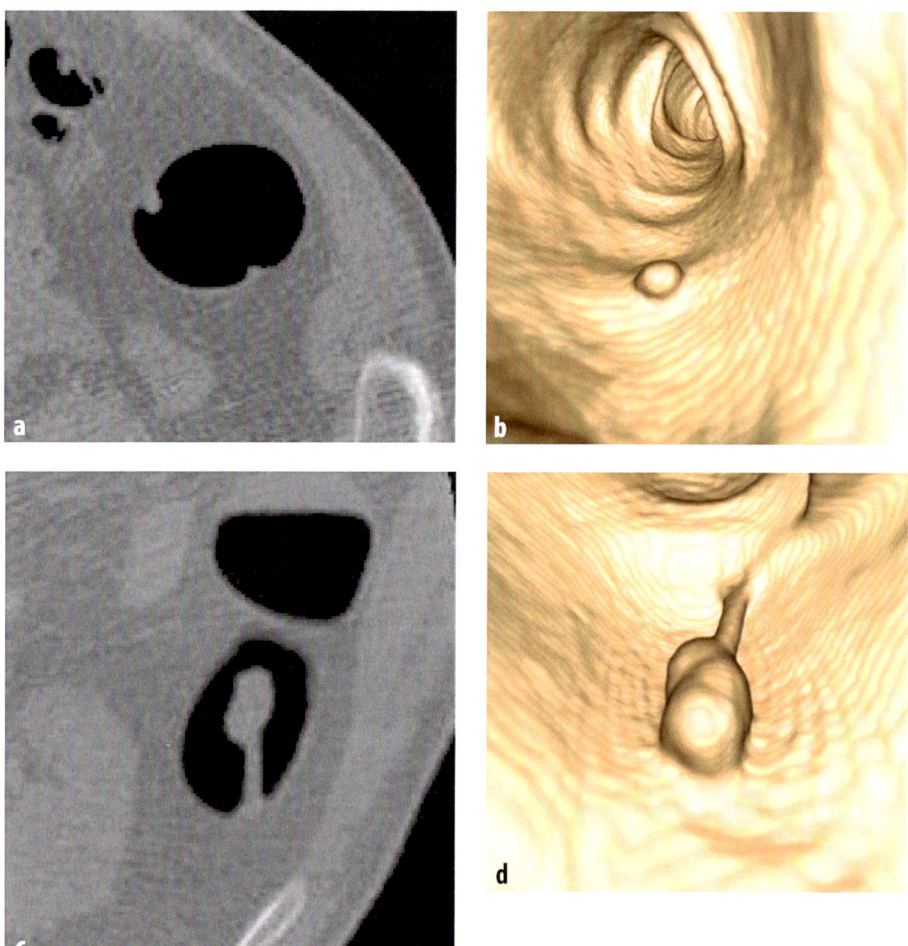

Fig. 10.1. Polipo sessile e polipo peduncolato nella visualizzazione 2D e 3D. **a** Decubito supino. Piccolo polipo sessile localizzato sulla parete antero-mediale del colon discendente. **b** Stesso polipo. Visione 3D endoscopica. **c** Decubito prono. Polipo peduncolato ad origine dalla parete posteriore del colon discendente. **d** Stesso polipo. Visione 3D endoscopica

Dimensioni

Le dimensioni di un polipo restano il criterio più affidabile per stabilire la sua probabilità di trasformazione neoplastica [10, 11] e consentono di scegliere un cut-off tra lesioni che devono essere asportate mediante esame endoscopico e lesioni in cui è possibile proporre al paziente un follow-up. Pertanto, la misurazione di una lesione colica deve essere condotta in modo il più possibile accurato e riproducibile.

Le misurazioni di una lesione devono essere effettuate sulle immagini di ambedue i decubiti di acquisizione; devono essere condotte su tutti i piani possibili fino ad identificare il diametro massimo della lesione, quindi valutando le immagini assiali native, ricostruzioni multiplanari condotte su piani multipli, identificando quello in cui il dia-

metro è maggiore e, infine, sulle immagini 3D, soprattutto quando la morfologia del polipo non è di facile comprensione e quindi non si riesce ad identificare il diametro massimo. Misurando un polipo peduncolato, si esclude il peduncolo e si considera il diametro maggiore della testa del polipo (Fig. 10.2).

Per una maggiore accuratezza, le misurazioni vanno effettuate utilizzando specifiche finestre, che consentono di migliorare la visibilità di polipi intraluminali e di distinguere le pareti intestinali dal tessuto adiposo pericolico (ampiezza della finestra di circa 1500 UH e livello di −200 UH). La finestra per tessuti molli si utilizza in particolar modo per caratterizzare la densità (tessuto adiposo, parenchima, aria, mista) e la struttura (omogenea o disomogenea) di una lesione, soprattutto se dubbia come un polipo piatto, ma non per condurre misurazioni. Un altro aspetto importante è la riproducibilità della

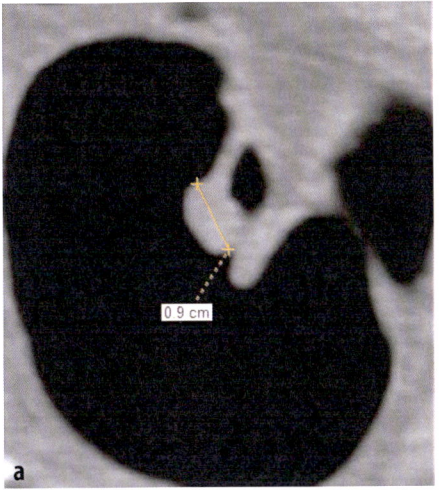

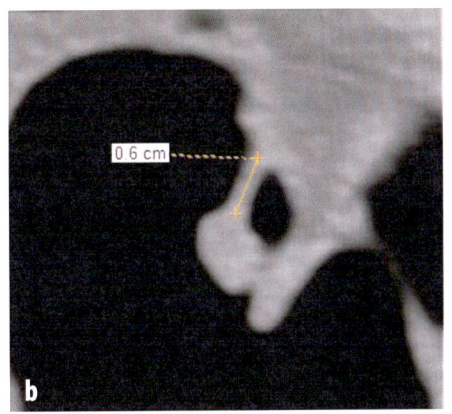

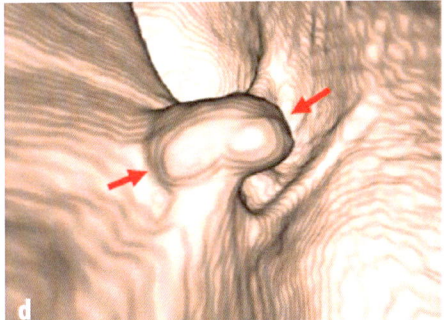

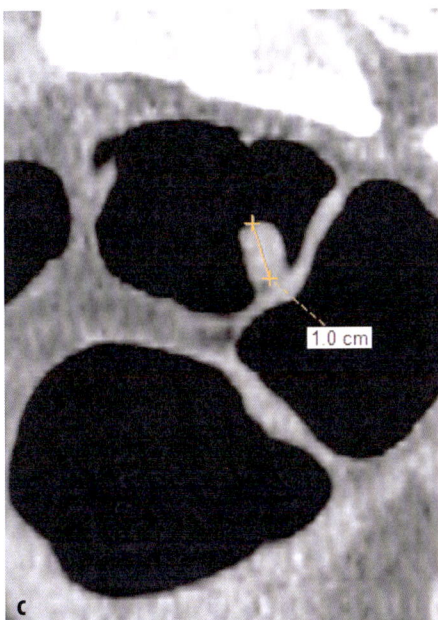

Fig. 10.2. Metodo di misurazione di un polipo peduncolato. **a** Misura del diametro massimo della testa
del polipo sull'immagine assiale. **b** Misura del peduncolo. **c** Misura del diametro massimo della testa del polipo in una ricostruzione multiplanare obliqua. **d** Visualizzazione 3D endoluminale del polipo

misurazione: durante il follow-up è fondamentale
conoscere il diametro maggiore da confrontare; per
questo il referto va accompagnato da immagini che
siano di riferimento per la misurazione nel successivo controllo.

Localizzazione

Il colon può essere suddiviso in sei segmenti: il
retto, il sigma, il colon discendente, trasverso, a-
scendente e cieco. In alcuni articoli e nel C-RADS
[2-3] si consiglia di non considerare la flessura
splenica e quella epatica come segmenti a sé stanti,
in quanto la correlazione di queste regioni, tra un
esame di CV e l'esame endoscopico, è spesso inac-
curata e difficoltosa.

Attenuazione/Densità della lesione

Un polipo adenomatoso si caratterizza solitamente
per una densità omogenea tipica dei tessuti molli ed
è distinguibile dai residui fecali che, oltre ad avere
una morfologia più irregolare e a cambiare posizione al variare del decubito, possono presentare piccole bolle d'aria al loro interno (Fig. 10.3).

La presenza di densità adiposa, oltre ad essere
normalmente rilevata nella valvola ileo-ciecale, può
far caratterizzare un polipo o una massa come un
lipoma o un diverticolo invertito.

In presenza di lesioni che alterano il lume intestinale va indagata la possibile presenza d'infiltrazione
locoregionale del grasso mesenterico, espressione di
malignità della lesione. Il medico radiologo, in ac-

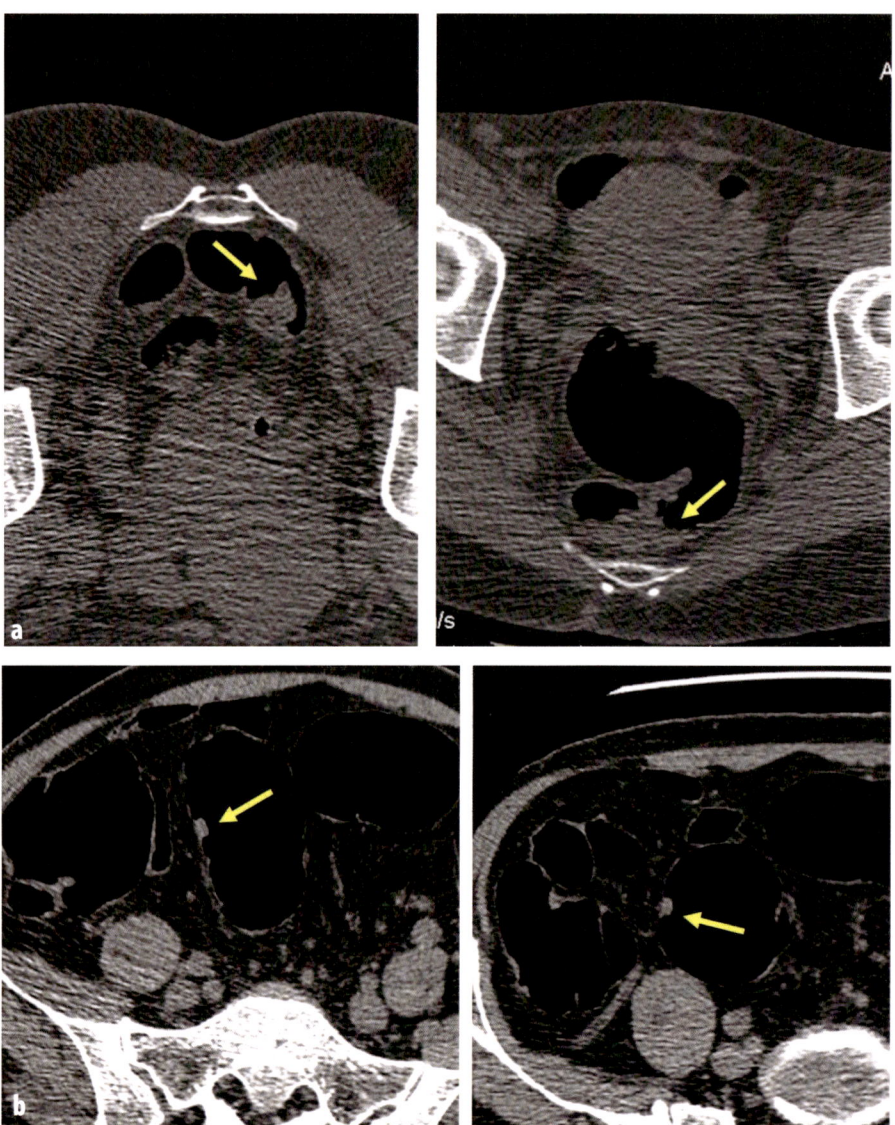

Fig. 10.3. Residuo fecale vs polipo sessile. **a** Residuo fecale (*freccia*), a densità disomogenea, profili irregolari, che si sposta con il variare del decubito. **b** Polipo sessile del sigma (*freccia*), a densità parenchimatosa omogenea e profili regolari, che mantiene la sua fissità alla parete colica con il variare del decubito

cordo con il sistema di stadiazione di Dukes [12] e del TNM, nel referto deve segnalare la presenza di linfoadenopatie, d'infiltrazione extra-colica della lesione e di eventuali metastasi a distanza.

Classificazione delle lesioni coliche e relativo follow-up

Lesioni piccole (≤ 5 mm)

Il precursore del carcinoma colorettale è l'adenoma avanzato, definito come una lesione di dimensioni ≥

10 mm o una lesione che presenti un alto grado di displasia cellulare [13, 14]. Questo tipo di lesione è quindi il target di un esame di screening, sebbene sia consigliato riportare tutte le lesioni ≥6 mm. Si utilizza questo cut-off dimensionale in quanto lesioni ≤ 5 mm sono tipicamente polipi iperplastici che non presentano un aumentato rischio di evolvere in carcinomi [5, 6]. In letteratura è stata più volte sottolineata la stretta correlazione tra le dimensioni di una lesione e la sua potenziale malignità, che in caso di un polipo ≤ 5 mm è stimata essere assai inferiore all'1% [5, 15, 16]. Inoltre, è stato calcolato che occorrono più di 5 anni affinché un adenoma avanzato origini da una mucosa sana ed altri 5 per

la degenerazione neoplastica [13, 16-18]. Sulla base di questi dati, nel caso di un esame di CV negativo per polipi ≥ 6 mm si consiglia un intervallo di screening di 5-10 anni. È da sottolineare, inoltre, che, poiché sia la colonscopia tradizionale sia quella virtuale non hanno un'alta specificità e sensibilità per polipi < 5 mm [7, 19-22], riportare questo tipo di lesioni potrebbe condurre ad un alto tasso di falsi positivi. Pertanto è giustificato non refertare tali lesioni; è opinione degli autori di questo capitolo che, nella realtà quotidiana, tale regola risulti spesso di difficile attuazione. Una strategia razionale, sempre secondo gli autori, dovrebbe essere quella di considerare anche il numero delle eventuali lesioni piccole e la co-esistenza di polipi di maggiori dimensioni. Nel primo caso, ad un paziente con almeno 3 lesioni piccole potrebbe essere proposto un follow-up a 3 anni. Nel secondo caso, il paziente sarà comunque sottoposto ad un esame endoscopico e quindi eventuali lesioni piccole verranno asportate.

Lesioni intermedie (6-9 mm)

Si definiscono polipi di dimensioni intermedie quelli con diametro massimo compreso tra 6 e 9 mm [23, 24]. È stimato che un alto grado di displasia sia presente soltanto in un 3-5% dei polipi intermedi [5, 25] e la possibilità che ci siano cellule carcinomatose sia inferiore all'1% [5, 6]. Considerando la lenta progressione dimensionale di queste lesioni [13, 18, 23, 26, 27], qualora sia identificato un singolo polipo intermedio in un soggetto che non abbia un rischio aumentato di sviluppare un carcinoma (che non abbia quindi parenti di I grado o una storia personale positiva per carcinoma colorettale), si può suggerire un follow-up a 3 anni, eseguibile anche mediante CV ed eventualmente una colonscopia per la polipectomia.

Multiple lesioni intermedie

Nel caso in cui le lesioni comprese tra i 6 e i 9 mm siano 3 o più, è necessario indirizzare il paziente ad un esame endoscopico per eseguire la polipectomia, in quanto il rischio di avere un adenoma avanzato aumenta proporzionalmente al numero delle lesioni sincrone [23]. Nel caso in cui l'esame istologico sia negativo per adenoma avanzato e il paziente non abbia un aumento dei fattori di rischio per lo sviluppo del carcinoma colorettale, è consigliato un follow-up mediante CV a 5 anni [23].

Lesioni ≥ 1 cm e masse coliche

Un paziente con una lesione di diametro ≥ 1 cm dev'essere sempre indirizzato all'esame endoscopico, in quanto nel 10-25% dei casi si ha un'istologia positiva per un alto grado di displasia o per carcinoma [5, 18, 23].

Una massa colica (> 3 cm) di probabile natura maligna (lesione anulare, infiltrante, stenosante) necessita invece di un'immediata valutazione chirurgica.

Classificazione delle lesioni coliche secondo il C-RADS

La classificazione C-RADS, schematizzata nella Tabella 10.1, racchiude tutti questi elementi e per semplicità prevede la lettera C, che precede il numero della categoria, nel caso in cui ci si riferisca a reperti colici e la E nel caso di reperti extra-colici.

La categoria C0 definisce un esame di CV, sul quale non sia possibile esprimersi, con un buon livello di confidenza, per l'eventuale presenza di lesioni coliche, in quanto inficiato da limitazioni tecniche (scarsa pulizia intestinale con abbondante presenza di residui fecali o scarsa distensione colica con conseguente collasso di segmenti colici).

In caso di un esame classificato come C0 è consigliabile ripetere la CV ad un intervallo di tempo che può variare a seconda delle limitazioni tecniche, della storia clinica e dell'età del paziente. Ad esempio, se l'esame di CV, richiesto per valutare l'evoluzione di un polipo intermedio, è limitato dal collasso del segmento in cui è localizzata la lesione già nota, si deve effettuare un nuovo controllo il prima possibile.

Si definisce C1 un esame di CV negativo per la presenza di lesioni coliche. Esempi di C1 sono anche situazioni in cui sia rilevata la presenza di diverticoli, ipertrofia della tonaca muscolare o di un lipoma intestinale, in assenza comunque di lesioni parietali clinicamente significative. Lesioni inferiori ai 6 mm non dovrebbero essere menzionate nel referto. Per poter definire un'indagine come C1 la qualità diagnostica dovrà essere giudicata ottimale.

Il follow-up, in questi casi, è indicato a 5-10 anni, ma a discrezione del radiologo può essere più ravvicinato, se condizioni infiammatorie intestinali o presenza di diverticoli hanno limitato in parte l'esame. La categoria C2 definisce un esame di CV positivo per la presenza di uno o due polipi di 6-9 mm, oppu-

Tabella 10.1 Classificazione C-RADS per i reperti colici

C0. Esame inadeguato/In attesa di precedenti

Preparazione inadeguata: impossibile escludere la presenza di lesioni ≥ 1 cm per presenza di feci/liquidi

Distensione inadeguata: uno o più segmenti colici collassati sia in supino che in prono

In attesa di esami precedenti per effettuare confronto

C1. Colon normale o lesione benigna; screening normale[1]

Assenza di lesioni visibili del colon

No polipi ≥ 6 mm

Lipoma o diverticolo invertito

Reperto non neoplastico: es. diverticoli intestinali

C2. Lesione intermedia o reperto indeterminato; consigliato follow-up o colonscopia[2]

Polipo intermedio 6-9 mm, in numero < 3

Reperto indeterminato, impossibile escludere polipo ≥ 6 mm in esame tecnicamente corretto

C3. Polipo, possibile adenoma avanzato; raccomandato esame colonscopico

Polipo ≥ 10 mm

≥ 3 polipi, ognuno di 6-9 mm

C4. Massa colica, potenzialmente maligna; raccomandata visita chirurgica specialistica[3]

Lesione che altera il lume colico, che dimostra infiltrazione extra-colica

[1]: ogni 5-10 anni
[2]: a seconda della storia clinica del paziente il controllo può essere effettuato a 3 anni
[3]: consultare medico curante e seguire Linee guida

re per il rilevamento di una lesione indeterminata, non caratterizzabile.

Sempre tenendo in considerazione l'età del paziente, la comorbidità e le dimensioni delle lesioni, è consigliabile un follow-up a 3 anni nel caso di uno o due polipi identificati con un buon livello di confidenza. Al controllo andrà valutata la crescita delle lesioni e, nel caso di un aumento dimensionale, si procederà con la resezione endoscopica.

Una lesione indeterminata, dubbia, dovrebbe invece essere ricontrollata prima di 3 anni, in modo da aumentare il livello di confidenza del radiologo sulla reale presenza della lesione e relativa stabilità dimensionale.

C3 identifica la presenza di 3 o più lesioni sincrone di 6-9 mm, oppure una o più lesioni ≥ 1 cm (Fig. 10.4). In entrambi i casi, i pazienti devono essere indirizzati all'esame endoscopico per la resezione delle lesioni [24, 28]. Se l'esame endoscopico non è fattibile, ad esempio per la presenza di stenosi del colon distale che impedisce l'avanzamento dell'endoscopio, si può prendere in considerazione un programma di follow-up, anche con CV, a tempi

brevi, oppure la resezione chirurgica. La gestione del paziente, in queste situazioni, deve comunque basarsi su un'analisi accurata del singolo caso e su una stretta collaborazione con il clinico di riferimento.

La categoria C4 identifica la presenza di una massa colica. Il ruolo della CV, in questi casi, non è soltanto quello della diagnosi neoplastica, ma anche un valido strumento per la stadiazione del tumore. Nel referto dovrà essere specificata l'eventuale presenza di linfoadenopatie, di metastasi a distanza o di lesioni sincrone [29]. Un esame C4 prevede quindi una visita specialistica chirurgica per pianificare l'intervento.

Classificazione delle lesioni extra-coliche: E-RADS

Quando si referta un esame di CV, oltre a valutare l'eventuale presenza di lesioni coliche, è importante analizzare attentamente tutte le strutture extra-coliche comprese nel campo d'indagine, come le

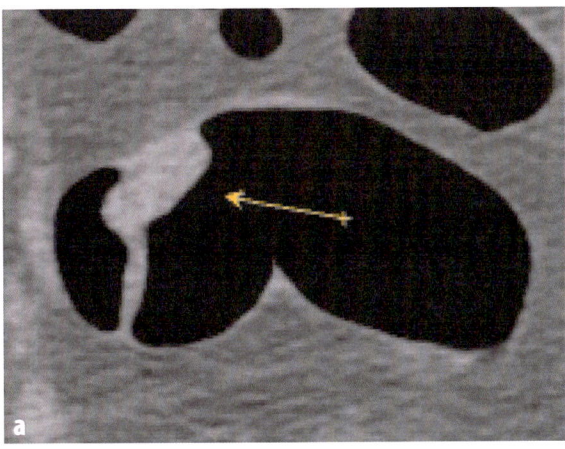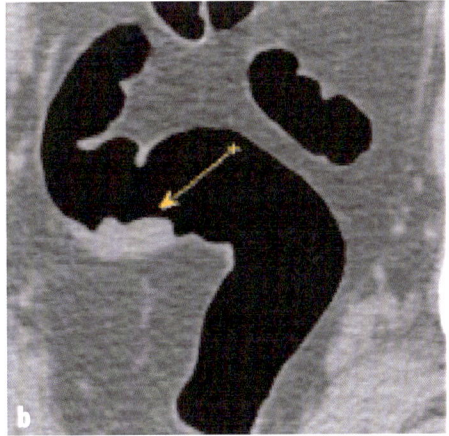

Fig. 10.4. C-RADS 3. Polipo peduncolato del sigma (*freccia*) con diametro massimo della testa di 12 mm. **a** Decubito prono. **b** Decubito supino

basi polmonari, l'addome e la pelvi. Ovviamente, una CV presenta notevoli limitazioni per una corretta valutazione di tali strutture, essendo uno studio condotto nella maggior parte dei casi con bassa dose e senza somministrazione endovenosa di mezzo di contrasto.

Il radiologo deve comunque esprimersi sull'eventuale presenza di reperti extra-colici e, anche in questo caso, una classificazione e l'espressione del livello di confidenza relativo all'identificazione di tali lesioni consente di effettuare un'analisi su larga scala di tali risultati.

Dalla letteratura emergono dati interessanti su come solamente una piccola percentuale dei reperti extra-colici osservati alla CV sia clinicamente significativa [7, 30]. Per questo motivo, nell'esprimersi su reperti che hanno caratteristiche di benignità evidenti, si dovrebbe evitare un'eccessiva cautela e ambiguità, in modo da ridurre follow-up diagnostici costosi e condizioni stressogene per i pazienti. Lesioni dal valore clinico importante devono invece essere accuratamente descritte. Nella Tabella 10.2 è schematizzata la classificazione dei reperti extra-colici suggerita da Zalis et al [2], descritta di seguito.

Fanno parte della categoria E0 gli esami di CV che per motivi tecnici limitano notevolmente un adeguato studio dei tessuti extra-colici. Un esempio può essere dato dalla presenza di artefatti legati ad una protesi d'anca che impedisce una corretta valutazione dei tessuti molli dello scavo pelvico. Classificando il risultato di un esame come E0, il radiologo sottolinea la presenza di una scarsa qualità delle immagini e rimanda al medico curante o al paziente la scelta di un eventuale approfondimento diagnostico.

La categoria E1 descrive un esame di CV negativo per la presenza di lesioni dei tessuti extra-colici. Entrano a far parte di questa categoria anche le varianti anatomiche normali che non influenzano lo stato di salute del paziente, come ad esempio il decorso retroaortico della vena renale sinistra o l'origine di un'arteria epatica dall'arteria mesenterica superiore.

E2 identifica un esame in cui sia fatto riscontro di un'anomalia nei tessuti extra-colici che, per le sue caratteristiche di benignità, non richiede ulteriori indagini diagnostiche. Esempi tipici sono cisti epatiche con omogenei livelli densitometrici idrici o ancora emangiomi vertebrali, quindi condizioni che possono essere caratterizzate con confidenza anche senza l'ausilio del mezzo di contrasto. Benché la classificazione di ciascun reperto extra-colico rimanga a discrezione del radiologo, un uso prudente e appropriato della categoria E2 consente di ridurre i costi mettendo in chiara evidenza i casi che non dovrebbero essere sottoposti a ulteriori approfondimenti diagnostici.

La classe E3 denota un esame che rivela la presenza di un reperto extra-colico con caratteristiche indeterminate, ma presumibilmente benigno, come una cisti renale omogenea e uniformemente iperdensa che non abbia aspetti di potenziale malignità. In queste circostanze, il medico curante o il paziente stesso possono richiedere ulteriori indagini per escludere con maggiore certezza la malignità del reperto. In base alla letteratura, circa il 30% dei reperti extra-colici è classificato E3 [30].

La categoria E4 identifica un esame di CV in cui sia fatto riscontro di lesioni extra-coliche che, per le loro caratteristiche, hanno un potenziale di maligni-

Tabella 10.2 Classificazione dei reperti extra-colici

E0. Esame inadeguato. Compromesso da artefatti; valutazione dei tessuti extra-colici severamente limitata

E1. Esame normale o presenza di variante anatomica. Non lesioni extra-coliche rilevabili

    Variante anatomica: es. vena renale sinistra retroaortica

E2. Reperto che non ha interesse clinico. Non sono richiesti ulteriori accertamenti

    Fegato, rene: cisti semplici

    Colecisti: colelitiasi in assenza di colecistite

    Vertebra: emangioma

E3. Reperto non completamente caratterizzato, presumibilmente benigno. Accertamenti ulteriori potrebbero essere indicati; considerare Linee guida e preferenze del paziente

    Rene: cisti minimamente complicata od omogeneamente iperdensa

E4. Reperto d'interesse clinico potenzialmente rilevante. Comunicare con medico curante e seguire iter diagnostico-terapeutico consigliato

    Rene: massa renale solida

    Linfoadenopatia

    Aneurisma dell'aorta addominale

    Polmone: nodulo parenchimale $\geq$ 1 cm non uniformemente calcificato

tà e che, se trascurate, possono influire negativamente sullo stato di salute del paziente. Alcuni esempi includono un aneurisma dell'aorta addominale non conosciuto, o un nodulo polmonare sovracentimetrico non uniformemente calcificato.

Dalla letteratura, considerando una popolazione asintomatica che esegue lo screening, la percentuale di esami E4 si aggira intorno al 4-10% [7, 30]. In questi casi, il radiologo dovrà seguire la Linee guida relative alla patologia in questione e proseguire l'iter diagnostico-terapeutico.

Un esame dev'essere classificato E4 anche nel caso d'infiltrazione del tessuto adiposo pericolico da parte di un tumore del colon o alla presenza di linfonodi metastatici.

Altre componenti e schema del referto

Un referto di CV dovrebbe essere strutturato secondo il seguente schema:

1. cenni di storia clinica: familiarità, pregressi interventi o esami del colon, eventuali sintomi ecc.;

2. indicazione/motivo dell'esame: pregressa colonscopia incompleta, esame di screening, paziente sintomatico, sangue occulto fecale positivo ecc.;

3. tecnica d'esame: preparazione catartica standard o con metodi non catartici; le eventuali metodiche di marcatura fecale; l'agente gassoso utilizzato per la distensione colica (aria o CO_2); l'eventuale uso di un farmaco ad azione miorilassante (dose e modalità di somministrazione); il protocollo di acquisizione (bassa dose o dose radiante normale); l'uso del mezzo di contrasto organo-iodato per via endovenosa (volume e flusso);

4. qualità diagnostica: un esame giudicato non adeguato non dev'essere refertato. Dovranno quindi essere spiegate le motivazioni dell'inadeguatezza, come l'inidonea pulizia intestinale, gli artefatti, la scarsa distensione colica ecc.;

5. descrizione dei reperti (correlata con le immagini allegate), accompagnata dal livello di confidenza;

6. conclusioni: in cui si raccomanda il follow-up o un ulteriore approfondimento diagnostico.

Bibliografia

1. Ferrucci JT (2000) CT colonography for colorectal cancer screening: lessons from mammography. AJR Am J Roentgenol 174:1539-1541
2. Zalis ME, Barish MA, Choi JR et al (2005) CT colonography reporting and data system: a consensus proposal. Radiology 236:3-9
3. Dachman AH, Zalis ME (2004) Quality and consistency in CT colonography and research reporting. Radiology 230:319-323
4. Fenlon HM (2002) CT colonography: pitfalls and interpretation. Abdom Imaging 27:284-291
5. Shinya H, Wolff WI (1979) Morphology, anatomic distribution and cancer potential of colonic polyps. Ann Surg 190:679-683
6. Bond JH (2001) Clinical relevance of the small colorectal polyp. Endoscopy 33:454-457
7. Pickhardt PJ, Choi JR, Hwang I et al (2003) Computed tomographic virtual colonoscopy to screen for colorectal neoplasia in asymptomatic adults. N Engl J Med 349:2191-2200
8. Owen DA (1996) Flat adenoma, flat carcinoma, and de novo carcinoma of the colon. Cancer 77:3-6
9. Pickhardt PJ, Nugent PA, Choi JR et al (2004) Flat colorectal lesions in asymptomatic adults: implications for screening with CT virtual colonoscopy. AJR Am J Roentgenol 183:1343-1347
10. Bond JH (1999) Screening guidelines for colorectal cancer. Am J Med 106 (Suppl 1a):7S-10S
11. Johnson CD, Dachman AH (2000) CT colonography: the next colon screening examination? Radiology 216:331-341
12. Dukes CE (1932) The classification of cancer of the rectum. J Pathol 35:323-332
13. Winawer SJ, Zauber AG, O'Brien MJ et al (1993) Randomized comparison of surveillance intervals after colonoscopic removal of newly diagnosed adenomatous polyps. The National Polyp Study Workgroup. N Engl J Med 328:901-906
14. van Dam J, Cotton P, Johnson CD et al (2004) AGA future trends report: CT colonography. Gastroenterology 127:970-984
15. Williams AR, Balasooriya BA, Day DW (1982) Polyps and cancer of the large bowel: a necropsy study in Liverpool. Gut 23:835-842
16. Koretz RL (1993) Malignant polyps: are they sheep in wolves' clothing? Ann Intern Med 118:63-68
17. Eide TJ (1986) Risk of colorectal cancer in adenoma-bearing individuals within a defined population. Int J Cancer 38:173-176
18. Stryker SJ, Wolff BG, Culp CE et al (1987) Natural history of untreated colonic polyps. Gastroenterology 93:1009-1013
19. Yee J, Akerkar G, Hung R et al (2001) Colorectal neoplasia: performance characteristics of CT colonography for detection in 300 patients. Radiology 219:685-692
20. Macari M, Bini EJ, Jacobs SL et al (2004) Colorectal polyps and cancers in asymptomatic average-risk patients: evaluation with CT colonography. Radiology 230:629-636
21. Fenlon HM, Nunes DP, Schroy PC 3rd et al (1999) A comparison of virtual and conventional colonoscopy for the detection of colorectal polyps. N Engl J Med 341:1496-1503
22. Rex DK, Cutler CS, Lemmel GT et al (1997) Colonoscopic miss rates of adenomas determined by back-to-back colonoscopies. Gastroenterology 112:24-28
23. Bond JH (2000) Polyp guideline: diagnosis, treatment, and surveillance for patients with colorectal polyps. Practice Parameters Committee of the American College of Gastroenterology. Am J Gastroenterol 95:3053-3063
24. Pickhardt PJ, Choi JR, Hwang I et al (2004) Non-adenomatous polyps at CT colonography: prevalence, size distribution, and detection rates. Radiology 232:784-790
25. van Stolk RU, Beck GJ, Baron JA et al (1998) Adenoma characteristics at first colonoscopy as predictors of adenoma recurrence and characteristics at follow-up. The Polyp Prevention Study Group. Gastroenterology 115:13-18
26. Rex DK, Cummings OW, Helper DJ et al (1996) 5-year incidence of adenomas after negative colonoscopy in asymptomatic average-risk persons. Gastroenterology 111:1178-1181
27. Hofstad B, Vatn MH, Andersen SN et al (1996) Growth of colorectal polyps: redetection and evaluation of unresected polyps for a period of 3 years. Gut 39:449-456
28. Cotton PB, Durkalski VL, Pineau BC et al (2004) Computed tomographic colonography (virtual colonoscopy): a multicenter comparison with standard colonoscopy for detection of colorectal neoplasia. JAMA 291:1713-1719
29. Filippone A, Ambrosini R, Fuschi M et al (2004) Preoperative T and N staging of colorectal cancer: accuracy of contrast-enhanced multi-detector row CT colonography-initial experience. Radiology 231:83-90
30. Hara AK, Johnson CD, MacCarty RL et al (2000) Incidental extracolonic findings at CT colonography. Radiology 215:353-357

PARTE III
Colonscopia virtuale: risultati e indicazioni

CAPITOLO 11

Risultati

Andrea Laghi, Franco Iafrate, Carlo De Cecco

Introduzione

L'utilizzo in ambito clinico e la diffusione della colonscopia virtuale (CV) non può prescindere da un'adeguata conoscenza delle prestazioni della metodica. E altrettanto importante è anche saper interpretare i risultati, alla luce dei diversi fattori coinvolti nel processo che li hanno determinati, e cioè:

- le differenti tecnologie hardware e software, ovverosia le apparecchiature TC (singolo o multistrato) impiegate;
- i diversi metodi di preparazione intestinale del paziente (utilizzo di lassativi, tecniche di marcatura delle feci, preparazioni ridotte);
- la qualità degli esami;
- la numerosità e la tipologia della popolazione di pazienti studiata (con alta prevalenza di malattia, o gruppi di soggetti valutati per screening e, tra questi, quelli a rischio medio o più alto della media);
- i programmi di analisi delle immagini utilizzati per la lettura (lettura primaria 2D o 3D);
- il numero di lettori;
- l'uso di sistemi di ausilio alla diagnosi (Computed Assisted Diagnosis, CAD);
- l'esperienza degli operatori.

Quest'ultimo punto è risultato uno dei fattori determinanti da porre in relazione con l'accuratezza della metodica. È stato, infatti, dimostrato come la maggior parte degli errori diagnostici siano da riferirsi a problemi di percezione dell'osservatore [1] e

come un lettore esperto offra prestazioni significativamente migliori di uno inesperto, anche se sottoposto a un addestramento preliminare [2, 3]. Ed è anche, ormai, chiaro che esiste una ripida curva di apprendimento, come evidente sin da esperienze preliminari, nelle quali si è riscontrato un netto incremento della sensibilità per i polipi, considerando rispettivamente solo i primi casi studiati oppure gli ultimi [4].

Nell'analisi delle prestazioni diagnostiche della CV, per evitare di prendere in esame una miriade di studi, condotti perlopiù in singole istituzioni e spesso su un numero estremamente limitato di pazienti, e con risultati talvolta discordanti [5-22], abbiamo deciso di considerare quattro categorie di pubblicazioni:

1. le *meta-analisi*, che, meglio di ogni singolo lavoro, rispecchiano i valori medi di accuratezza della CV;
2. i *grandi trial clinici*, che, seppur inclusi in qualcuna delle stesse meta-analisi, meritano una valutazione a parte, in considerazione del notevole impatto che hanno avuto e hanno tuttora, sia mediatico sia tra i clinici;
3. i *nuovi trial multicentrici*, appena conclusi e con la disponibilità dei soli dati preliminari, che sono stati progettati per rispondere ai problemi evidenziati nei precedenti studi;
4. infine, riporteremo i risultati delle prime esperienze nell'utilizzo della CV quale metodica di screening del cancro colorettale (CCR).

A. Laghi, R. Passariello, *La colonscopia virtuale*. ISBN 978-88-470-1066-6 © Springer 2008

Le meta-analisi

Una valutazione obiettiva dell'accuratezza della CV non può prescindere dal ricorso alle meta-analisi, che offrono la sintesi più realistica riguardo alle prestazioni della metodica. E ciò in quanto l'eterogeneità dei soggetti studiati, le differenti tecniche d'esame, la diversa esperienza dei lettori umani e i differenti approcci nella visualizzazione delle immagini di CV hanno determinato una grande variabilità di risultati clinici.

Attualmente quattro sono le meta-analisi pubblicate in letteratura nel corso di questi ultimi anni [23-26], di complessità progressivamente crescente in relazione all'aumento dei dati disponibili e idonei per una corretta valutazione (vedi Tabelle 11.1 e 11.2). Molti studi, infatti, non si sono potuti includere nelle meta-analisi a causa dell'incompleta documentazione fornita circa l'inclusione dei pazienti e la disponibilità di adeguati standard di riferimento.

Nella prima meta-analisi, del 2003 [23], sono stati considerati 14 lavori pubblicati tra il 1994 e il 2002, per un totale di 1.324 pazienti e 1.411 polipi. La sensibilità per paziente è risultata dell'88% ($^{95\%}$CI, 0,84-0,93) per i polipi $\geq$ 10 mm, dell'84% ($^{95\%}$CI, 0,80-0,89) per i polipi tra 6 e 9 mm, e del 65% ($^{95\%}$CI, 0,57-0,73) per i polipi $\leq$ 5 mm; la specificità, indipendentemente dalle dimensioni delle lesioni, è risultata del 95% ($^{95\%}$CI, 0,94-0,97).

In una seconda meta-analisi [24], pubblicata nel 2005, sono stati inclusi 24 studi dai 1.398 reperti e valutati, comprendenti 4.181 pazienti con una prevalenza di malattia variabile tra il 14,7 e il 72,2%. La meta-analisi di 2.610 pazienti ha dimostrato, per i polipi $\geq$ 10 mm, una sensibilità per paziente del 92,5% ($^{95\%}$CI, 0,73-0,98) e una specificità del 97,4% ($^{95\%}$CI, 0,95-0,98); per i polipi tra 6 e 9 mm, una sensibilità del 86,4% ($^{95\%}$CI; 0,75-0,93) e una specificità dell'86,1% ($^{95\%}$CI, 0,75-0,92). I polipi più piccoli ($\leq$ 5 mm) non sono stati presi in considerazione a causa della estrema eterogeneità dei dati pubblicati. Gli autori hanno anche calcolato la sensibilità per il CCR che è del 95,9% ($^{95\%}$CI, 0,91-0,98).

In una terza meta-analisi [25], sempre del 2005, sono stati selezionati 33 studi su 454 pubblicazioni censite da Pubmed, in base a stringenti criteri scientifici. L'analisi, effettuata su 6.393 pazienti, ha evidenziato una sensibilità e specificità totale per paziente rispettivamente del 70% ($^{95\%}$CI, 0,53-0,87) e dell'86% ($^{95\%}$CI, 0,84-0,88), indipendentemente dalla dimensione dei polipi. La stratificazione dei dati in base alla dimensione dei polipi mostra una

Tabella 11.1 Meta-analisi: sensibilità per paziente

	Sosna [23] 2003	Halligan [24] 2005	Mulhall [25] 2005	Rosman [26] 2007
Cancro	–	96%	–	–
Tutti i polipi	–	–	70%	–
$\geq$ 10 mm	88%	93%	85%	82%
6-9 mm	84%	86%	70%	63%
$\leq$ 5 mm	65%	–	48%	56%

Tabella 11.2 Meta-analisi: specificità per paziente

	Sosna [23] 2003	Halligan [24] 2005	Mulhall [25] 2005	Rosman [26] 2007
Tutti i polipi	95%	–	86%	ND
$\geq$ 10 mm	–	97%	97%	ND
6-9 mm	–	86%	93%	ND
$\leq$ 5 mm	–	–	92%	ND

ND = non disponibile

sensibilità dell'85% ($^{95\%}$CI, 0,79-0,91) nell'identificazione di polipi ≥ 10 mm; del 70% ($^{95\%}$CI, 0,55-0,84) per polipi con diametro compreso tra 6-9 mm e del 48% ($^{95\%}$CI, 0,25-0,75) per polipi di dimensione ≤ 5 mm. Per contro, la specificità della CV è alta indipendentemente dalle dimensioni delle lesioni variando dal 97% ($^{95\%}$CI, 0,96-0,97) per polipi di dimensioni ≥ 10 mm al 93% ($^{95\%}$CI, 0,91-0,95) e 92% ($^{95\%}$CI, 0,89-0,96) rispettivamente per polipi di dimensioni comprese tra 6 e 9 mm e per le lesioni ≤ 5 mm.

Infine, nel più recente lavoro del 2007 [26] nel quale sono state incluse 30 pubblicazioni tra il gennaio 1996 e il novembre 2005, gli autori hanno effettuato un'analisi statistica più accurata, utilizzando le curve sROC (summary Receiver Operating Characteristic) (vedi l'Appendice per approfondimenti circa il metodo statistico utilizzato e per la comprensione dei dati) piuttosto che la semplice sensibilità e specificità, al fine di ridurre ulteriori possibili bias di valutazione indotti dalla estrema disomogeneità dei dati [27, 28]. In questa meta-analisi la sensibilità nella diagnosi di pazienti con lesioni ≥ 10 mm è dell'82% ($^{95\%}$CI, 0,76-0,88), del 63% ($^{95\%}$CI, 0,52-0,75) per pazienti con polipi di diametro compreso tra 6-9 mm e del 56% ($^{95\%}$CI, 0,42-0,70) per pazienti con polipi di dimensione ≤ 5 mm.

L'analisi sROC ha dimostrato i seguenti risultati: per tutti i polipi, indipendentemente dalle dimensioni, un'area omogenea sottesa alla curva (AUC) di 0,830 ± 0,042, una AUC esatta di 0,822 ± 0,059 e un indice Q* di 0,762 ± 0,038; per i polipi > 10 mm una AUC omogenea di 0,928 ± 0,036, una AUC esatta di 0,898 ± 0,063 e un indice Q* di 0,863 ± 0,043; per i polipi > 5 mm una AUC omogenea di 0,888 ± 0,027, una AUC esatta di 0,884 ± 0,033 e un indice Q* di 0,819 ± 0,028. Nella stessa meta-analisi si è confermata, comunque, la superiorità della colonscopia per i polipi sia > 5 mm (AUC omogenea = 0,999 ± 0,002; AUC esatta = 0,998 ± 0,006; indice Q* = 0,987 ± 0,013) sia > 10 mm (AUC omogenea = 0,999 ± 0,001; AUC esatta = 0,999 ± 0,001; indice Q* = 0,990 ± 0,004).

I risultati prodotti dalle meta-analisi avevano indotto la comunità scientifica, radiologica e gastroenterologica, alle seguenti considerazioni:

1. la CV è una metodica altamente sensibile nella identificazione del CCR e dei polipi clinicamente rilevanti (≥ 10 mm); essa offre buoni risultati anche per quanto riguarda la sensibilità per i polipi intermedi (6-9 mm), mentre le piccole lesioni (< 5 mm) non sono adeguatamente rilevabili (per le considerazioni circa l'importanza dei polipi < 5 mm, vedi Capitolo 13);

2. la specificità della metodica è alta per tutti i polipi, indipendentemente dalle dimensioni. Questo dato è importante nel caso in cui la CV venisse utilizzata come test di prevenzione di primo livello, in quanto il tasso di colonscopie negative e quindi inutili sarebbe trascurabile;

3. La CV, anche considerando i peggiori risultati presenti in letteratura, è la metodica di studio del colon più affidabile dopo la colonscopia, nettamente superiore, per sensibilità e specificità per il CCR e per i polipi, al test al sangue occulto nelle feci [29], alla sigmoidoscopia flessibile [30] e al clisma a doppio contrasto (CDC) [26, 31, 32].

La American Gastroenterological Association (AGA) [33], sulla base dei risultati delle meta-analisi, considera ufficialmente la CV come la metodica di studio del colon più indicata per i casi di colonscopia incompleta riconoscendo indirettamente alla stessa una superiorità rispetto alle altre tecniche di studio del colon.

Queste considerazioni piuttosto prudenti sono state recentemente superate dall'acquisizione dei risultati dei recenti trial multicentrici (vedi in seguito) che hanno reso possibile l'inserimento della CV quale metodica di screening per il CCR raccomandata dalle maggiori società scientifiche internazionali.

I grandi trial clinici

Il reale interesse per la CV, non solo nell'ambito dei gruppi di ricerca ma anche tra gli altri specialisti e tra l'opinione pubblica, ha cominciato a manifestarsi quando la metodica è stata utilizzata in ambito di screening e sono stati pubblicati i dati del cosiddetto *U.S. Navy trial* [34] uno studio condotto negli ospedali della marina militare statunitense. In questo studio sono stati valutati con CV 1233 adulti asintomatici (età media 57,8 anni), dei quali 1201 (97,4%) a rischio medio per CCR e 32 (2,6%) a rischio per CCR più alto della media (per storia familiare, e cioè avendo un parente di primo grado con CCR diagnosticato prima dei 60 anni oppure due parenti di primo grado con CCR diagnosticato a qualunque età), sottoposti lo stesso giorno a colonscopia ottica con tecnica del *segmental unblinding*. Questa prevede che il colonscopista non sia a conoscenza dei risultati della CV nel momento in cui effettua lo studio, ma ne venga informato ogniqualvolta finisca la valutazione di un singolo segmento colico; nel caso in cui la CV avesse identificato una possibile lesione in quel dato segmento, il colonsco-pista lo rivaluta. Se non identifica alcuna lesione, il reperto è definito quale falso positivo della CV; se trova, invece, una lesione, non identificata nella precedente esplorazione, allora il reperto è un falso negativo della colonscopia. In questo modo è possibile comparare, seppure artificiosamente, la sensibilità delle due tecniche. Nell'analisi dei risultati, essendo lo studio condotto su una popolazione di screening, gli autori focalizzano la loro attenzione sui polipi adenomatosi, dimostrando che la sensibilità della CV è del 93,8% per i polipi ≥ 10 mm, del 93,9% per i polipi ≥ 8 mm e dell'88,7% per i polipi ≥ 6 mm. Di contro, la sensibilità della colonscopia è stata rispettivamente dell'87,5%, del 91,5% e del 92,3% per le tre categorie di polipi. In un caso, un polipo superiore a 10 mm è stato osservato alla CV, ma non identificato al primo passaggio con la colonscopia. La specificità della CV è stata del 96,0% per i polipi ≥10 mm, del 92,2% per quelli ≥ 8 mm e del 79,6% per quelli ≥ 6 mm.

Gli eccellenti risultati di questo studio non sono stati, però, confermati da altri trial clinici, multicentrici e non, condotti contemporaneamente o immediatamente dopo la pubblicazione di questi dati (vedi Tabelle 11.3 e 11.4).

Nello studio della Mayo Clinic (Rochester, USA) [35] condotto su 703 soggetti asintomatici a rischio per CCR più alto della media, con prevalenza di malattia (per polipi ≥ 10 mm) del 5%, sottoposti a test al sangue occulto nelle feci (FOBT), sigmoidoscopia flessibile, colonscopia e CV con doppia lettura, la CV ha ottenuto risultati deludenti, con una sensibilità per le lesioni polipoidi ≥ 10 mm che è stata variabile tra il 34% e il 73% e per i polipi di dimensioni comprese tra 5 mm e 9 mm tra il 29% e il 57%; la doppia lettura, paradossalmente, non ha apportato alcun beneficio, avendo determinato una sensibilità del 63% per i polipi ≥ 10 mm e del 54% per quelli tra 5 e 9 mm. Anche in questo studio, comunque, si è dimostrata un'elevata specificità (variabile tra 86% e 98%) per tutti i polipi analizzati, indipendentemente dalle dimensioni.

Le ragioni dei deludenti risultati in termini di sensibilità della metodica non sono chiare (tecnica di esame, assenza di marcatura delle feci, software per l'analisi delle immagini inadeguati, esperienza degli osservatori), anche se si è per la prima volta evidenziato un dato estremamente importante, ovverosia la fatica dei lettori: infatti, in caso di bassa prevalenza di malattia, come nelle popolazioni di screening (il 5% in questo studio), l'osservatore deve analizzare oltre 13.000 immagini prima di trovare un singolo polipo di 10 mm. Se sommiamo questo dato all'altra informazione relativa al fatto che la maggior parte degli errori diagnostici è di percezione, allora comprendiamo come il fattore umano abbia un ruolo determinante. Ciò, quindi, depone ulteriormente a vantaggio della CV, che di per sé è in grado di dimostrare i poli-

Tabella 11.3 I grandi trial clinici: sensibilità per paziente

	Pickhardt [34] 2003	Johnson [35] 2003	Cotton [37] 2004	Rockey [38] 2005
≥ 10 mm	94%*	34-73%	55%	59% (70%*)
> 6 mm	89%*	29-57%**	39%	55% (68%*)

* Dati riferiti ai soli adenomi
** Polipi compresi tra 5 e 9 mm

Tabella 11.4 I grandi trial clinici: specificità per paziente

	Pickhardt [34] 2003	Johnson [35] 2003	Cotton [37] 2004	Rockey [38] 2005
≥ 10 mm	96%*	98%	96%	96%
> 6 mm	80%*	86%**	90%	89%

* Dati riferiti ai soli adenomi
** Polipi compresi tra 5 e 9 mm

pi che non sono susseguentemente identificati dall'osservatore, e apre, comunque, opportunità per un miglioramento diagnostico, in particolare mediante l'utilizzo di software di ausilio alla diagnosi (CAD) [36].

Per una ulteriore valutazione della CV sono stati stati condotti altri due studi multicentrici, coordinati entrambi da gastroenterologi leader nell'endoscopia digestiva [37, 38].

Nel primo studio [37], effettuato in 9 diversi ospedali, sono stati inclusi 615 soggetti con più di 50 anni che presentavano un'indicazione a uno studio con colonscopia; si trattava, perciò, di pazienti perlopiù sintomatici e non di una popolazione di screening. I risultati riportati sono estremamente negativi per la CV, con una sensibilità del 39% per i polipi superiori a 6 mm e del 55% per quelli di dimensioni superiori a 10 mm, rispetto a un 99% (polipi > 6 mm) e a un 100% (polipi > 10 mm) della colonscopia. La specificità della CV variava tra 90,5% (polipi > 6 mm) e 96% (polipi > 10 mm). Si trattava, però, di uno studio con una serie di gravi limitazioni, come puntualizzato successivamente [39]. Innanzitutto, si è fatto uso di una tecnologia obsoleta, con tecniche di acquisizione non a strato sottile e software di vecchia generazione; quindi, si è attuato uno scarso controllo di qualità, come dimostrato dalla mancanza di disponibilità di dati circa la preparazione e la distensione del colon con aria; inoltre, si sono utilizzati osservatori con grado di esperienza variabile, perlopiù estremamente ridotta, dal momento che alcuni avevano letto solo 10 casi prima d'intraprendere lo studio; infine, non è stata fornita alcuna informazione circa l'analisi istologica dei polipi, non separando neppure le prestazioni della CV per gli adenomi rispetto ai polipi non-adenomatosi (per esempio, polipi iperplastici).

Nel secondo studio [38], è stato disegnato un protocollo nel quale i pazienti con test al sangue occulto fecale positivo, ematochezia, anemia sideropenica o una storia familiare di CCR sono stati sottoposti a tre differenti esami, nel seguente ordine: CDC seguito dopo 7-14 giorni dalla CV e dalla colonscopia effettuate lo stesso giorno. Dei pazienti reclutati, 614 hanno completato tutti e tre i test e sono stati inclusi nell'analisi. La sensibilità per paziente della CV è stata del 58,7% ($^{95\%}$CI, 0,46-0,70) per i polipi $\geq$ 10 mm, e del 54,8% ($^{95\%}$CI, 0,47-0,63) per i polipi $\geq$ 6 mm. Stratificando i polipi e analizzando solo gli adenomi, la sensibilità per paziente della CV è stata del 69,6% ($^{95\%}$CI, 0,56-0,83) per i polipi adenomatosi $\geq$ 10 mm, e del 67,7% ($^{95\%}$CI, 0,58-0,77) per i polipi adenomatosi $\geq$ 6 mm,

comunque inferiore alla colonscopia (98% per i polipi $\geq$ 10 mm e 99% per quelli $\geq$ 6 mm) e superiore rispetto al CDC (48% per i polipi $\geq$ 10 mm e 35% per quelli $\geq$ 6 mm). La specificità è stata del 96% per le lesioni $\geq$ 10 mm. Di questo studio è stata effettuata un'analisi retrospettiva [1] da radiologi esperti della metodica, che ha dimostrato come poco più della metà degli errori fosse stata di percezione e circa un quarto di natura tecnica (distensione colica insufficiente, presenza di residui fluidi) e che le prestazioni della CV possono essere nettamente incrementate, con un'analisi più accurata. Infatti, eliminando a posteriori gli errori sia tecnici sia di percezione, l'ipotetica sensibilità per paziente della CV per tutti i tipi istologici di polipi passerebbe dal 58,7% al 93,4% per i polipi $\geq$ 10 mm e dal 54,8% all'88,2% per i polipi $\geq$ 6 mm; considerando solo gli adenomi la sensibilità per paziente passerebbe dal 69,6% al 93,5% per i polipi adenomatosi $\geq$ 10 mm e dal 67,7% al 94,8% per i polipi adenomatosi $\geq$ 6 mm.

La pubblicazione dei risultati dei trial clinici ha generato una certa confusione tra i radiologi e i gastroenterologi, che se da una parte disponevano di dati dalle meta-analisi che suggerivano una certa accuratezza della metodica, dall'altra avevano tre studi su popolazioni rilevanti con risultati in assoluta controtendenza. Questa diffusa diffidenza verso la CV è stata il punto di partenza per la pianificazione di nuovi studi multicentrici, condotti in base a precisi criteri tecnico-metodologici, necessari per chiarire in modo più definitivo il ruolo della metodica, in particolare nell'ambito dello screening del CCR.

I nuovi trial multicentrici

La necessità di chiarire le discrepanze tra i grandi trial clinici pubblicati tra la fine del 2003 e il 2005 ha portato i ricercatori a disegnare quattro importanti studi, dei quali tre multicentrici, condotti sia in Europa sia negli Stati Uniti, che si sono posti come obiettivo la determinazione dell'accuratezza della CV in soggetti asintomatici di screening (a rischio medio e/o più alto della media) oppure in pazienti con sospetto clinico di CCR. I risultati di tali studi sono estremamente interessanti (vedi Tabella 11.5).

Il trial più importante è stato quello condotto negli Stati Uniti e noto come ACRIN 6664 (acronimo di American College of Radiology Imaging Network 6664), i cui risultati, in corso di pubblicazione, sono stati di recente presentati [40]. Lo stu-

Tabella 11.5 I nuovi trial multicentrici

	Polipi					
	≥ 5 mm	≥ 6 mm	≥ 7 mm	≥ 8 mm	≥ 9 mm	≥ 10 mm
Sensibilità per paziente						
ACRIN [40]	65%	78%	84%	87%	90%	90%
IMPACT [41]	--	84%	86%	88%	90%	91%
Specificità per paziente						
ACRIN [40]	89%	88%	87%	87%	86%	86%
IMPACT [41]	–	90%	89%	87%	85%	85%
Sensibilità per adenoma						
ACRIN [40]	59%	70%	75%	80%	82%	84%
IMPACT [41]	–	54%				80%

dio è stato condotto su 2.600 soggetti in 15 differenti centri di CV del Nord-America, sia universitari sia privati, reclutati per essere valutati con CV e colonscopia tradizionale nello stesso giorno. Si trattava di una popolazione di screening, ovverosia di soggetti asintomatici, di entrambi i sessi, di età superiore a 50 anni, a rischio medio per CCR nel 90% dei casi. L'analisi preliminare sui 2.531 soggetti inclusi ha evidenziato una sostanziale sovrapponibilità delle performance diagnostiche della CV rispetto alla colonscopia convenzionale. La sensibilità della CV nella diagnosi di pazienti con polipi ≥ 10 mm è stata del 90%, la specificità dell'86%. La stratificazione in base alle dimensione dei polipi ha mostrato una sensibilità nella diagnosi di pazienti con lesioni ≥ 9 mm del 90%; dell'88 e dell'84% per pazienti con lesioni ≥ 8 mm e ≥ 7 mm rispettivamente; del 78 e del 65% per pazienti con lesioni ≥ 6 mm e ≥ 5 mm rispettivamente. La sensibilità per adenoma è risultata essere 84% per polipi ≥ 10 mm; 82% per polipi ≥ 9 mm; 80% per polipi ≥ 8 mm; 75% per polipi ≥ 7 mm; 70% per polipi ≥ 6 mm e 59% per polipi ≥ 5 mm.

L'elevata performance diagnostica di questo trial si è potuta ottenere grazie ad una serie di fattori, il più importante dei quali era rappresentato dall'accurato addestramento dei radiologi coinvolti nella lettura degli esami. Quale requisito, infatti, era richiesta un'esperienza su almeno 500 casi controllati con colonscopia o, alternativamente, la frequenza a un corso di addestramento di un giorno e mezzo; tutti quanti erano comunque sottoposti a un esame preliminare su 50 casi con la necessità di ottenere una sensibilità del 90% per i polipi di dimensioni ≥ 10 mm. È interessante notare come la metà dei lettori non

sia riuscita a superare il primo test e abbia dovuto subire un ulteriore addestramento. Inoltre, per fugare i dubbi circa eventuali limitazioni tecniche e metodologiche, era richiesto agli sperimentatori l'utilizzo di apparecchiature TC spirale multistrato (con un minimo di 16 strati), collimazione e spessore di ricostruzione sottili e una tecnica di scansione a bassa dose di radiazioni. La preparazione intestinale, inoltre, prevedeva in tutti i casi l'uso di tecniche di marcatura delle feci e la distensione del colon era effettuata con CO_2, al fine di migliorare la compliance dei pazienti. Nello studio, l'analisi delle immagini è stata effettuata con entrambi gli approcci, 2D e 3D, senza che fosse dimostrata una differenza statisticamente significativa in termini di sensibilità con alcuno dei due metodi. L'unica differenza riscontrata si è avuta nel tempo di lettura, significativamente più lungo con l'approccio primario 3D rispetto al 2D.

Gli ottimi risultati del trial ACRIN 6664 sono stati confermati dallo studio IMPACT, anch'esso in corso di pubblicazione [41], condotto in Italia, e nel quale sono stati inclusi 934 soggetti, maschi e femmine, a rischio per CCR più alto della media, ovverosia soggetti di età superiore a 40 anni con almeno un familiare di I grado che abbia sviluppato un tumore del colon o un adenoma "a rischio" prima dei 60 anni; pazienti già sottoposti a polipectomia endoscopica e quindi inseriti nell'ambito di un programma di sorveglianza post-polipectomia; soggetti risultati positivi alla ricerca del sangue occulto fecale nell'ambito dei programmi di prevenzione regionali. In termini numerici, si è dimostrata una sostanziale sovrapponibilità di risultati rispetto al trial multicentrico statunitense con una sensibilità del 90% nella diagnosi di pazienti con lesioni ≥ 10 mm e ≥ 9 mm; dell'88% per pazienti con lesioni ≥ 8 mm; dell'86% e dell'84% per pazienti con lesioni ≥ 7 mm e ≥ 6 mm rispettivamente. La specificità è risultata dell'85% per polipi ≥ 10 mm; 85% per polipi ≥ 9 mm; 87% per polipi ≥ 8 mm; 89% per polipi ≥ 7 mm e del 90% per polipi ≥ 6 mm.

Eccellenti risultati si sono avuti anche nel Munich Colorectal Cancer Prevention Trial [42], uno studio monocentrico condotto dall'Università di Monaco di Baviera, nel quale sono stati valutati 300 soggetti asintomatici con CV, utilizzando un protocollo di studio a bassa dose, a confronto con la colonscopia tradizionale. La sensibilità della CV per i polipi adenomatosi ≥ 10 mm è stata del 96%, per i polipi tra 6 e 9 mm del 92% e per i polipi ≤ 5 mm del 78,9%. La specificità è stata rispettivamente del 100%, 96,7% e 89,5%. La sensibilità per paziente è risultata, invece, essere del 100% per i polipi adenomatosi ≥ 10 mm, 98% per i polipi compresi tra 6 e 9 mm e dell'80% per i polipi ≤ 5 mm. La sensibilità della colonscopia tradizionale è stata del 96% per i polipi adenomatosi ≥ 10 mm, del 95% per i polipi compresi tra 6 e 9 mm e dell'89,5% per i polipi ≤ 5 mm.

Infine, sono ancora attesi i risultati dello studio inglese SIGGAR [43]. Si tratta di un trial a doppio braccio randomizzato (CV *versus* colonscopia oppure CV *versus* CDC), nel quale sono stati inclusi 5.025 pazienti con sospetto clinico di CCR. I dati definitivi dovrebbero essere resi noti nel giugno 2008.

È sulla base anche dei risultati di questi trial multicentrici che l'American Cancer Society, congiuntamente alla US Society Task Force on Colorectal Cancer e all'American College of Radiology, nelle nuove Linee guida per lo screening del CCR pubblicate nel marzo 2008 [44], ha per la prima volta inserito la CV tra le opzioni ufficialmente disponibili per lo screening (Capitolo 13).

I primi dati sullo screening del cancro colorettale

Nonostante fossero ancora in corso gli studi multicentrici per l'effettiva valutazione della metodica, sono state avviate due campagne di screening autonome che hanno previsto l'uso della CV come test di primo livello. Nella prima sperimentazione [45], condotta in Australia occidentale, mediante lettera sono stati invitati a sottoporsi alla CV 2.000 soggetti rispettivamente nella fascia di età compresa tra 50 e 54 anni e tra 65 e 69 anni; nella seconda, condotta nell'Università del Wisconsin [46], 1.110 soggetti di età superiore a 50 anni sono stati invitati alla CV dal proprio medico curante. Gli obiettivi principali dello studio australiano erano la valutazione del tasso di adesione, dell'accettabilità e della sicurezza dell'esame di CV. Il tasso di adesione è stato del 28,4% e la maggioranza dei pazienti ha preferito la CV alla colonscopia tradizionale (62%). Il tasso d'invito alla colonscopia convenzionale è stato relativamente alto (14%) con un tasso di falsi positivi del 5,7%; ciò in quanto la soglia dimensionale delle lesioni, selezionata per l'invio, era relativamente bassa (un polipo > 5 mm, polipi multipli > 2 mm). Di conseguenza, il valore predittivo positivo (VPP) è risultato del 73%.

Nel programma statunitense l'approccio adottato ha seguito le raccomandazioni del Working Group sulla CV. Pazienti con lesioni ≥ 10 mm o con masse tumorali sono stati inviati a una colonscopia convenzionale. Ai soggetti con lesioni di diametro compreso tra 6 e 9 mm è stata data la possibilità di scegliere tra un atteggiamento conservativo (sorveglianza con CV) e la procedura endoscopica. Se il soggetto opta per la sorveglianza, la CV è ripetuta dopo 1 o 2 anni a seconda delle dimensioni delle lesioni. Sessantacinque dei 71 pazienti con polipi di dimensioni ≥ 6 mm identificati alla CV sono stati confermati alla colonscopia convenzionale per un VPP del 91,5%. Recentemente lo stesso gruppo ha pubblicato i risultati comparativi della campagna di screening strutturata in due bracci paralleli, senza randomizzazione dei pazienti nei due gruppi, utilizzanti come test di primo livello la colonscopia tradizionale oppure la CV [47]. Il braccio CV ha arruolato complessivamente 3.120 soggetti asintomatici di età media 57 anni (SD = ± 7,2), il braccio della colonscopia tradizionale ha arruolato nello stesso periodo 3.163 soggetti nella stessa fascia di età (58,1 ± 7,8 anni). I ratei di detezione di neoplasia avanzata ottenuti con le due strategie sono risultati perfettamente sovrapponibili, 3,2% per la CV e 3,4% per la colonscopia convenzionale. Il numero di complicanze è risultato considerevolmente più basso nel gruppo della CV: 7 perforazioni con la colonscopia tradizionale rispetto alla completa assenza di complicanze alla CV.

Bibliografia

1. Doshi T, Rusinak D, Halvorsen RA et al (2007) CT colonography: false-negative interpretations. Radiology 244:165-173
2. European Society of Gastrointestinal and Abdominal Radiology CT Colonography Study Group Investigators (2007) Effect of directed training on reader performance for CT colonography: multicenter study. Radiology 242:152-161
3. Johnson CD, Toledano AY, Herman BA et al (2003) Computerized tomographic colonography: performance evaluation in a retrospective multicenter setting. Gastroenterology 125:311-319
4. Spinzi G, Belloni G, Martegani A et al (2001) Computer tomographic colonography and conventional colonoscopy for colon diseases: a prospective, blinded study. Am J Gastroenterol 96:394-400
5. Hara AK, Johnson CD, Reed JE et al (1997) Detection of colorectal polyps with CT colography: initial assessment of sensitivity and specificity. Radiology 205:59-65
6. Johnson CD, Hara AK, Reed JE (1997) Computed tomographic colonography (virtual colonoscopy): a new method for detecting colorectal neoplasms. Endoscopy 29:454-461
7. Fenlon HM, Nunes DP, Schroy PC 3rd et al (1999) A comparison of virtual and conventional colonoscopy for the detection of colorectal polyps. N Engl J Med 341:1496-1503
8. Rex DK, Vining D, Kopecky KK (1999) An initial experience with screening for colon polyps using spiral CT with and without CT colography. Gastrointest Endosc 50:309-313
9. Fletcher JG, Johnson CD, Welch TJ et al (2000) Optimization of CT colonography technique: prospective trial in 180 patients. Radiology 216:704-711
10. Miao YM, Amin Z, Healy J et al (2000) A prospective single centre study comparing computed tomography pneumocolon against colonoscopy in the detection of colorectal neoplasms. Gut 47:832-837
11. Mendelson RM, Foster NM, Edwards JT et al (2000) Virtual colonoscopy compared with conventional colonoscopy: a developing technology. Med J Aust 173:472-475
12. Pescatore P, Glucker T, Delarive J et al (2000) Diagnostic accuracy and inter-observer agreement of CT colonography (virtual colonoscopy). Gut 47:126-130
13. Yee J, Akerkar GA, Hung RK et al (2001) Colorectal neoplasia: performance characteristics of CT colonography for detection in 300 patients. Radiology 219:685-692
14. Laghi A, Iannaccone R, Carbone I et al (2002) Detection of colorectal lesions with virtual computed tomographic colonography. Am J Surg 183:124-131
15. Laghi A, Iannaccone R, Carbone I et al (2002) Computed tomographic colonography (Virtual colono-

scopy): blinded prospective comparison with conventional colonoscopy for the detection of colorectal neoplasia. Endoscopy 34:441-446
16. Ginnerup Pedersen B, Christiansen TE, Bjerregaard NC et al (2003) Colonoscopy and multidetector-array computed-tomographic colonography: detection rates and feasibility. Endoscopy 35:736-742
17. Iannaccone R, Laghi A, Catalano C et al (2003) Performance of lower dose multi-detector row helical CT colonography compared with conventional colonoscopy in the detection of colorectal lesions. Radiology 229:775-781
18. Pineau BC, Paskett ED, Chen GJ et al (2003) Virtual colonoscopy using oral contrast compared with colonosocpy for the detection of patients with colorectal polyps. Gastroenterology 125:304-310
19. Cohnen M, Vogt C, Beck A et al (2004) Feasibility of MDCT colonography in ultra-low-dose technique in the detection of colorectal lesions: comparison with high-resolution video colonoscopy. AJR Am J Roentgenol 183:1355-1359
20. Hoppe H, Netzer P, Spreng A et al (2004) Prospective comparison of contrast enhanced CT colonography and conventional colonoscopy for detection of colorectal neoplasms in a single institutional study using second-look colonoscopy with discrepant results. Am J Gastroenterol 99;1924-1935
21. Iannaccone R, Laghi A, Catalano C et al (2004) Computed tomographic colonography without cathartic preparation for the detection of colorectal polyps. Gastroenterology 127;1300-1311
22. Van Gelder RE, Nio CY, Florie J et al (2004) Computed tomographic colonography compared with colonoscopy in patients at increased risk for colorectal cancer. Gastroenterology 127:41-48
23. Sosna J, Morrin MM, Kruskal JB et al (2003) CT colonography of colorectal polyps: a metaanalysis. AJR Am J Roentgenol 181:1593-1598
24. Halligan S, Altman DG, Taylor SA et al (2005) CT colonography in the detection of colorectal polyps and cancer: systematic review, meta-analysis, and proposed minimum data set for study level reporting. Radiology 237:893-904
25. Mulhall BP, Veerappan GR, Jackson JL (2005) Meta-analysis: computed tomographic colonography Ann Intern Med 142:635-650
26. Rosman AS, Korsten MA (2007) Meta-analysis comparing CT colonography, air contrast barium enema, and coonoscopy Am J Med 120:203-210
27. Moses LE, Shapiro D, Littenberg B (1993) Combining independent studies of a diagnostic test into a summary ROC curve:fata-analytic approaches and some additional considerations. Stat Med 12:1293-1316
28. Walter SD (2002) Properties of the summary receiver

operating characteristic (SROC) curve for diagnostic test data. Stat Med 21:1237-1256

29. Moayyedi P, Achkr E. (2006) Does fecal occult blood testing reduce mortality? A reanalysis of sistematic data. Am J Gastroenterol 101:380-384

30. Selby JV, Friedman GD, Quesenberry CP Jr, Weiss NS (1992) A case control study of screening sigmoidoscopy and mortality from colorectal cancer. N Engl J Med 326:653-657

31. Winawer SJ, Stewart ET, Zauber AG et al (2000) A comparison of colonoscopy and double-contrast barium enema for surveillance after polypectomy. National Polyp Study Work Group. N Engl J Med 342:1766-1772

32. Johnson CD, MacCarty RL, Welch TJ et al (2004) Comparison of the relative sensitivity of CT colonography and double-contrast barium enema for screen detection of colorectal polyps. Clin Gastroenterol Hepatol 2:314-321

33. AGA Clinical Practice and Economics Committee (2006) Position of the American Gastroenterological Association (AGA) Institute on computed tomographic colonography. Gastroenterology 131:1627-1628

34. Pickhardt PJ, Choi JR, Hwang I et al (2003) Computed Tomographic Virtual Colonoscopy to Screen for Colorectal Neoplasia in Asymptomatic Adults. N Engl J Med 349:2191-2200

35. Johnson CD, Harmsen WS, Wilson LA et al (2003) Prospective blinded evaluation of computed tomographic colonography for screen detection of colorectal polyps. Gastroenterology 125:311-319

36. Summers RM, Yao J, Pickhardt PJ et al (2005) Computed tomographic virtual colonoscopy computer-aided polyp detection in a screening population. Gastroenterology 129:1832-1844

37. Cotton PB, Durkalski VL, Pineau BC et al (2004) Computed tomographic colonography (virtual colonoscopy): a multicenter comparison with standard colonoscopy for detection of colorectal neoplasia. JAMA 291:1713-1719

38. Rockey DC, Paulson E, Niedzwiecki D et al (2005) Analysis of air contrast barium enema, computed tomographic colonography, and colonoscopy: prospective comparison. Lancet 365:305-311

39. Ferrucci J, Barish M, Choi R et al (2004) Virtual colonoscopy. JAMA 292:431-432

40. Johnson CD (2008) Results of the ACRIN Colonography Trial. Radiology (P):100

41. Regge D (2008) Accuracy of CT-colonography in subjects at increased risk of colorectal carcinoma: a multicenter study on 1,000 patients. Radiology (P):337

42. Graser A, Stieber P, Nagel D et al (2008) Prospective comparison of colonoscopy, CT colonography, and stool tests in an average risk population: results from the Munich colorectal cancer prevention trial. European Congress of Radiology (ECR), Vienna, Marzo 7-11, 319 (abstract)

43. Halligan S, Lilford RJ, Wardle J et al (2007) Design of a multicentre randomized trial to evaluate CT colonography versus colonoscopy or barium enema for diagnosis of colonic cancer in older symptomatic patients: The SIGGAR study. Trials 27;8:32

44. Levin B, Lieberman DA, McFarland B et al (2008) Screening and Surveillance for the Early Detection of Colorectal Cancer and Adenomatous Polyps, 2008: A Joint Guideline from the American Cancer Society, the US Multi-Society Task Force on Colorectal Cancer, and the American College of Radiology. CA Cancer J Clin, Mar 5 [Epub ahead of print]

45. Edwards JT, Mendelson RM, Fritschi L et al (2004) Colorectal Neoplasia Screening with CTC Colonography in average-risk asymptomatic subjects: Community based study. Radiology 230:459-464

46. Pickhardt PJ, Taylor AJ, Kim DH et al (2006) Screening for colorectal neoplasia with CT Colonography: Initial Experience from The 1st Year of Coverage by Third-Party Payers. Radiology 241:417-425

47. Kim DH, Pickhardt PJ, Taylor AJ et al (2007) CT colonography versus colonoscopy for the detection of advanced neoplasia N Engl J Med 357:1403-1412

Appendice

Curva sROC (*summary Receiver Operating Characteristic*)

Curva che rappresenta le performance di un test diagnostico, raccomandata per la valutazione di dati provenienti da meta-analisi. Indica la relazione tra il tasso di veri positivi e il tasso di falsi positivi del test a varie soglie.

Area Under the Curve (AUC) omogenea/esatta

Area che si calcola integrando la funzione sROC e rappresenta l'area sottesa alla curva. Un test perfetto ha una AUC = 1. L'AUC omogenea è un'approssimazione dell'AUC esatta, più facile da calcolare.

Indice Q*

Punto più alto della curva sROC nel quale la sensibilità e la specificità sono uguali. Un indice Q* prossimo a 1 indica un test con alta capacità di discriminazione; valori prossimi a 0,5 indicano un test con scarsa capacità di discriminazione.

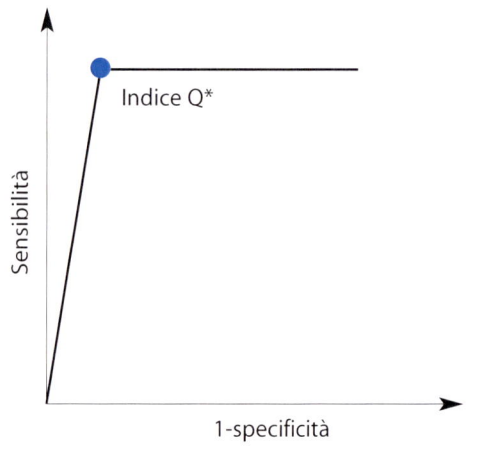

Test con buona capacità di discriminazione

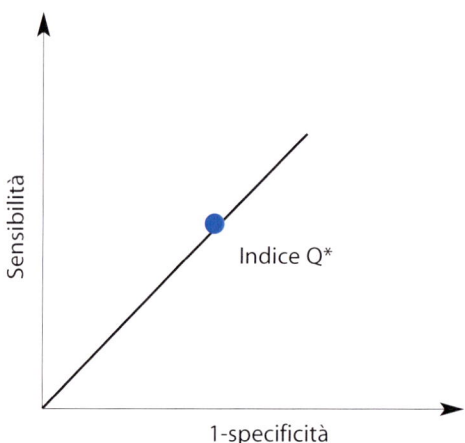

Test con scarsa capacità di discriminazione

CAPITOLO 12

Indicazioni

Giovanni Simonetti, Roberto Fiori, Fabia Laviani

Introduzione

La colonscopia virtuale (CV) è ormai validata dal punto di vista tecnico e clinico da numerosi studi pubblicati nella letteratura internazionale, che hanno dimostrato un'eccellente accuratezza nell'identificazione e caratterizzazione del cancro colorettale (CCR) e dei polipi [1, 2]. Ciononostante, un uso indiscriminato della metodica, senza conoscerne i principali vantaggi, ma anche i limiti, può condurre a errori diagnostici oppure a insoddisfazione da parte del paziente e/o del medico referente circa l'informazione ottenuta. È opportuno, pertanto, avere chiare le reali indicazioni all'uso della CV, che sono ormai condivise sia dai radiologi, sia dai colleghi clinici, in particolare i gastroenterologi.

Le indicazioni alla CV che verranno trattate sono: i casi di colonscopia tradizionale incompleta, lo studio di pazienti anziani o in condizioni generali scadute e la valutazione della malattia diverticolare. Saranno anche analizzate le attuali evidenze circa l'utilizzo della CV come metodica di secondo livello, dopo uno screening con test al sangue occulto nelle feci risultato positivo, e la sorveglianza nei pazienti operati per CCR o con pregressa polipectomia endoscopica. Per ciò che concerne l'indicazione più importante, ovverosia lo screening del CCR, ormai definitivamente accettata dalla comunità scientifica internazionale a seguito della pubblicazione delle Linee guida per lo screening del CCR da parte dell'American Cancer Society, congiuntamente alla US Society Task Force on Colorectal Cancer e all'American College of Radiology [3], essa sarà trattata separatamente nel Capitolo 13.

Colonscopia incompleta

La colonscopia convenzionale incompleta è stata la prima indicazione per la CV riconosciuta anche in ambiente gastroenterologico. Infatti, nella pubblicazione del 2006 riportante la posizione ufficiale dell'American Gastroenterological Association (AGA) nei confronti della CV, si afferma che "*l'unica indicazione attuale ad effettuare uno studio di CV è una colonscopia incompleta*" [4].

La mancata esplorazione dell'intero colon con la colonscopia non è un problema irrilevante, essendo riportata una percentuale d'insuccesso variabile tra il 6% e il 26% [5, 6]. Peraltro, più del 10% delle colonscopie risulta comunque difficoltoso anche per gli operatori esperti [7, 8], e ciò per numerose ragioni: anatomiche (dolicocolon, malrotazioni, spasmi), patologiche (masse stenosanti, malattia diverticolare), iatrogene (aderenze post-chirurgiche e post-attiniche) e correlate al paziente (età, scarsa tollerabilità della procedura, preparazione intestinale insufficiente) [9-12] (Tabella 12.1 e Fig. 12.1). Un esame incompleto, oltre a creare uno stato d'ansia nel paziente, può aumentare i rischi connessi alla procedura nel tentativo, da parte del medico, di far procedere l'endoscopio [13].

Nel caso di una colonscopia incompleta per tumore stenosante od ostruente il colon distale, biso-

Tabella 12.1 Cause di colonscopia incompleta

Cause anatomiche

Dolicocolon

Malrotazioni

Spasmi funzionali

Cause patologiche

Masse stenosanti

Malattia diverticolare

Cause iatrogene

Aderenze post-chirurgiche

Aderenze post-attiniche

Cause paziente-correlate

Età

Scarsa compliance

Preparazione insufficiente

gna tener presente alcuni dati di fatto. Innanzitutto, sebbene sino a qualche anno fa si ritenesse esistere una maggior incidenza di lesioni neoplastiche a livello dei segmenti di sinistra del colon, c'è oggi una crescente evidenza di un'inversione di tendenza [14]; inoltre, lesioni polipoidi a livello del colon distale si associano con maggior frequenza a polipi nel colon prossimale [15, 16] ed è, peraltro, accertato che la prevalenza di lesioni sincrone nei pazienti con diagnosi di CCR è variabile dall'1,5% al 9% per i carcinomi e dal 27% al 55% per gli adenomi [17]. La precoce identificazione di queste lesioni sincrone migliora la prognosi della malattia [18], prevenendo un ritardo diagnostico, cambiando la strategia chirurgica [19] e aumentando la probabilità di una radicalità terapeutica.

Sebbene la colonscopia tradizionale sia ritenuta la migliore metodica per la valutazione pre-operatoria del colon, nei pazienti con neoplasia uno studio completo è possibile solo nel 42-60% dei casi [20].

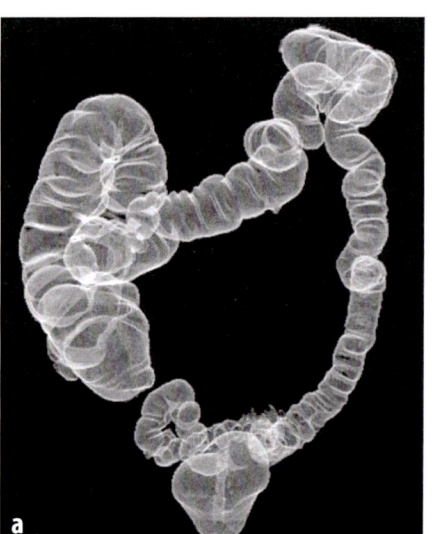
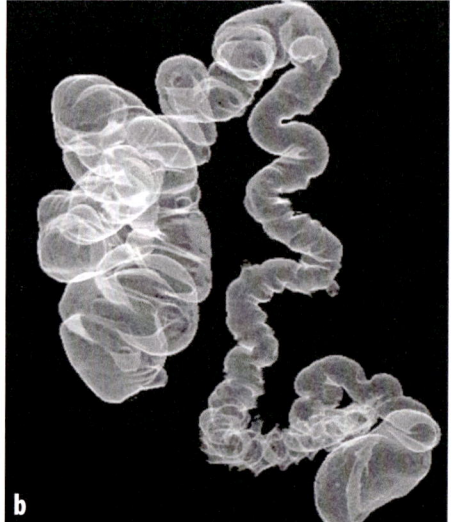
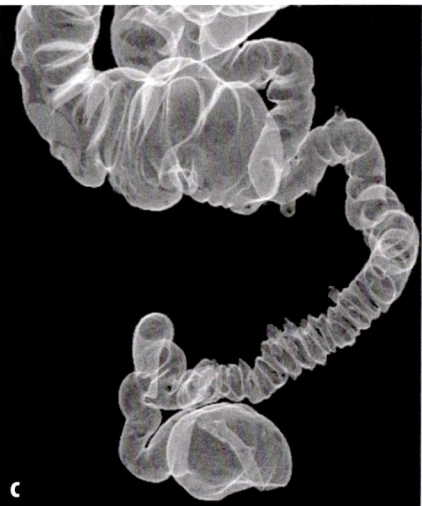

Fig. 12.1. Colonscopia incompleta in paziente con diverticolosi e dolicocolon discendente. **a** Immagine simil clisma a doppio contrasto ottenuta dal volume di dati della CV, che dimostra l'abnorme lunghezza e la tortuosità del colon, così come la malattia diverticolare del sigma. **b** Particolare sul dolicocolon. **c** Particolare sulla diverticolosi del sigma

Tradizionalmente, nell'eventualità di un insuccesso, si procedeva con un clisma a doppio contrasto (CDC) in fase pre-operatoria, con la palpazione del colon o la colonscopia in sede intra-operatoria, ovvero con CDC e la colonscopia in fase post-operatoria [21]. Uno studio post-operatorio andrebbe evitato poiché va a discapito della pianificazione terapeutica, mentre una valutazione intra-operatoria del colon può risultare difficoltosa, specie se il colon prossimale alla lesione risulta disteso da feci e gas, e in particolare per l'identificazione di lesioni piccole.

Nella valutazione pre-operatoria, il CDC non ha più ragione di esistere. Sono, infatti, ormai diverse le evidenze che dimostrano una bassa sensibilità per le neoplasie sincrone e per i polipi [22-23]. Inoltre, se eseguito lo stesso giorno della colonscopia, il CDC è un esame mal tollerato da parte del paziente e, soprattutto, di difficile esecuzione, in quanto l'aria insufflata al precedente esame endoscopico previene una corretta verniciatura delle pareti da parte del bario; inoltre, specie nelle patologie stenosanti, la flocculazione del bario ne rallenta la successiva eliminazione dal colon con conseguente ritardo della programmazione chirurgica, in attesa che il viscere sia perfettamente deterso. Infine, se è stata effettuata una biopsia contestualmente alla colonscopia, si aumenta il rischio di perforazione al successivo CDC, un evento piuttosto grave in relazione al possibile spandimento intra-peritoneale del mezzo di contrasto baritato e alla conseguente peritonite chimica.

La CV si è dimostrata in grado di consentire un'eccellente valutazione del colon a monte di una stenosi od ostruzione ed è risultato essere tollerata meglio del CDC anche perché, se effettuata subito dopo la colonscopia tradizionale, necessita solo di una piccola insufflazione aggiuntiva d'aria [22-27].

Oltre alla valutazione del lume colico nel suo complesso, la CV consente una localizzazione precisa della lesione neoplastica, valutando aggiuntivamente l'estensione extra-parietale e il coinvolgimento linfonodale e, allo stesso tempo, grazie alla somministrazione endovenosa del mezzo di contrasto, è in grado di offrire una stadiazione della malattia a livello dell'addome [28] (Fig. 12.2).

Paziente anziano e/o defedato

L'aumento dell'aspettativa di vita a livello mondiale rende sempre più significativa la percentuale della popolazione con età superiore ai 65 anni, in particolare nel mondo industrializzato. Si stima che nel 2020 un terzo della popolazione europea avrà più di 65 anni e gli anziani rappresenteranno il 16%

della popolazione nel Nord-America [29, 30]. Essendo l'età avanzata un fattore di rischio per lo sviluppo del CCR, la prevalenza attesa di malattia nell'anziano è di circa il 2% [31], con almeno il 50% dei CCR localizzati nel colon destro [32].

Risulta pertanto determinante un test diagnostico per il colon che abbia un'elevata sensibilità e sia in grado di effettuare una valutazione completa del viscere nella totalità dei casi. Purtroppo, nell'anziano la colonscopia tradizionale presenta dei limiti: innanzitutto il numero di colonscopie incomplete tende ad aumentare con l'età dei pazienti (22-33%) [33, 34]; inoltre, in alcuni casi, seppur con sintomatologia sospetta per neoplasia intestinale (sanguinamento, alterazioni dell'alvo, dolori addominali, quadri sub-occlusivi ecc.), la colonscopia non può essere effettuata, a causa di comorbidità rilevanti, diatesi emorragica, reazioni allergiche durante precedenti sedazioni, alto rischio anestesiologico soprattutto per insufficienza cardio-respiratoria [35]; infine, in condizioni cliniche particolarmente compromesse, non è la mera esecuzione tecnica dell'esame endoscopico ad essere problematica, ma anche la preparazione intestinale può risultare mal tollerata e a volte impossibile, per non alterare il precario equilibrio idro-elettrolitico del soggetto [36]. In pazienti in condizioni cliniche scadute, pertanto, è preferibile una tecnica per la valutazione del colon che sia meno invasiva. Il CDC, subito dopo l'esame colonscopico tradizionale, pur potendo consentire una valutazione globale del colon, presenta gli svantaggi relativi alla presenza di residui fluidi ed eccessiva distensione gassosa, già precedentemente esposti, che si sommano alla ridotta compliance del paziente, già sottoposto ad una precedente indagine; nell'anziano, inoltre, il CDC è un esame impegnativo e faticoso, che comporta ripetuti spostamenti sul tavolo radiologico, non graditi e spesso impossibili da eseguire per il paziente [37].

La CV, in relazione alla ridotta invasività e alla rapidità e facilità d'esecuzione, rappresenta oggigiorno l'esame di prima scelta per lo studio del colon nel paziente anziano o defedato. Inoltre, non richiedendo la sedazione, non sussistono i limiti legati alle controindicazioni anestesiologiche [38]. In un recente studio [27] è stato anche dimostrato che si può ottenere una buona distensione di tutto il colon, malgrado l'alta prevalenza di malattia diverticolare nell'anziano, utilizzando talvolta un decubito laterale destro aggiuntivo con il sigma in sede antideclive.

Un ulteriore beneficio della CV deriva dalla possibilità di fare uso di preparazioni ridotte, senza la somministrazione di lassativi, associate a tecni-

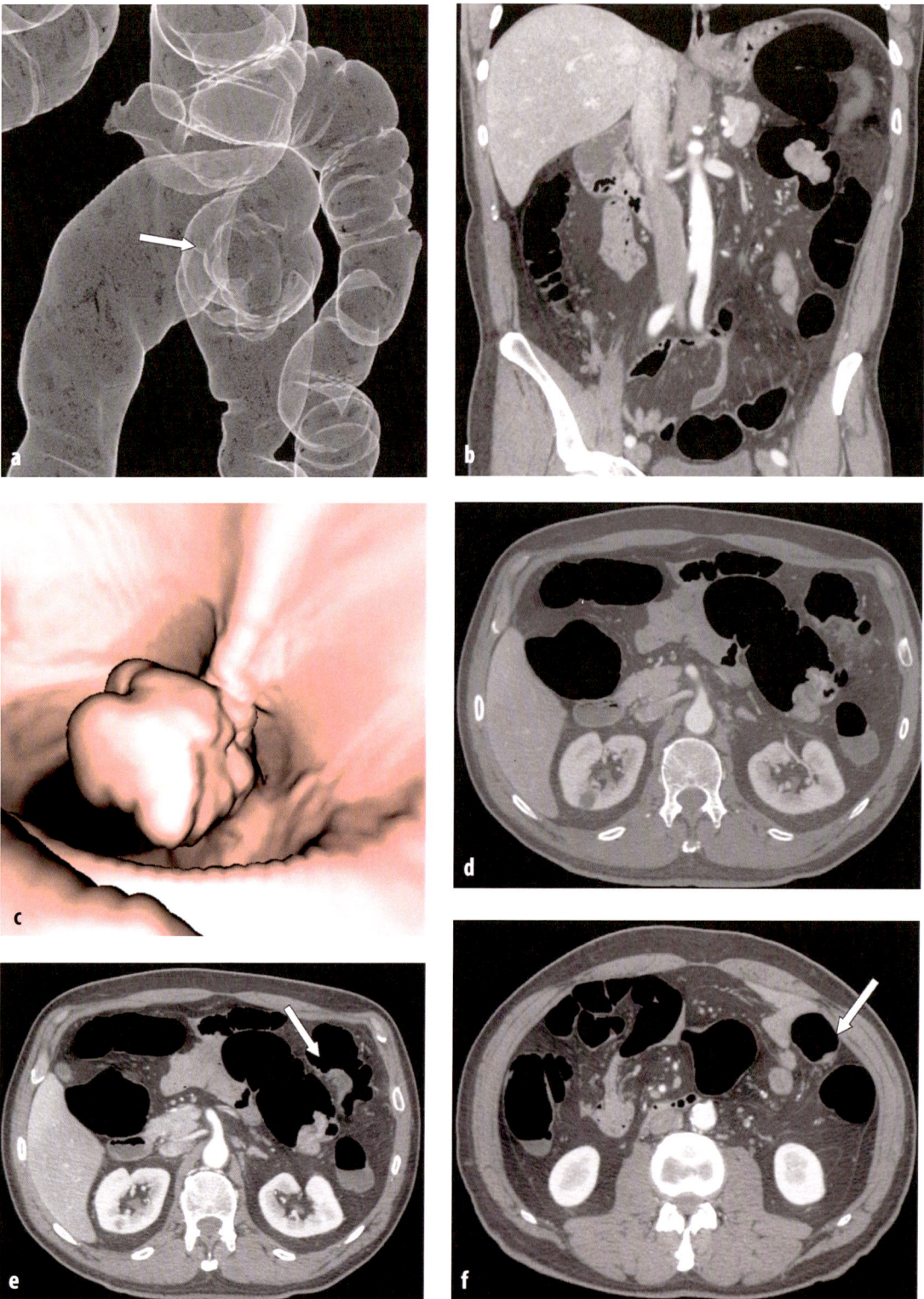

Fig. 12.2. Colonscopia incompleta in paziente con tumore a livello del sigma. **a** Particolare in trasparenza della massa aggettante (*freccia*). **b** Riformattazione coronale. **c** Navigazione endoluminale. **d** Immagine assiale della lesione sul sigma. **e** Lesione sincrona al III distale del colon trasverso (*freccia*). **f** Lesione sincrona a livello del colon discendente (*freccia*)

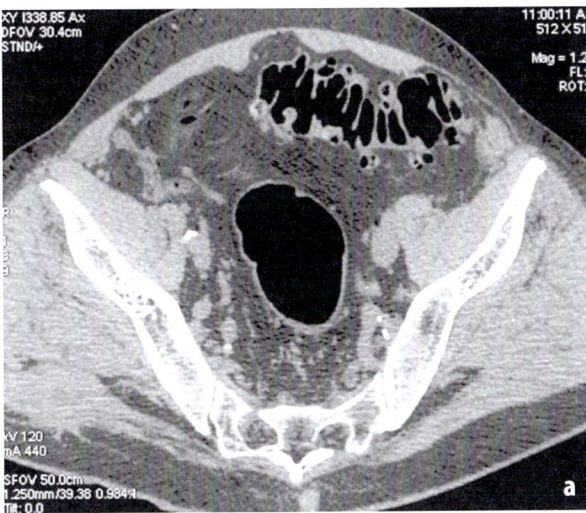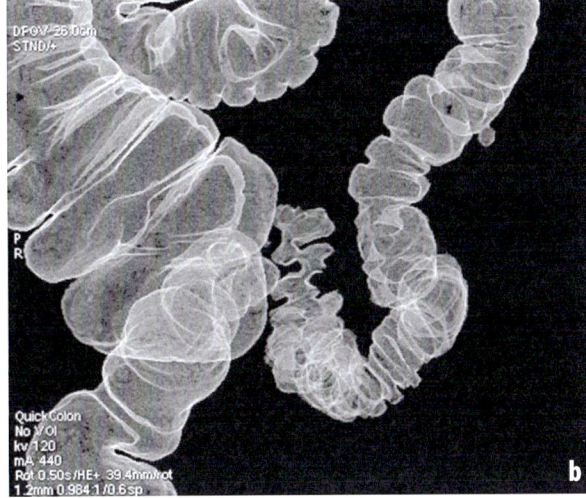

Fig. 12.3. a Malattia diverticolare del sigma. **b** Stesso caso in trasparenza

che di marcatura fecale, ed eventualmente a software di sottrazione elettronica automatica, che consentono un adeguato studio della parete colica anche nei casi in cui una preparazione completa fosse impossibile per le condizioni cliniche del paziente [38, 39]. E d'altra parte, in tale contesto clinico, una preparazione intestinale sub-ottimale potrebbe anche essere accettabile, dal momento che l'obiettivo dell'esame è l'identificazione del CCR ed eventualmente dei soli polipi ≥ 10 mm, nei quali sussiste un certo rischio di degenerazione neoplastica. Infine, la CV offre simultaneamente uno studio addominale che, se condotto con protocolli di acquisizione a dose standard (d'altra parte nel soggetto anziano non vi è ragione di utilizzare una tecnica a bassa dose, per il ridotto impatto del danno da radiazioni), consente d'identificare patologie extra-coliche evitando la necessità di ulteriori indagini [38].

Malattia diverticolare

La malattia diverticolare rappresenta l'affezione del colon più comune nel mondo occidentale, con una prevalenza che aumenta con l'età, colpendo il 10-30% della popolazione all'età di 50 anni e il 30-60% a 80 anni [40]. Il 10-30% di questi pazienti è destinato a sviluppare una diverticolite, mentre la maggior parte rimane asintomatica [41].

Tale malattia è primariamente una patologia muscolare cui consegue, successivamente, la formazione di tasche diverticolari. Essa inizia come malattia pre-diverticolare, definita anche malattia diverticolare senza diverticoli, causata dalla mio-

cosi. La miocosi è caratterizzata da un ispessimento della tonaca muscolare, con accorciamento delle tenie coli e restringimento del lume colico. Alla CV, nelle immagini assiali, si dimostra un globale e diffuso ispessimento della parete colica. Successivamente il progredire della miocosi determina una distorsione nello spessore e nella morfologia delle haustre, con conseguente riduzione della distensibilità del lume colico; la prominenza delle haustre associata alla riduzione dello spazio inter-haustrale determina il tipico aspetto "a denti di sega", caratteristico della malattia e ben evidenziabile alla CV con le ricostruzioni che simulano un CDC. Parallelamente al progredire della miocosi si sviluppano i diverticoli, e cioè delle erniazioni della mucosa, *muscolaris mucosae* e sottomucosa attraverso dei punti di minore resistenza della parete (Fig. 12.3) [42]. La malattia è più frequente nel sigma, che è l'area di maggior pressione peristaltica [43].

Nella malattia diverticolare, il ruolo della colonscopia è limitato. Infatti, la ridotta distensibilità parietale ostacola spesso la progressione dell'endoscopio e il pericolo di avanzare in un falso lume rappresentato da grossi diverticoli aumenta il rischio di perforazione. Per queste ragioni la malattia diverticolare è una delle principali cause di colonscopia incompleta [40].

D'altra parte, la CV è in grado di fornire una mappa completa dell'estensione e della severità della malattia, in modo nettamente più agevole rispetto al CDC, risultando estremamente utile anche nell'immediato follow-up di una diverticolite acuta [44].

Per un'ottimale valutazione sono necessari alcu-

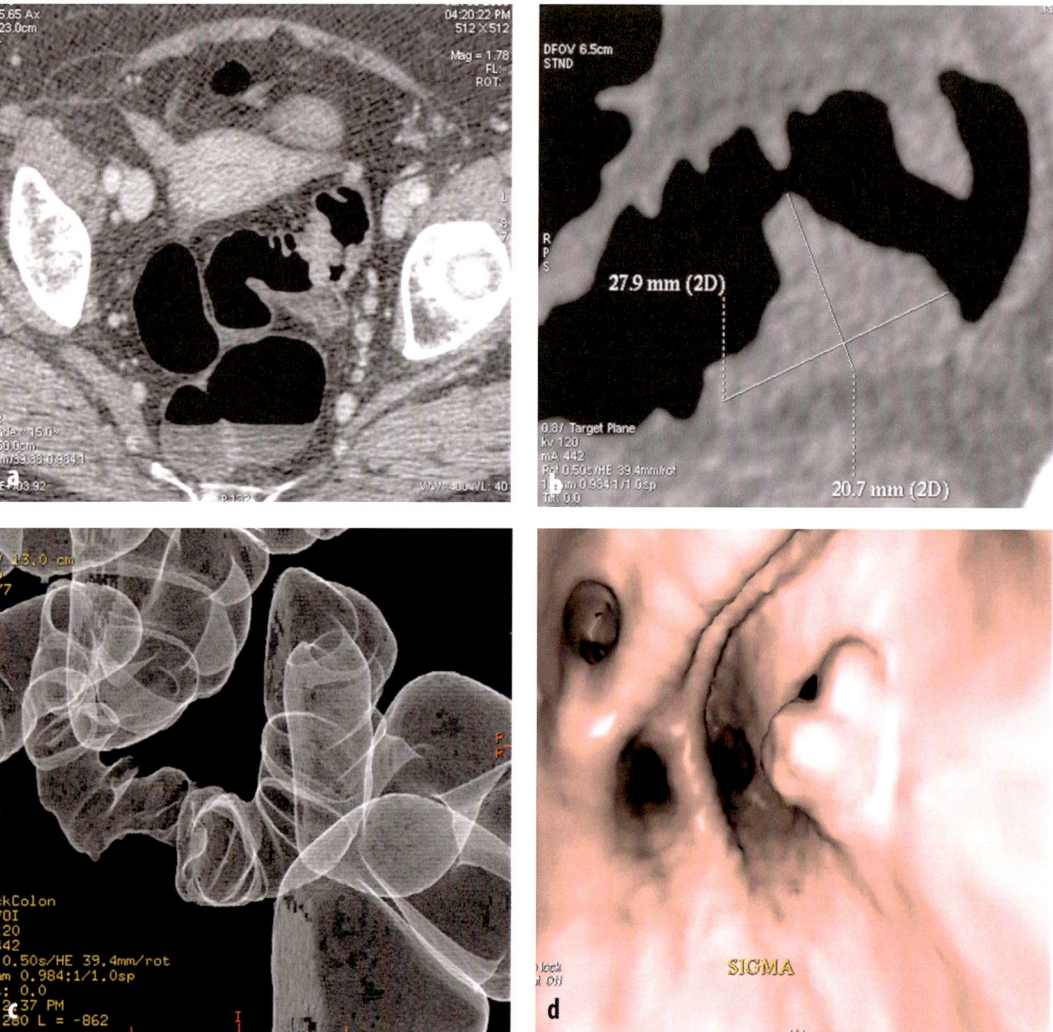

Fig. 12.4. **a**, **b** Patologia diverticolare del sigma con neoformazione di circa 2,8 cm nel contesto. **c** Volume rendering in trasparenza. **d** Particolare in navigazione

ni accorgimenti metodologici e un'attenta analisi delle immagini [45]. Metodologicamente, è consigliabile, quando possibile, l'iniezione endovenosa o anche intramuscolare di un farmaco spasmolitico, e ciò al fine di migliorare la distensibilità del lume e facilitarne lo studio [46]. Per quanto riguarda la lettura dell'esame, è necessaria una certa esperienza dell'operatore, in modo da minimizzare possibili errori diagnostici. Le principali alterazioni che possono simulare un polipo sono i fecaliti impattati all'interno di una sacca diverticolare, in particolare nello studio endoluminale [45], il diverticolo invertito, oppure il prolasso della mucosa secondario all'eccessivo accorciamento, ispessimento e contrazione della parete muscolare. Vi sono, infine, gli ispessimenti parietali, dovuti a fibrosi o infiammazione, che entrano in diagnosi differenziale con la

patologia tumorale (Fig. 12.4) [42]. Esistono alcuni criteri morfologici per distinguere un ispessimento parietale neoplastico da uno infiammatorio, non in grado, purtroppo, di offrire una certezza diagnostica. In tali casi, è pertanto necessario ricorrere alla colonscopia con successiva biopsia.

Malattie infiammatorie croniche

Morbo di Crohn (MC) e rettocolite ulcerosa (RCU) rappresentano le principali patologie infiammatorie croniche intestinali (IBD, Inflammatory Bowel Disease) [47].

Il MC è una malattia granulomatosa cronica che può interessare qualunque tratto del sistema gastro-intestinale dalla bocca fino all'ano, con lesioni caratteristicamente "a salto", che coinvolgono l'intero

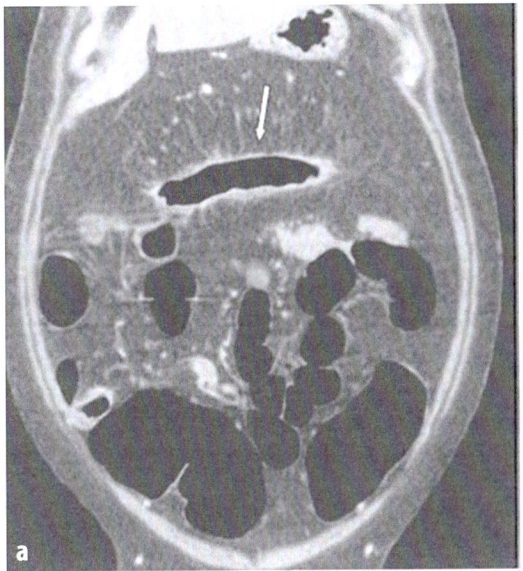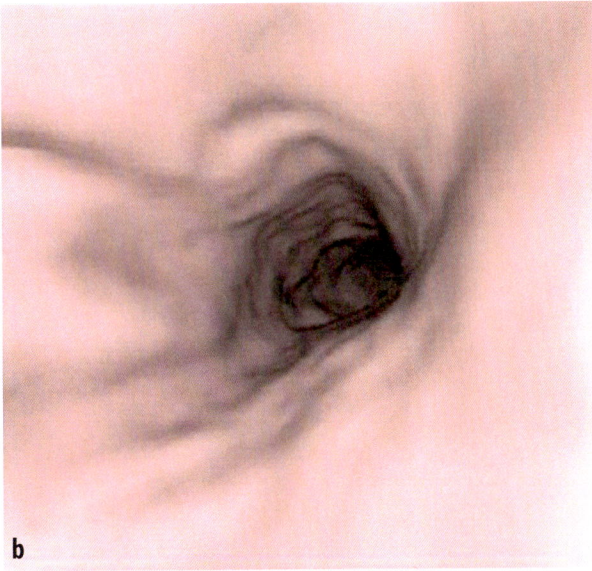

Fig. 12.5. Ricostruzione sul piano coronale (**a**) e navigazione "endoscopica virtuale" (**b**) che dimostrano un'irregolarità del profilo parietale sul versante luminale, espressione del caratteristico aspetto ad "acciottolato" in un paziente affetto da MC

spessore parietale. Il piccolo intestino è interessato nell'80% dei casi, con una netta predisposizione della malattia per l'ileo terminale. La patologia coinvolge il colon nel 50% dei casi mentre nel 15-20% si ha un interessamento esclusivo del grosso intestino [48]. Nel 2-3% dei casi si osserva una patologia perianale isolata [49]. Possibili complicanze del MC sono le stenosi, gli ascessi, le fistole e la perforazione [47].

La RCU è una malattia ulcero-infiammatoria cronica limitata al colon che, a differenza del MC, si estende prossimalmente in modo continuo a partire dal retto. L'interessamento del tratto retto-sigmoideo si osserva nel 95% dei casi, mentre il tratto ileale distale ("back-wash ileitis") è coinvolto in circa il 15% dei casi [50]. Possibili complicanze della RCU sono il megacolon tossico, le stenosi, la perforazione intestinale ed il carcinoma [51].

L'andamento cronico-evolutivo delle IBD e la possibile insorgenza di complicanze extra-intestinali rendono indispensabile il monitoraggio dell'attività di malattia e della risposta terapeutica attraverso esami clinico-laboratoristici e radiologici. L'endoscopia e il CDC rappresentano il "gold standard" attualmente riconosciuto nella valutazione delle IBD; tuttavia esse non sono in grado di fornire informazioni riguardanti il coinvolgimento transmurale e non valutano le complicanze extra-parietali della malattia [52].

In letteratura sono disponibili solo pochi studi riguardanti l'utilizzo della CV nella valutazione di pazienti affetti da IBD [53-56]. Grazie ad essa, in aggiunta alla valutazione endoscopica, è possibile un contestuale studio trans- ed extra-parietale della patologia e la diagnosi di eventuali complicanze. Il protocollo di studio necessita della somministrazione endovenosa del mezzo di contrasto organo-iodato. Le fasi iniziali del MC sono caratterizzate da ulcere aftoidi ed iperplasia linfoide sottomucosa, relativamente alle quali la CV ha mostrato una bassa sensibilità rispetto all'endoscopia e al CDC [53-56]. Con la progressione della malattia le ulcerazioni divengono più profonde, a decorso longitudinale e trasversale che, associate ad isole di mucosa indenne, conferiscono il tipico aspetto ad "acciottolato", ben evidente alla CV, in maniera sovrapponibile rispetto alle altre metodiche (Fig. 12.5). Il coinvolgimento trans-murale del processo infiammatorio determina un ispessimento parietale di frequente eccentrico, asimmetrico, che si sviluppa prevalentemente in corrispondenza del bordo mesenterico del viscere [57]. Tale ispessimento viene considerato patologico se superiore a 4 mm e, nelle forme avanzate di MC, può superare il centimetro [58]. La somministrazione endovenosa del mezzo di contrasto permette d'identificare il grado di attività infiammatoria della malattia. Un netto potenziamento parietale, di tipo stratificato, definito "segno del doppio alone" o "del bersaglio", è da correlare a una fase attiva di malattia, ancora suscettibile di terapia medica [59]. Nel corso della malattia, la stratificazione murale progressiva-

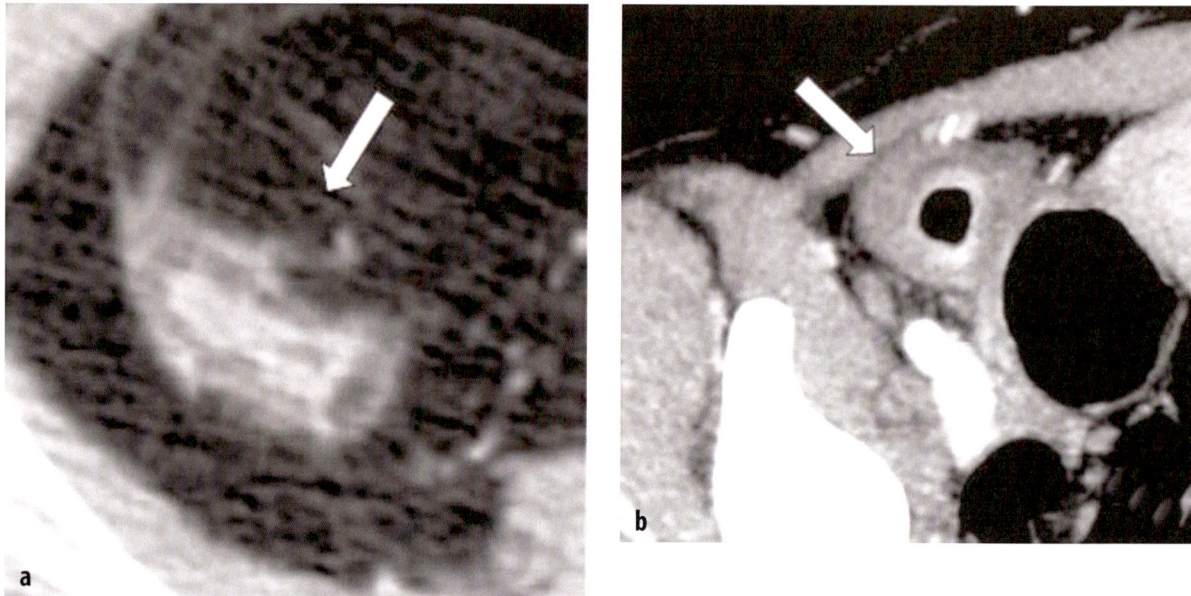

Fig. 12.6. Ispessimento parietale di tipo stratificato "a bersaglio", per iperdensità della mucosa e della *muscolaris mucosae* con ipodensità della sotto-mucosa dopo somministrazione dell'mdc in paziente con MC in fase attiva (**a**). Ispessimento parietale di tipo omogeneo, per involuzione fibrosa, indice di malattia cronica (**b**)

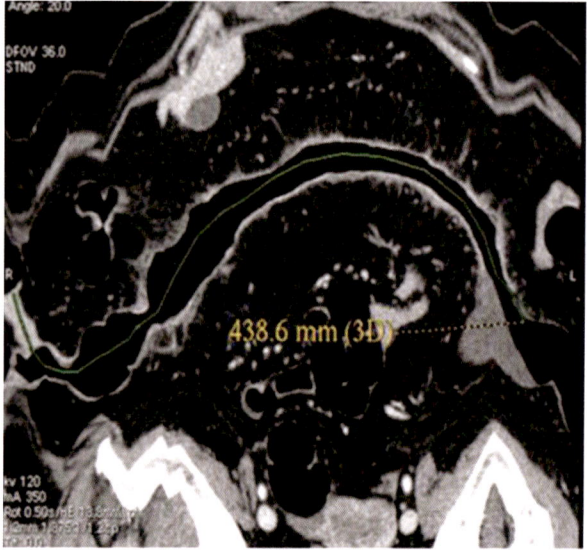

Fig. 12.7. Ricostruzioni multiplanari curvilinee, che dimostrano l'estensione del segmento intestinale interessato, la riduzione di calibro e la dilatazione del tratto a monte

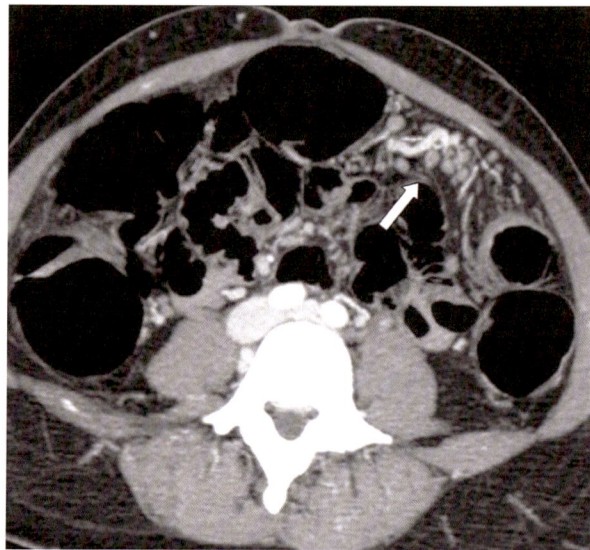

Fig. 12.8. Immagine assiale con presenza di multiple formazioni linfonodali centimetriche in prossimità dell'ansa colica patologica

mente scompare e il segmento intestinale interessato presenta un omogeneo e modico (o assente) potenziamento dopo il mezzo di contrasto. Tali caratteristiche sono da correlare ad un ispessimento di tipo cronico fibro-cicatriziale irreversibile, che risponde meno o per niente alla terapia medica [59] (Fig. 12.6). All'ispessimento parietale dei segmenti intestinali colpiti, con la progressione

della malattia, si associa spesso una riduzione di calibro del lume. La CV è in grado di evidenziare con elevata accuratezza la presenza di tratti stenotici [55]. Inoltre, grazie alla possibilità di ricostruzioni multiplanari (MPR) e curvilinee ("Curved" MPR), sono correttamente valutabili la sede, la lunghezza del tratto interessato, il diametro del lume residuo e la consensuale dilatazione pre-ste-

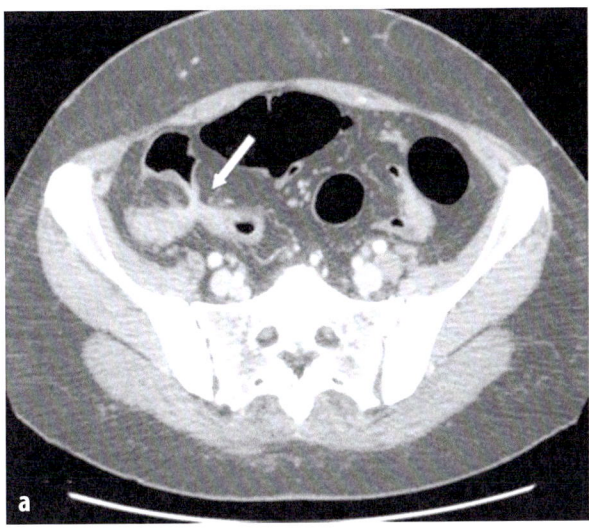

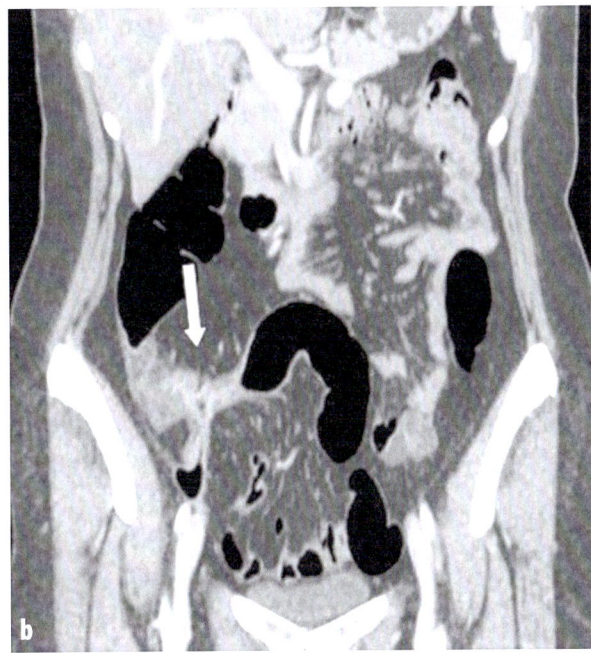

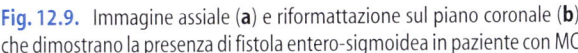

Fig. 12.9. Immagine assiale (**a**) e riformattazione sul piano coronale (**b**) che dimostrano la presenza di fistola entero-sigmoidea in paziente con MC

notica (Fig. 12.7). A tal riguardo il grande vantaggio di questa tecnica è l'opportunità di esaminare, con una maggiore sensibilità rispetto alla colonscopia convenzionale e al CDC, il tratto prossimale alla stenosi, per escludere ulteriori localizzazioni di malattia [55]. La CV con MPR è certamente la tecnica diagnostica con maggior sensibilità e specificità nella valutazione delle manifestazioni pericoliche del MC, quali la proliferazione fibroadiposa [60] e l'ipervascolarizzazione reattiva del mesentere, rappresentata dal caratteristico segno del "pettine", che individua un indice di attività della malattia e permette di porre la diagnosi differenziale con il linfoma e le metastasi da carcinoma del piccolo intestino, le quali sono normalmente lesioni ipovascolari [61]. Linfonodi mesenterici < 10 mm sono normalmente presenti e ben apprezzabili (Fig. 12.8). La presenza di formazioni linfonodali > 1 cm impone la diagnosi differenziale con patologie maligne quali il linfoma e il carcinoma. L'identificazione delle complicanze del MC è di fondamentale importanza in quanto queste influenzano il trattamento e la prognosi del paziente. Ricostruzioni coronali e oblique risultano di particolare utilità nella valutazione delle fistole, che si sviluppano nel 20-40% dei pazienti [62] (Fig. 12.9). In egual misura è possibile studiare ascessi e flemmoni, che si sviluppano nel 15-20% dei pazienti affetti. È stato dimostrato che la CV rappresenta una valida alternativa alla colonscopia tradizionale nella valutazione della recidiva

in pazienti con pregressa resezione ileo-colica per MC e stenosi rigida dell'anastomosi, non valicabile dal colonscopio [55] (Fig. 12.10).

Anche nella RCU si osserva un ispessimento parietale tipico, sebbene di entità inferiore rispetto al MC (valore medio 7-8 mm a fronte di 13 mm), di solito continuo e concentrico. Le scansioni acquisite dopo somministrazione endovenosa del mezzo di contrasto dimostrano il tipico pattern di stratificazione di parete ("a doppio alone" o "a bersaglio") nel 60% dei pazienti affetti. Un marcato ispessimento parietale (> 10 mm) può tuttavia essere osservato nelle malattie attive di grave entità associato a netto potenziamento [63]. RCU e MC sono accomunati da un aspetto ondulato del profilo interno della parete intestinale; di contro, nella RCU i margini esterni della parete si presentano nel 95% dei casi più lisci per la minor evidenza del disegno haustrale a causa dell'interessamento intramurale del processo infiammatorio [56]. Anche nella RCU assume fondamentale importanza la possibilità di effettuare ricostruzioni multiplanari e curvilinee per la dimostrazione dell'estensione del tratto intestinale interessato e dell'esistenza di eventuali stenosi. La CV con MPR possiede una sensibilità estremamente elevata nel valutare i segni compatibili con una condizione di RCU di lunga durata rappresentati dalla tubulizzazione del colon (Fig. 12.11), da gettoni polipoidi di mucosa rigenerata (pseudopolipi) e dall'incremento dello spazio pre-sacrale,

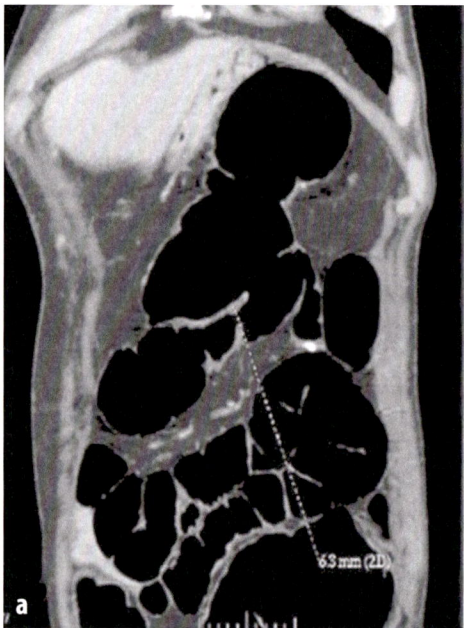
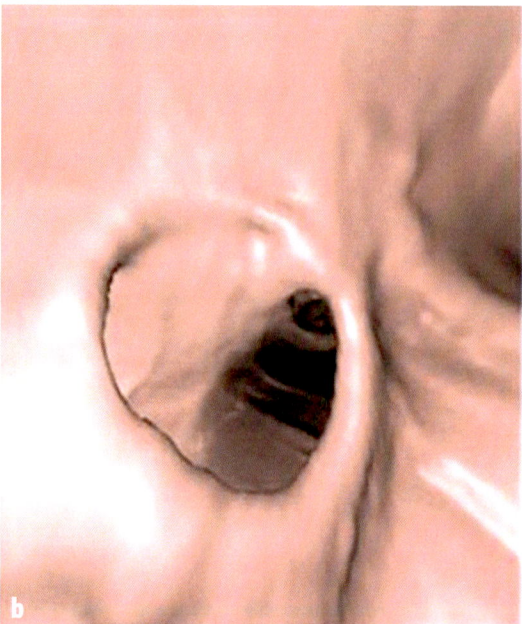

Fig. 12.10. Riformattazione sul piano coronale (**a**) e navigazione "endoscopica virtuale". **b** Ispessimento parietale concentrico a carico dell'ansa ileale pre-anastomotica indice di recidiva di malattia

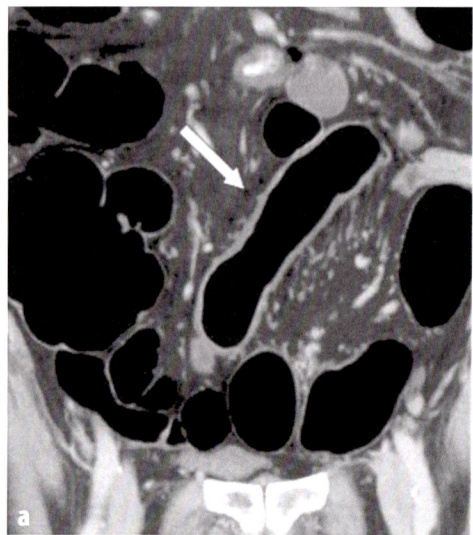
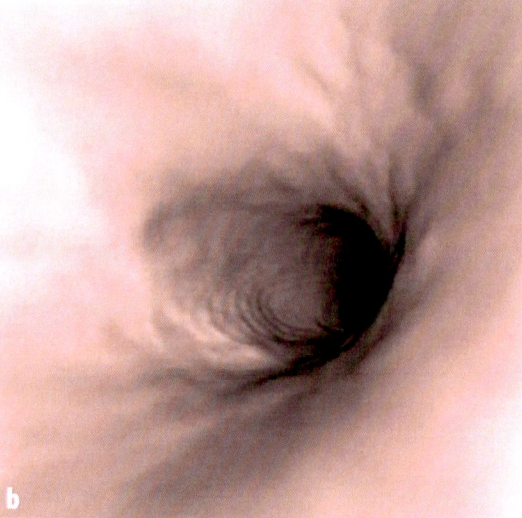

Fig. 12.11. Perdita dell'haustratura colica con tubulizzazione del viscere in paziente con RCU. Immagine sul piano coronale (**a**), visualizzazione endoscopica virtuale (**b**)

dovuto alla proliferazione del tessuto adiposo perirettale (Fig. 12.12). Un discorso a parte merita la sorveglianza dei pazienti affetti da RCU riguardo al CCR [64]. Come è noto, il rischio di CCR nei pazienti affetti da RCU è nettamente più alto rispetto a quello della popolazione generale e specifici programmi di sorveglianza sono generalmente implementati. Al momento le maggiori società scientifiche non raccomandano la CV quale test per il follow-up, suggerendo, invece, lo studio con colonscopia [65, 66]. Ad ogni modo, la somministrazione endovenosa del mezzo di contrasto organo-iodato alla CV potrebbe essere una modalità di studio promettente per l'identificazione della trasformazione neoplastica; sono però necessari ulteriori studi al riguardo (Fig. 12.13).

Nonostante la colonscopia virtuale sia una tecnica minimamente invasiva, non è del tutto scevra da possibili complicanze [67]. In letteratura sono riportati alcuni casi di perforazione intestinale se-

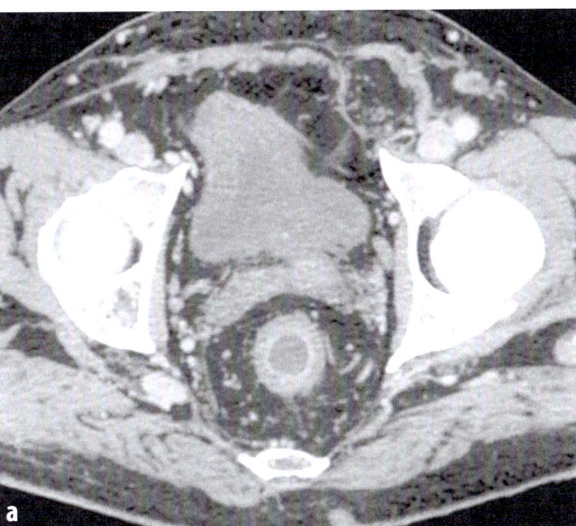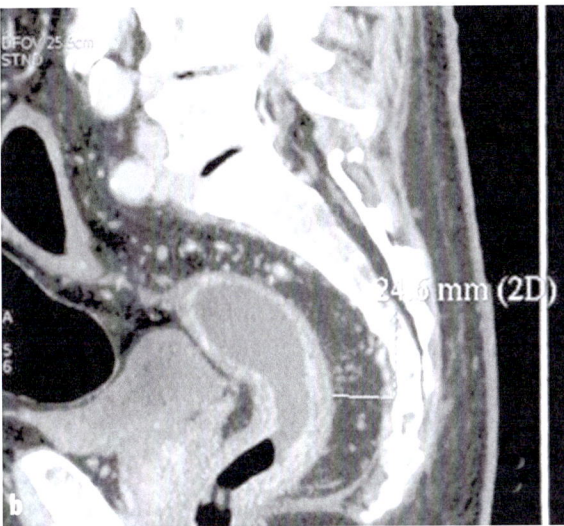

Fig. 12.12. Ispessimento del tessuto adiposo del mesoretto in paziente con RCU di lunga data. Immagine sul piano assiale (**a**), riformattazione sul piano sagittale (**b**)

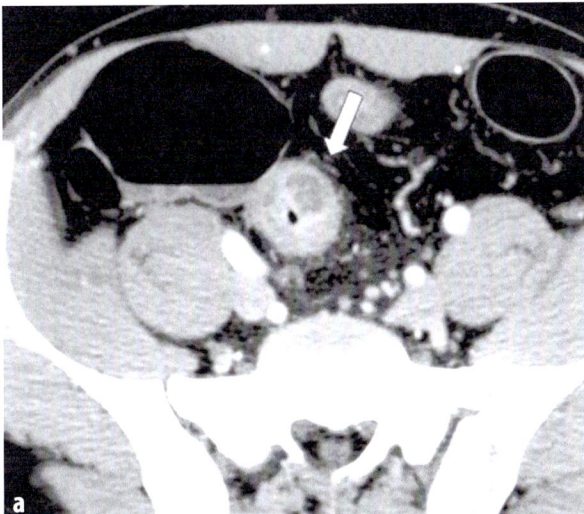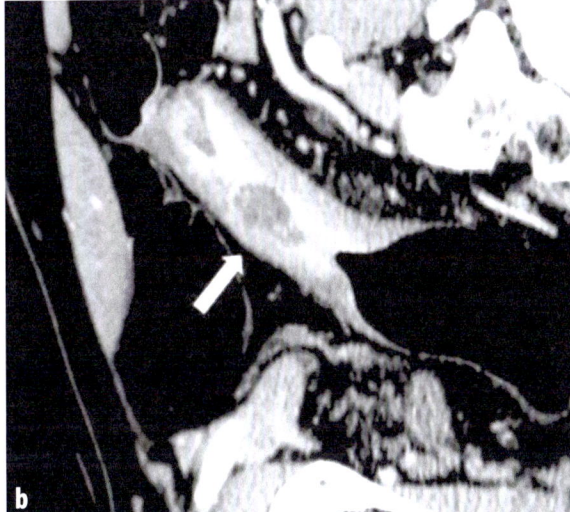

Fig. 12.13. Ispessimento parietale concentrico con stenosi luminale in corrispondenza del III distale del sigma in paziente affetto da RCU da 20 anni, con lesione discariocinetica intramurale. Immagine assiale (**a**), riformattazione sul piano sagittale (**b**)

condaria a colonscopia virtuale proprio in pazienti affetti da IBD. In uno di questi casi la causa di perforazione è stata ricondotta al trauma meccanico provocato dall'introduzione di un catetere rettale rigido [68]. Nei restanti casi si è verificato un barotrauma in pazienti in fase attiva di malattia, con stenosi distali importanti e in terapia corticosteroidea cronica: fattori che aumentano notevolmente la vulnerabilità parietale [69, 70]. Una tecnica di esecuzione accurata, con l'utilizzo di un catetere rettale morbido di tipo Foley e l'insufflazione del colon progressiva ed effettuata con la massima cautela, riduce al minimo tale rischio.

CV a seguito di test per la ricerca del sangue occulto fecale positivo

La CV potrebbe essere proposta anche come metodica diagnostica a seguito di un test per la ricerca del sangue occulto fecale (FOBT) risultato positivo. Ciò al fine di limitare un esame invasivo e sottoporre a colonscopia solo i soggetti che presentino un polipo significativo. La fattibilità di un tale approccio metodologico è, però, basata fondamentalmente sul numero di falsi positivi del FOBT. I test al guaiaco, correntemente utilizzati nei programmi di screening per il CCR, soffrono di un'imperfetta specificità, che conduce a un 50% di falsi positivi, inviati a una colonscopia per approfondimenti diagnostici [71]. L'uso della CV in una situazione del genere sarebbe probabilmente privo di una significativa costo-efficacia, dal momento che, seppure il 50% dei soggetti non andasse successivamente incontro a una colonscopia, l'altro 50% di veri positivi sarebbe sottoposto a un doppio esame inutilmente, con aggravio di costi e tempi d'attesa per il paziente. L'uso di test immunochimici, d'altra parte, incrementa la specificità e, di recente, è stata proposta anche una valutazione a doppio livello, con il test immunochimico effettuato nei casi di positività del test al guaiaco. In tale esperienza si è dimostrato un netto decremento nel numero dei falsi positivi e, di conseguenza, delle colonscopie inutili [71, 72]. Pertanto, un ruolo della CV in quest'ambito si può ritrovare solo nei soggetti che si rifiutassero di sottoporsi a un esame invasivo e preferissero, comunque, previa adeguata informazione, sottoporsi preliminarmente a una CV.

Sorveglianza

Il problema della sorveglianza include la valutazione sia dei pazienti con CCR operato sia di quelli che sono stati sottoposti a una precedente polipectomia endoscopica. Si tratta di una serie di situazioni ampiamente dibattute, dal momento che non è del tutto chiara la storia naturale della recidiva del CCR e che in alcuni casi di polipi multipli ci si può trovare di fronte a sindromi familiari, con implicazioni genetiche e, quindi, di sorveglianza completamente diverse. Se per lo screening del CCR negli individui a rischio medio le principali società scientifiche (American Cancer Society, US-Society Task Force on Colorectal Cancer e American College of Radiology) hanno pubblicato le nuove Linee guida che comprendono l'uso della CV quale test opzionale [3], per ciò che riguarda la sorveglianza le raccomandazioni sono rimaste quelle del 2006 [73, 74], nelle quali la CV non è inclusa.

Sorveglianza del CCR

Il trattamento del CCR è essenzialmente chirurgico e, nonostante l'intento di radicalità terapeutica, la recidiva di malattia compare in più di un terzo dei casi e, nell'80% delle situazioni, essa è diagnosticata nei primi due anni dopo l'intervento [75]. La recidiva di malattia può presentarsi a livello locoregionale, linfonodale ovvero a distanza (metastasi epatiche ed extra-epatiche). In questi pazienti vi è inoltre un maggior rischio di sviluppo, a livello delle restanti porzioni di colon, di lesioni adenomatose nuove o metacrone che predispongono allo sviluppo di un nuovo precesso discariocinetico [76]. È molto importante individuare tempestivamente la ripresa locoregionale di malattia per attuare una nuova terapia chirurgica con intento di radicalità, sebbene con approcci chiaramente più invasivi. Infatti, in circa i due terzi dei pazienti con recidiva locoregionale, è possibile effettuare una nuova resezione con completa asportazione del tessuto neoplastico e degli organi viciniori coinvolti [77] .

Le strategie di sorveglianza saranno naturalmente diverse in relazione allo stadio di malattia, al tipo istologico, alla localizzazione del tumore primario ed allo stato dei margini chirurgici al momento della resezione [78]. Il follow-up include la valutazione dei marker oncologici (CEA), le tecniche di imaging e la valutazione endoscopica. Il CEA è utile soprattutto per la valutazione delle metastasi epatiche, in quanto la sua sensibilità per le metastasi polmonari e per la recidiva locoregionale è meno attendibile [79]. La TC viene solitamente impiegata come metodica di prima istanza nel follow-up, in particolare per la valutazione delle metastasi epatiche [80], anche se un ruolo sempre maggiore sta assumendo la TC-PET, soprattutto per la recidiva di malattia extra-epatica [81]. Sebbene le Linee guida non considerino la CV un'opzione standardizzata per la sorveglianza dopo terapia chirurgica [3, 72, 73], alcuni autori ne hanno tuttavia dimostrato l'utilità nel follow-up [82-85]. Infatti, non solo in più della metà dei casi la recidiva di malattia si manifesta con metastasi a distanza, ma a livello locoregionale la maggior parte delle recidive non ha una componente endoluminale ed è pertanto non visibile alla colonscopia (Fig. 12.14) [86]. La colonscopia, inoltre, è resa difficoltosa, se non impossibile, a causa della terapia attinica o chirurgica, che determinano una fibrosi di parete o delle aderenze viscerali.

Sorveglianza post-polipectomia

Il ruolo della CV nella sorveglianza post-polipectomia merita alcune considerazioni, riguardanti sia il rapporto costo/beneficio di un tale approccio diagnostico, sia il rischio di non evidenziare alcune lesioni (in particolare, i polipi piatti) che sembrano rivestire una certa importanza nella popolazione di pazienti a rischio di CCR più alto della media, quali quelli sottoposti a una pregressa polipectomia.

Il primo problema è rappresentato dal rapporto costo/beneficio e può essere posto in questi termini.

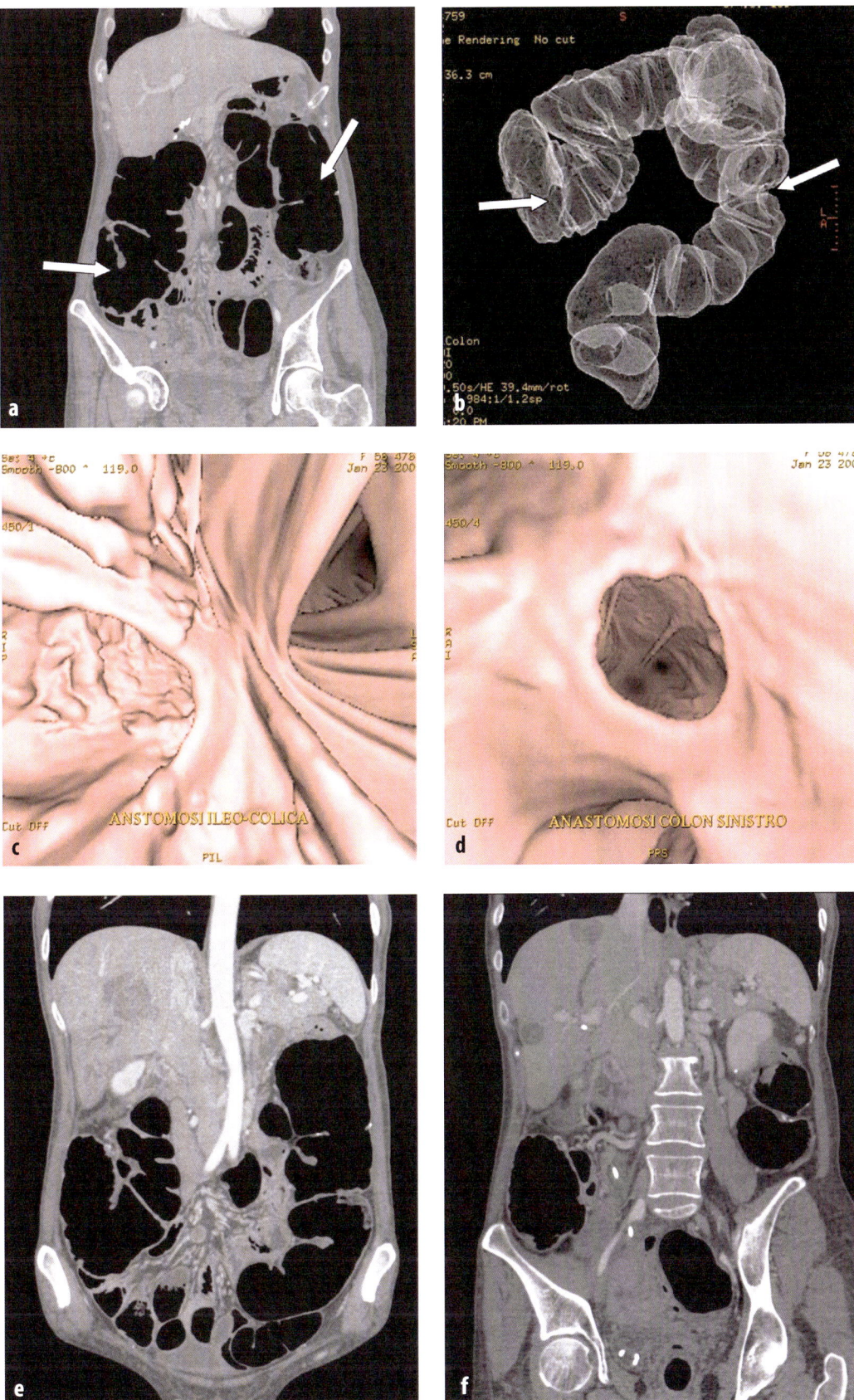

Fig. 12.14. a Immagine in coronale dell'anastomosi ileo-colica (*freccia*) e colo-colica (*freccia*) in paziente con neoplasia a livello del colon ascendente e del discendente. **b** Ricostruzione in trasparenza. **c, d** Navigazione endoluminale. **e, f** Metastasi epatiche

Un paziente con pregressa polipectomia, con l'esclusione dei polipi iperplastici, è un soggetto che ha un rischio estremamente alto di sviluppare al successivo controllo endoscopico un altro polipo, eventualmente anche avanzato [87]. Una recente meta-analisi [88] ha dimostrato una diretta correlazione tra il numero e le dimensioni dei polipi adenomatosi rimossi e il successivo sviluppo di un adenoma avanzato. Da una serie di studi endoscopici, inoltre, si evince che l'incidenza di adenomi alla colonscopia convenzionale di sorveglianza è strettamente dipendente dai reperti all'esame indice (numero e istologia dei polipi) [89] e può arrivare sino al 53% di adenomi non avanzati [90] e al 34% di adenomi avanzati [91]. Sulla base di queste considerazioni, il rischio di utilizzare la CV per la sorveglianza è quello di trovare dei polipi in quasi un caso su due e dover inviare, di conseguenza, il paziente a una colonscopia, incrementando il costo della sorveglianza e sottoponendo il paziente a due esami. Potrebbe essere utile condurre ulteriori studi con la finalità di stratificare i pazienti dopo l'esame indice e indirizzare a CV solo quelli con bassa probabilità di malattia.

Il secondo problema riguarda, invece, la prevalenza di lesioni neoplastiche non polipoidi nella popolazione in sorveglianza, rispetto ai soggetti a rischio medio per CCR. Le lesioni non polipoidi, secondo la classificazione della Società Giapponese per il Cancro del Colon Retto [92], comprendono le lesioni piatte e quelle depresse. Una lesione è definita piatta se la sua altezza dalla mucosa è meno della metà del diametro, mentre viene definita depressa se ha una base più bassa rispetto al piano della mucosa circostante. Da un recentissimo studio [93], su una popolazione di oltre 1.800 pazienti sottoposti a colonscopia per diverse ragioni cliniche è emersa una prevalenza di lesioni non polipoidi del 9,35%, che si riduce al 5,84% nei soggetti asintomatici a rischio medio per CCR studiati per screening, mentre s'innalza sino al 15,44% nei pazienti in sorveglianza e quindi a rischio per CCR più alto della media. Inoltre, si è evidenziata una prevalenza di carcinoma *in situ* o sotto-mucoso dello 0,82% nell'intera popolazione e dello 0,32% nel sottogruppo di soggetti studiati per screening. Premesso che anche questi dati necessitano di ulteriori conferme, viene comunque proposta l'importanza di poter diagnosticare una lesione piatta anche alla CV, in particolare nei pazienti in sorveglianza. Al momento attuale i dati circa la sensibilità della CV nell'identificazione di lesioni piatte, o depresse, sono piuttosto contraddittori, con sensibilità riportate dai vari autori variabili tra il 50 e l'82% [94-95]. Questa variabilità riflette, anche, la mancanza di chiarezza circa il migliore approccio tecnico, che dovrebbe, a nostro avviso, prevedere la marcatura fecale e l'analisi dei dati con una finestra per i tessuti molli; l'uso del mezzo di contrasto endovenoso, in questa particolare situazione, potrebbe apportare un qualche beneficio diagnostico [96].

Bibliografia

1. Mulhall BP, Veerappan GR, Jackson JL (2005) Meta-analysis: computed tomographic colonography. Ann Intern Med 142:635-650
2. Rosman AS, Korsten MA (2007) Meta-analysis comparing CT colonography, air contrast barium enema, and coonoscopy. Am J Med 120:203-210
3. Levin B, Lieberman DA, McFarland B et al (2008) Screening and surveillance for the early detection of colorectal cancer and adenomatous polyps, 2008: a joint guideline from the American Cancer Society, the US Multi-Society Task Force on Colorectal Cancer, and the American College of Radiology. CA Cancer J Clin Mar 5 [Epub ahead of print]
4. AGA Clinical Practice and Economics Committee (2006) Position of the American Gastroenterological Association (AGA) Institute on computed tomographic colonography. Gastroenterology 131:1627-1628
5. Anderson ML, Heigh RI, Mc Coy GA et al (1992) Accuracy of assessment of the extent of examination by experienced colonoscopists. Gastrointest Endosc 38:560-563
6. Rex DK, Cutler CS et al (1997) Colonoscopic miss rates of adenomas determined by back-to-back colonoscopies. Gastroenterology 112:24-28
7. Marshall JB, Barthel JS (1993) The frequency of total colonoscopy and terminal ileal intubation in the 1990s. Gastrointest Endosc 39:518-520
8. Shah HA, Paszat LF, Saskin R et al (2007) Factors associated with incomplete colonoscopy: a population-based study. Gastroenterology 132:2297-2303
9. Hanson ME, Pickhardt PJ, Kim DH et al (2007) Anatomic factors predictive of incomplete colonoscopy based on findings at CT colonography. AJR 189:774-779
10. Anderson JC, Messina CR, Cohn W et al (2001) Fac-

tors predictive of difficult colonoscopy. Gastrointest Endosc 37(2):152-154

11. Mitchell RM, Mc Callion K, Gardiner KR et al (2002) Successful colonoscopy: completion rates and reasons for incompletion. Ulster Med J 71(1):34-37

12. Nelson DB, McQuaid KR, Bond JH et al (2002) Procedural success and complications of large-scale screening colonoscopy. Gastrointest Endosc 55(3):307-314

13. Paonessa NJ, Rosen L, Stasik JJ (2005) Using the gastroscope for incomplete colonoscopy. Dis Colon Rectum 48:851-854

14. Cucino C, Buchner AM, Sonnenberg A (2002) Continued rightward shift of colorectal cancer. Dis Colon Rectum 45(8):1035-1040

15. Sciallero S, Bonelli L, Aste H et al (1999) Do patients with rectosigmoid adenomas 5 mm or less in diameter need total colonoscopy? Gastrointest Endosc 50:314-321

16. Read TE, Read JD, Butterly LF (1997) Importance of adenomas 5 mm or less in diameter that are detected by sigmoidoscopy. N Engl J Med 336:8-12

17. Pagana TJ, Ledesma EJ, Mittelman A et al (1984) The use of colonoscopy in the study of synchronous colorectal neoplasm. Cancer 53:356-359

18. Adloff M, Arnaud JP, Bergamaschi R et al (1989) Synchronous carcinoma of the colon and rectum: prognostic and therapeutic implications. Am J Surg 157:299-302

19. Askew A, Ward M, Cowen A (1986) The influence of colonoscopy on the operative management of colorectal cancer. Med J Aust 145:254-255

20. Bat L, Neumann G, Shemesh E (1985) The association of synchronous neoplasm with occluding colorectal cancer. Dis Col Rectum 28:149-151

21. Tate JJ, Rawlinson J, Royle JT et al (1988) Preoperative or postoperative colonic examination for synchronous lesions in colorectal cancer. Br J Surg 75:1016-1018

22. Morrin MM, Kruskal JB, Farrell RJ et al (1999) Endoluminal CT colonography after an incomplete endoscopic colonoscopy. AJR 172:913-918

23. Fenlon HM, McAneny DB, Nunes DP et al (1999) Occlusive colon carcinoma: virtual colonoscopy in the preoperative evaluation of the proximal colon. Radiology 210:423-428

24. Macari M, Berman P, Dicker M et al (1999) Usefulness of CT colonography in patients with incomplete colonoscopy. AJR Am J Roentgenol 173:561-564

25. Gryspeerdt S, Lefere P, Herman M et al (2005) CT colonography with fecal tagging after incomplete colonoscopy. Eur Radiol 15:1192-1202

26. Copel L, Sosna J, Kruskal JB et al (2007) CT colonography in 546 patients with incomplete colonoscopy. Radiology 244:471-478

27. Yucel C, Lev-Toaff AS, Moussa N et al (2008) CT colonography for incomplete or contraindicated optical colonoscopy in older patients. AJR Am J Roentgenol 190:145-150

28. Neri E, Giusti P, Battolla L et al (2002) Colorectal cancer: role of CT colonography in preoperative evaluation after incomplete colonoscopy. Radiology 223:615-619

29. United Nations (1993) World population prospects: the 1992 revision. United Nations, New York

30. Greenwald DA (2004) Aging, the gastrointestinal tract, and risk of acid-related disease. Am J Med 177(Suppl 5A):S8-S13

31. Ries LA, Kosary CL, Hankey BF et al (1997) SEER cancer statistics review, 1973-1994. National Institutes of Health, National Cancer Institute, NIH Publication No. 97-2789, Bethesda

32. Obrand DJ, Gordon PH (1998) Continued change in the distribution of colorectal carcinoma. Br J Surg 85:246-248

33. Burtin P, Bour B, Charlois T et al (1995) Colonic investigations in the elderly: colonoscopy or barium enema? Aging 7:190-194

34. Schmilovitz-Weiss H, Weiss A, Boaz M et al (2007) Predictors of failed colonoscopy in nonagenarians: a single-center experience. J Clin Gastroenterol 41:388-393

35 Morini S, Zullo A, Hassan C (2007) Endoscopy or radiology in nonagenarians? J Clin Gastroenterol 41:343-344

36. Ness RM, Manam R, Hoen H, Chalasani N (2001) Predictors of inadequate bowel preparation for colonoscopy. Am J Gastroenterol 96:1797-1802

37. Lappas JC, Maglinte DD, Chernish SM et al (1995) Disconfort during double contrast barium enema examination: a placebo controlled double blind evaluation of the effect of glucagon and diazepam. Radiology 197:95-99

38. Iafrate F, Hassan C, Zullo A et al (2008) CT colonography with reduced bowel preparation after incomplete colonoscopy in the elderly. Eur Radiol Mar 20 [Epub ahead of print]

39. Zalis ME, Perumpillichira JJ, Magee C et al (2006) Tagging-based, electronically cleansed CT colonography: evaluation of patient comfort and image readability. Radiology 239:149-59

40. Young-Fadok TM, Roberts PL, Spencer MP et al (2000) Colonic diverticular disease. Curr Probl Surg 37:457-514

41. Freeman SR, McNally PR (1993) Diverticulitis. Med Clin North Am 77:1149-1167

42. Lefere P, Gryspeerdt S, Baekelandt M et al (2003) Diverticular disease in CT colonography. Eur Radiolol 13:L62-L74

43. Gollub MJ, Jhaveri S, Schwartz E et al (2005) CT colonography features of sigmoid diverticular disease. Journal of Clinical Imaging 29:200-206

44. Hjern F, Jonas E, Holmström B et al (2007) CT colonography versus colonoscopy in the follow-up of patients after diverticulitis – A prospective, comparative study. Clin Radiol 62:645-650

45. Sanford M, Pickhardt PJ (2006) Diagnostic performance of primary 3-dimensional computed tomography colo-

nography inthe setting of colonic diverticular disease. Clinical Gastroenterology and Hepatology 4:1039-1047

46. Dachman AH (2006) Advice for optimizing colonic distention and minimizing risk of perforation during CT Colonography. Radiology 239:317-321

47. Lennard-Jones JE (1989) Classification of inflammatory bowel disease. Scand J Gastroenterol 24 (Suppl 770):2-6

48. Sandler RS, Golden AL (1986) Epidemiology of Crohn's disease. J clin Gastroenterol 8:160-165

49. American Gastroenterological Association (2003) Clinical practice committee. Medical position statement: perianal Crohn's disease. Gastroenterology 125:1503-1507

50. Jewell DP (1993) Ulcerative colitis. In: Sleisenger MH, Foerdtran JS, eds. Gastrointestinal disease, 4th ed. Philadelphia: Saunders, pp. 1305-1330

51. Lasner BH, Clinical features, course, laboratory findings, and complications in ulcerative colitis. In: Kirsner JB, ed. Inflammatory bowel disease 2000. 5th ed. Philadelphia: WB Saunders, pp. 305-314

52. Ambrosini R, Barchiesi A, Di Mizio V et al (2007) Inflammatory chronic disease of the colon: how to image. European Journal of Radiology 61(3):442-448

53. Tarjàn Z, Zàgoni T, Gyorke T et al (2000) Spiral CT colonography in inflammatory bowel disease. Eur J Radiol 35:193-198

54. Ota Y, Matsui T, Ono H et al (2003) Value of virtual computed tomographic for Crohn's colitis: comparison with endoscopy and barium enema. Abdominal Imaging 28:778-783

55. Biancone L, Fiori R, Tosti C et al (2003) Virtual colonoscopy compared with conventional colonoscopy for stricturing postoperative recurrence in Crohn's disease. Infamm Bowel Dis 9(6):343-50

56. Andersen K, Vogt C, Blondin D et al (2006) Multidetector CT-colonography in inflammatory bowel disease: Prospective analysis of CT-findings to high-resolution video colonoscopy. Eur J Radiol 58:140-146

57. Macari M, Balthazar EJ (2001) CT of bowel wall thickening: significance and pitfalls of interpretation. AJR Am J Roentgenol 176:1105-1116

58. Del Campo L, Arribas I, Valbuena M et al (2001) Spiral CT findings in active and remission phases in patients with Crohn disease. J. Comput Assist Tomogr 25:792-797

59. Choi D, Jin Lee S, Ah Cho Y et al (2003) Bowel wall thickening in patients with Crohn's disease: CT patterns and correlation with inflammatory activity. Clin Radiol 58(1):68-74

60. Furukawa A, Saotome T, Yamasaki M et al (2004) Cross-sectional imaging in Crohn disease. RadioGraphics 24:689-702

61. Lee SS, Ha HK, Yang SK et al (2002) CT of prominent pericolic or perienteric vasculature in patients with Crohn's disease: correlation with clinical disease activity and findings on barium studies. AJR Am J Roentgenol 179:1029-1036

62. Schwartz DA, Loftus EV Jr, Tremaine WJ et al (2002) The natural history of fistulizing Crohn's desease in Olmsted County. Minnesota. Gastroenterology 122:875-88

63. Gore RM, Balthazar EJ, Ghahremani GG et al (1996) CT features of ulcerative colitis and Crohn's disease. AJR 167:3-16

64. Eaden JA, Abrams KR, Mayberry JF (2001) The risk of colorectal cancer in ulcerative colitis: a meta-analysis. Gut 48:526-35

65. Smith RA, von Eschenbach AC, Wender R et al (2001) American Cancer Society guidelines for the early detection of cancer: an update of early detection for guidelines for prostate, colorectal, and endometrial cancers. Also: update 2001 – testing for early lung cancer detection. CA Cancer J Clin 51:38-75

66. Winawer S, Fletcher R, Rex D et al (2003) Colorectal cancer screening and surveillance: clinical guidelines and rationale – update based on new evidence. Gastroenterology 124:544-560

67. Pickhardt PJ (2006) Incidence of colonic perforation at CT colonography: review of existing data and implications for screening of asymptomatic adults. Radiology 239:313-316

68. Stuart L, Amy K, Tonia M et al (2006) Colonic perforation after computed tomographic colonography in a patient's fibrostenosing Crohn's disease. Am J Gastroenterology 101;189

69. Triester SL, Hara AK, Young-Fadok TM, Heigh RI (2006) Colonic perforation after computed tomographic colonography in a patient with fibrostenosing Crohn's disease. Am J Gastroenterol 101:189-192

70. Wong SH, Wong VWS, Sung JJY (2007) Virtual colonoscopy-induced perforation in a patient with Crohn's disease. World J Gastroenterol 13:978-979

71. Fraser CG, Matthew CM, Mowat NA et al (2006) Immunochemical testing of individuals positive for guaiac faecal occult blood test in a screening programme for colorectal cancer: an observational study. Lancet Oncol 7:127-131

72. Guittet L, Bouvier V, Mariotte N et al (2007) Comparison of a guaiac based and an immunochemical faecal occult blood test in screening for colorectal cancer in a general average risk population. Gut 56:210-214

73. Rex DK, Kahi CJ, Levin B et al (2006) Guidelines for colonoscopy surveillance after cancer resection: a consensus update by the American Cancer Society and the US-Multi-Society Task Force on colorectal cancer. Gastroenterology 130:1865-1871

74. Winawer SJ, Zauber AG, Fletcher RH et al (2006) Guidelines for colonoscopy surveillance after polypectomy: a consensus update by the US Multi-Society Task Force on colorectal cancer and the American Cancer Society. CA Cancer J Clin 56:143-159

75. Adloff M, Arnaud JP, Schloegel M et al (1985) Factors influencing local recurrence after abdominoperitoneal resection for cancer of the rectum. Dis Colon Rectum 28:413-415

76. Neugut AI, Lautenback E, Abi-Rached B et al (1996) Incidence of adenomas after curative resection for colorectal cancer. Am J Gastroenterol 91:2096-2098

77. Sagar PM, Pemberton JH (1996) Surgical management of locally recurrent rectal cancer. Br J Surg 83:293-304

78. Renehan AG, Egger M, Saunders MP et al (2002) Impact on survival of intensive follow-up after curative resection for colorectal cancer: systematic review and meta-analisys of randomised trials. BMJ 324:813

79. Goldstein MJ, Mitchell EP (2005) Carcinoembryonic antigen in the staging and follow-up of patients with colorectal cancer. Cancer Invest 23:338-351

80. You YT, Chien CRC (2006) Evaluation of contrast-enhanced computed tomographic colonography in detection of local recurrent colorectal cancer. World J Gastroenterol 12:123-126

81. Kong G, Jackson C, Koh DM et al (2008) The use of (18)F-FDG PET/CT in colorectal liver metastases-comparison with CT and liver MRI. Eur J Nucl Med Mol Imaging Mar 18 [Epub ahead of print]

82. Fletcher JG, Jhonson CD, Krueger WR et al (2002) Contrast-enhanced CT colonography in recurrent colorectal-carcinoma: feasibility of simultaneous evaluation for metastatic disease, local recurrence and metachronous neoplasi in colorectal carcinoma. AJR 178:283-290

83. Laghi A, Iannaccone R, Bria E et al (2003) Contrast-enhanced computed tomographic colonography in the follow-up of colorectal cancer patients: a feasibility study. Eur Radiol 13:883-889

84. Iyer RB, Faria S, Dubrow R (2007) CT colonography: surveillance in patients with a history of colorectal cancer. Abdom Imaging 32:234-238

85. Choi YJ, Park SH, Lee SS et al (2007) CT colonography for follow-up after surgery for colorectal cancer. AJR Am J Roentgenol 189:283-289

86. Manfredi S, Bouvier AM, Lepage C et al (2006) Incidence and patterns of recurrence after resection for cure of colonic cancer in a well defined population. Br J Surg 93:1115-1122

87. Jørgensen OD, Kronborg O, Fenger C (1995) A randomized surveillance study of patients with pedunculated and small sessile tubular and tubulovillous adenomas. The Funen Adenoma Follow-up Study. Scand J Gastroenterol 30:686-692

88. Saini SD, Kim HM, Schoenfeld P (2006) Incidence of advanced adenomas at surveillance colonoscopy in patients with a personal history of colon adenomas: a meta-analysis and systematic review. Gastrointest Endosc 64:614-626

89. van Stolk RU, Beck GJ, Baron JA et al (1998) Adenoma characteristics at first colonoscopy as predictors of adenoma recurrence and characteristics at follow-up: the Polyp Prevention Study Group. Gastroenterology 115:13-18

90. Martinez ME, Sampliner R, Marshall JR et al (2001) Adenoma characteristics as risk factor for recurrence of advanced adenomas. Gastroenterology 120:1077-1083

91. Noshirwani KC, van Stolk RU, Rybichi LA et al (2005) Adenoma size and number are predictive of adenoma recurrence: implications for surveillance colonoscopy. Gastrointest Endosc 51:433-437

92. Kudo S (1996) Early colorectal cancer. Tokio, Japan: Igaku-Shoin

93. Soetikno RM, Kaltenbach T, Rouse RV et al (2008) Prevalence of nonpolypoid (flat and depressed) colorectal neoplasms in asymptomatic and symptomatic adults. JAMA 299:1027-1035

94. Fidler JL, Johnson CD, MacCarty RL et al (2002) Detection of flat lesions in the colon with CT colonography. Abdom Imaging 27:292-300

95. Van Gelder RE, Nio CY, Florie J et al (2004) Computed tomographic colonography compared with colonoscopy in patients at increased risk for colorectal cancer. Gastroenterology 127:41-48

96. Lee SS, Park SH, Choi EK et al (2007) Colorectal polyps on portal phase contrast-enhanced CT colonography: lesion attenuation and distinction from tagged feces. AJR Am J Roentgenol 189:35-40

CAPITOLO 13

Il ruolo nello screening

Cesare Hassan, Perry Pickhardt, Sergio Morini

Introduzione

L'elevata incidenza e mortalità del cancro colorettale (CCR), associate all'efficacia della polipectomia
endoscopica nel ridurre del 70-90% l'incidenza del
CCR e ad una maggiore sopravvivenza a 5 anni per
una diagnosi precoce di CCR, costituiscono il
razionale per una strategia di screening nella popolazione generale [1, 2].

Rispetto alla medicina diagnostica, lo screening
pone dei problemi etici, organizzativi e di costi. La
prevenzione implica un intervento attivo del sistema sanitario su persone asintomatiche laddove,
nella pratica clinica, è il paziente che, in seguito a
dei sintomi, ricerca l'attenzione delle strutture sanitarie. Per tale ragione, il rapporto tra benefici attesi
dall'intervento sanitario ed i rischi connessi al test
diagnostico dovrà essere molto più alto nella medicina preventiva rispetto a quello nella medicina diagnostica, in quanto è presumibile che la persona
malata sia disposta a rischiare, a parità di beneficio,
molto di più rispetto alla persona sana. Tale obiettivo è reso più difficile dalla dimostrazione che la
prevalenza di malattia nelle persone apparentemente sane è nettamente inferiore rispetto a quella nelle
persone malate, minimizzando il beneficio atteso
dall'intervento sanitario. È facilmente prevedibile,
inoltre, che le eventuali complicanze dello screening ricadranno non solo su persone asintomatiche,
ma anche su soggetti non affetti dalla malattia
screenata. In tale ambito acquista particolare importanza la relazione tra alcuni fattori di rischio
facilmente valutabili come l'età, il sesso ed un'e-
ventuale familiarità per patologia neoplastica del
colon ed il rischio di neoplasia colorettale. Per
esempio, si consiglia di cominciare lo screening del
CCR solo dopo i 50 anni, anticipandolo a 40 anni
nel caso di familiarità positiva.

La problematica organizzativa di uno screening
è similmente legata al passaggio da una medicina su
"malati" ad una su soggetti sani. Possiamo, per
esempio, aspettarci che non più del 5-10% della
popolazione superiore ai 50 anni richieda in un
qualche momento un esame del tratto digestivo inferiore per sintomi o segni specifici. Al contrario, la
percentuale di popolazione da sottoporre ad un test
preventivo è dell'ordine dell'80-90%, dovendo e-
scludere solo coloro che hanno importanti comorbidità o età superiore agli 80 anni. Questo comporta
necessariamente una sostanziale pressione sull'attuale macchina organizzativa, che è stata da sempre
tarata per le esigenze di una medicina clinica e non
preventiva. A questo proposito è stato ampiamente
dimostrato che il numero di centri endoscopici negli Stati Uniti è insufficiente a coprire la domanda
attesa negli anni immediatamente successivi all'introduzione di un'eventuale campagna di screening,
richiedendo una notevole implementazione delle
strutture oggi esistenti [3].

Il passaggio da una medicina diagnostica ad una
di prevenzione pone inoltre problemi di costi. Benché
il costo medio di una qualsiasi procedura diagnostica
del colon sia in genere nettamente inferiore rispetto a

A. Laghi, R. Passariello, *La colonscopia virtuale*. ISBN 978-88-470-1066-6 © Springer 2008

quello di una chirurgia per CCR, il risparmio legato alla prevenzione del CCR è in genere nettamente inferiore rispetto al costo complessivo di una campagna di screening, obbligando i vari sistemi sanitari ad investire una maggiore quantità di risorse. Tale necessità di risorse economiche e finanziarie entra in competizione con altre strategie diagnostiche o di prevenzione per lo stesso od altri apparati. È dunque chiaro che un qualsiasi programma di screening dovrà dimostrare di essere un investimento vantaggioso in termini di salute "prodotta". Al fine di permettere una comparazione dei vari interventi sanitari, è stato arbitrariamente deciso che un costo superiore ai $ 100.000-150.000 per anno di vita guadagnato rende una qualsiasi strategia inefficiente in un'ottica di costo-efficacia [4]. Inoltre, è largamente atteso che a parità di beneficio di due o più tecniche verrà scelta quella che appare economicamente meno gravosa. In tale ambito, si deve evidenziare come il rapporto complessivo tra costi ed efficacia in una qualsiasi strategia non dipende solo dal costo del test in questione, come la colonscopia o la colonscopia virtuale (CV), ma anche dai costi associati a tutti i singoli momenti decisionali implicati in quella strategia, ad esempio la soglia dimensionale delle lesioni polipoidi per inviare i pazienti alla colonscopia dopo CV.

Ruolo della colonscopia virtuale nello screening del cancro colorettale

La CV rappresenta oggi la strategia non invasiva potenzialmente più efficace nello screening del CCR. Benché non siano ancora disponibili studi che dimostrino la capacità della CV nel prevenire l'incidenza del CCR o la mortalità ad esso associata, la comparazione tra l'accuratezza della CV e quella della colonscopia per polipi clinicamente rilevanti rileva come la prima sia sostanzialmente superiore a quella delle altre tecniche non invasive. Assumendo, per esempio, una sensibilità della CV dell'80-90% per polipi ≥ 10 mm, tale tecnica apparirà nettamente più accurata del test del sangue occulto fecale che mostra un valore del 10-20% [5]. Similmente, la sensibilità della rettosigmoidoscopia flessibile, completata da colonscopia in tutti i casi in cui un adenoma è identificato nel retto-sigma, ha mostrato una variabilità tra il 30 ed il 70%, a causa di una diversa associazione tra neoplasia del colon sinistro e quella del colon destro tra maschi e femmine [6]. Da segnalare, inoltre, che la superiorità della CV rispetto agli altri test non invasivi è anche implicita nel razionale intrinseco delle varie tecniche. La CV, infatti, invia alla colonscopia i pazienti

che hanno evidenza di una lesione morfologica nel colon, mentre il test del sangue occulto fecale "scommette" su un'associazione tra sanguinamento della lesione e presenza della lesione stessa, e la rettosigmoidoscopia su una mal definita capacità delle lesioni neoplastiche del colon sinistro di predire la presenza di neoplasia del colon destro.

Un altro punto a favore della CV è rappresentato dalla sua alta sensibilità per cancro [7]. Nessuno screening ha come obiettivo l'annullamento della mortalità o incidenza di una malattia. Per questo, anche un numero relativamente alto di falsi negativi è sopportabile in un qualsiasi processo di prevenzione. Tuttavia, non tutti i falsi negativi hanno la stessa rilevanza clinica. Nel caso del CCR, per esempio, un falso negativo per un polipo benigno, per quanto biologicamente aggressivo ("avanzato"), implica per il paziente un rischio non superiore al 10% di avere un cancro del colon nei successivi 10 anni. Inoltre, tale lesione potrebbe essere identificata in una fase ancora benigna nel successivo esame di screening a 5 o 10 anni. Dal lato opposto, un falso negativo per cancro del colon assume un'enorme rilevanza a causa della veloce progressione di uno stadio precoce, associato ad una sopravvivenza del 70-95%, in uno stadio tardivo che ha una prognosi infausta nella maggior parte dei casi. L'elevata accuratezza della CV per carcinomi del colon, nettamente superiore rispetto a quella del test della ricerca di sangue occulto e della rettosigmoidoscopia, comporta il sostanziale vantaggio di minimizzare il pesante impatto dei falsi negativi per cancro sulla campagna di screening. Tale vantaggio è particolarmente importante nei soggetti più anziani (70-80 anni), in cui il beneficio atteso dall'identificazione precoce di un cancro è presumibilmente superiore a quello di una prevenzione della sequenza adenoma-carcinoma nei successivi 10 anni.

Tale superiorità della CV sugli altri test di screening non invasivi è indirettamente confermata dai modelli di simulazione computerizzata [8]. Tali modelli hanno sempre avuto un ruolo preminente nel valutare l'efficacia dello screening del CCR per la loro capacità di proiettare l'individuazione di end-point intermedi, come i polipi adenomatosi, sull'incidenza e mortalità del CCR. Da tali modelli appare univocamente la capacità della CV di prevenire il 60-80% dei cancri, contro il 30-50% della rettoscopia, laddove il test del sangue occulto si associa solo ad un down-staging di cancri già presenti, ma non alla loro prevenzione.

Di notevole interesse appare il confronto tra CV e colonscopia. La colonscopia, infatti, è un esame molto accurato per l'identificazione di polipi e carcinomi, ed il suo uso è stato associato a sostanziali riduzioni del rischio di CCR. Il rischio di complicanze della colonscopia, benché presente, appare principalmente correlato con la parte operativa, cioè la rimozione dei polipi, da cui comunque il soggetto può aspettarsi un beneficio. Per tale ragione, la classe medica, ed in particolare i gastroenterologi, ritiene la colonscopia un esame altamente efficace per la prevenzione del CCR. Tale consapevolezza è stata ulteriormente rafforzata dal confronto diretto tra colonscopia e rettosigmoidoscopia, e da studi di fattibilità di tale screening in ospedali militari americani [6].

Tuttavia, a distanza di più di 10 anni dalla validazione della colonscopia come metodica di prevenzione, l'impressione generale è di una bassa compliance da parte della popolazione. Sondaggi telefonici condotti negli Stati Uniti indicano che non più del 5-10% della popolazione si è sottoposto ad una colonscopia nei 5 anni precedenti [9]. Similmente, in Italia uno studio multicentrico randomizzato su screening con sangue occulto fecale o colonscopia, coordinato dal prof. Crespi (dati non pubblicati), è stato prematuramente chiuso per la bassa compliance dei pazienti randomizzati a colonscopia (5-15%). Tali livelli di compliance appaiono assolutamente inaccettabili se comparati con quelli della mammografia e del dosaggio del PSA (Prostate Specific Antigen, Antigene Prostatico Specifico,) per la ricerca del cancro della prostata, nettamente superiori al 70%. La discrepanza è tanto più grave se pensiamo alla modesta efficacia di questi programmi di screening rispetto a quelli del colon. Purtroppo, è innegabile che livelli eccessivamente bassi di compliance pregiudicano severamente la validità di una strategia di screening. Se per esempio ammettiamo che l'efficacia della colonscopia nel prevenire l'incidenza del CCR è del 70%, una compliance del 10% significherebbe una prevenzione di un solo 7%. È chiaro, dunque, che ad un test non invasivo si richiede non tanto di raggiungere la sensibilità della colonscopia per questa o quella lesione, quanto di migliorare la compliance complessiva dello screening del CCR.

Potenzialmente, la CV è un esame adatto a migliorare la compliance di un programma di screening. A differenza della colonscopia, la CV non è percepita dai medici referenti e dalla popolazione come un esame invasivo o doloroso e comporta una drammatica riduzione del rischio di complicanze, che è di particolare importanza quando si propone un test medico ad una persona asintomatica. Potrebbe, in un prossimo futuro, giovarsi della diffusione di una tecnica senza preparazione che, riducendo il fastidio derivante dall'uso di farmaci lassativi, può migliorare sensibilmente la percezione dell'opinione pubblica per lo screening del CCR. Purtroppo, non esistono ancora studi che abbiano comparato la compliance attesa con un programma di CV rispetto ad uno di colonscopia; tuttavia, il progressivo aumento del numero di esami per anno negli Stati Uniti e l'evidenza della saturazione delle liste d'attesa in molti centri europei rafforza l'idea che la CV sia ben accettata dalla popolazione. Similmente alla colonscopia, la fattibilità di effettuare uno screening con CV su larga scala è stata dimostrata in due recenti articoli sul "New England Journal of Medicine" che hanno tra l'altro evidenziato una sensibilità per lesioni clinicamente rilevanti sovrapponibile a quella della colonscopia [10, 11].

Screening con colonscopia virtuale e polipi

Accanto alla considerevole importanza che la compliance gioca nella prevenzione del CCR, un programma di screening con CV deve affrontare numerose problematiche. È indubbio, infatti, che la prevenzione del CCR è legata principalmente all'identificazione di polipi del colon. È dunque naturale esigere dalla CV un'adeguata sensibilità per tali lesioni. Dal lato opposto, è anche vero che la prevalenza di polipi nella popolazione sfiora il 40%. Pur ammettendo una specificità del 100% per i polipi del colon, inviare il 40% dei pazienti sottoposti a CV ad una successiva colonscopia appare eccessivamente gravoso, andando a ridurre pesantemente la non invasività della strategia di prevenzione. Se poi aggiungiamo l'evidenza che la specificità è tanto più bassa quanto più piccolo è il polipo target della CV, si rischierebbe di avere un numero esagerato di falsi positivi che dovrebbero inutilmente sottoporsi ad un esame invasivo.

Si pone dunque il problema se tutti i polipi debbano essere indistintamente il target di uno screening con CV. In realtà, l'evidenza che una prevalenza di polipi adenomatosi del 30% a 60 anni si proietta su un rischio di cancro a 10 anni dell'1,4% suggerisce che solo una piccola percentuale di polipi cancerizza in tale lasso di tempo. Non sorprende che, in tempi ben antecedenti all'introduzione della CV, fosse stata già largamente accettata una classificazione dei polipi in due categorie: "avanzati" e "non avanzati". Tale differenziazione poggia sull'evidenza che alcune caratteristiche morfologiche e istologiche dei polipi adenomatosi sono predittive di una più probabile cancerizzazione del polipo stesso. La più importante evidenza in tale contesto nasce da uno studio radiologico pre-endoscopico, che ha seguito con periodici esami radiologici una coorte di pazienti con evidenza, ad un clisma opaco, di un polipo ≥ 10 mm [12]. I pazienti nei quali tali polipi aumentavano di dimensioni venivano poi inviati a resezione endoscopica o chirurgica della lesione. Con questa metodologia, Stryker ha dimostrato che il rischio cumulativo di CCR di pazienti con polipi ≥ 10 mm a 20 anni è del 24%, risultato nettamente superiore al 3% atteso nella popolazione generale secondo i dati del sistema di registri americani (SEER, Surveillance, Epidemiology and End Results program). Successivamente, Vogelstein ha dimostrato l'associazione tra dimensioni superiori a 10 mm e l'accumulo delle mutazioni genetiche implicate nella cancerogenesi colorettale [13]. Per tali evidenze, tutti i polipi adenomatosi di dimensione uguale o superiore a 10 mm sono definiti "avanzati", indipendentemente dal grado di displasia o di componente villosa. Tale definizione, che si basa puramente sulla dimensione della lesione, appare di particolare rilevanza in quanto dimostra che ben prima dell'avvento della CV i gastroenterologi avevano accettato una soglia dimensionale per classificare l'aggressività biologica di una lesione precancerosa.

Benché i polipi ≥ 10 mm costituiscano la maggior parte di tutti i polipi "avanzati", una dimensione inferiore a tale soglia non esclude la possibilità di un comportamento aggressivo del polipo. Infatti, la presenza di un grado di displasia moderato-severo (displasia di alto grado) o di una componente villosa superiore al 25% della superficie del polipo è sufficiente per definire un polipo < 10 mm "avanzato". In epoca pre-colonscopia è stato dimostrato, infatti, che la resezione incompleta di polipi sessili del retto con displasia di alto grado comportava un rischio di successivo cancro 5 volte superiore rispetto ai polipi con displasia di basso grado [14]. È stato ampiamente dimostrato, inoltre, che nei residui adenomatosi di carcinomi escissi chirurgicamente displasia di alto grado ed architettura villosa sono pressoché sempre presenti. Da segnalare, infine, che pazienti con polipi "avanzati" hanno un rischio di neoplasia colorettale al follow-up aumentato rispetto a quello di soggetti con polipi "non avanzati" [14]. Identificare dunque tali soggetti non è solo importante per ridurre il rischio di cancro legato al polipo biologicamente aggressivo, ma anche per pianificare un più intensivo regime di follow-up.

Dal lato opposto, non abbiamo a disposizione studi endoscopici sulla storia naturale dei polipi "non avanzati" a causa della difficoltà d'identificarli con prelievo bioptico e delle problematiche etiche correlate con la non asportazione di tali le-

sioni. In tale ambito, acquistano particolare importanza due studi endoscopici che hanno seguito per 3 e 2 anni 253 e 194 polipi inferiori rispettivamente a 5 e 10 mm, indipendentemente dall'istologia iniziale [15, 16]. Tali studi non hanno mostrato l'insorgenza di alcun carcinoma nei polipi ≤ 5 mm, mentre un 1% di cancerizzazione è stato dimostrato per i polipi di 6-9 mm.

Polipi ≤ 5 mm

Se tali studi dimostrano in modo inequivocabile la maggiore aggressività biologica dei polipi "avanzati" rispetto a quelli "non avanzati", essi non risolvono, tuttavia, una problematica centrale nello screening con CV. A differenza dell'endoscopia, infatti, la CV non può classificare i polipi in funzione dell'istologia, bensì in funzione della dimensione. Il problema chiave, dunque, è la possibilità di predire con ragionevole certezza una diagnosi istologica con la semplice misurazione del polipo. Al fine di esplicitare le implicazioni cliniche dell'assunzione di una soglia a 6 o 9 mm per la selezione dei pazienti da inviare a colonscopia, abbiamo condotto una semplice simulazione [17]. A partire da una popolazione studiata sia con CV che con colonscopia, abbiamo calcolato la prevalenza relativa di polipi "avanzati" in tre classi di dimensioni: 1) polipi ≤ 5 mm; 2) polipi di 6-9 mm; 3) polipi ≥ 10 mm (Fig. 13.1). Tale prevalenza dipende non solo dal rapporto tra adenomi "avanzati" e adenomi "non avanzati", ma anche dal rapporto tra polipi adenomatosi e polipi non adenomatosi (per esempio iperplastici). Nella popolazione oggetto dello studio, la prevalenza di adenomi "avanzati" nei polipi < 6 mm è sembrata dello 0,09%, nei polipi di 6-9 mm dello 0,5%, mentre nei polipi ≥ 10 mm è risultata del 3,9%. In definitiva, solo il 2% delle neoplasie avanzate si localizza in polipi piccoli (≤ 5 mm), e solo il 13% in polipi < 10 mm. Da notare, tuttavia, che tali prevalenze si riferiscono ad una realtà endoscopica, non radiologica. Per convertire questi dati alla realtà radiologica, bisogna ricordare che l'immagine alla CV di un polipo non è meramente riconducibile al polipo reale, bensì ne costituisce un'approssimazione che dipenderà in ultima analisi dalla sensibilità e specificità della metodica per quella lesione. Se, per esempio, il numero di polipi < 6 mm da asportare in sede endoscopica per identificare una lesione "avanzata" è di 346, il numero di pazienti con evidenza di una lesione delle stesse dimensioni alla CV, da inviare alla colonscopia per trovare un adenoma avanzato, è di 562, cioè quasi il doppio. Da segnalare, in tale contesto, che si defini-

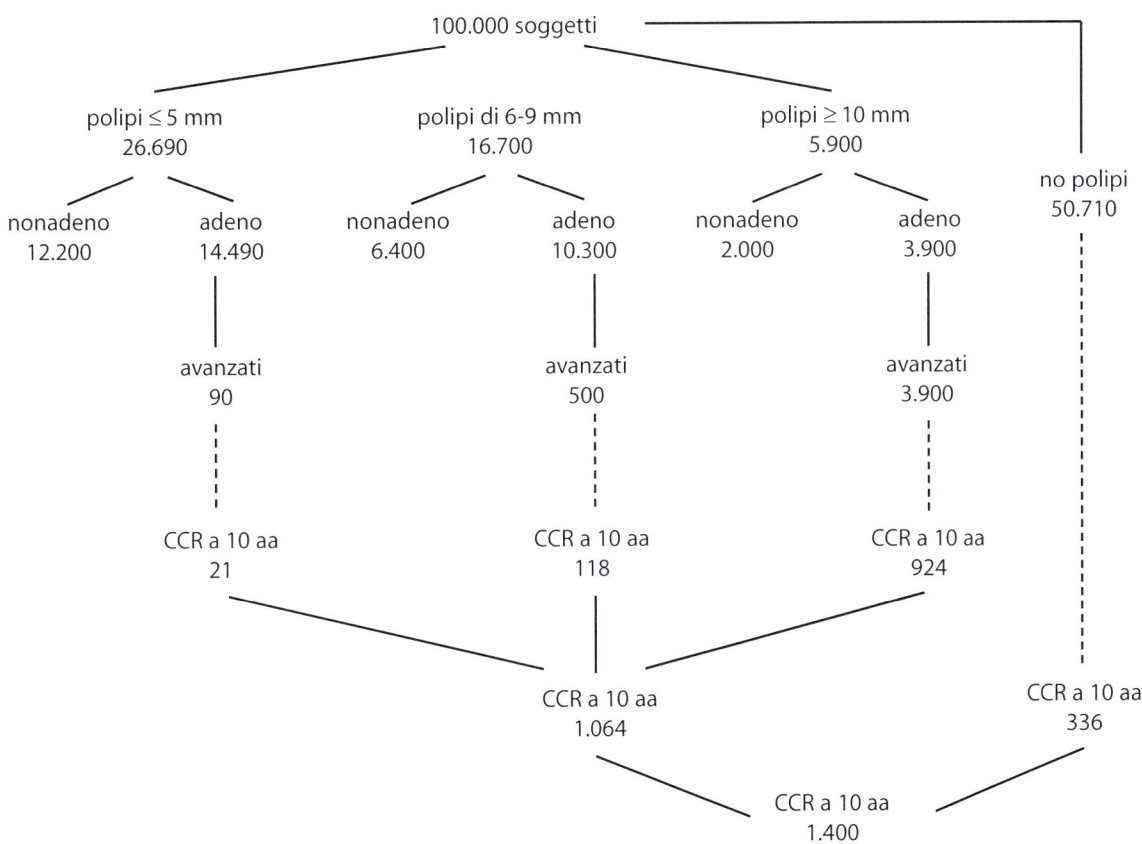

Fig. 13.1. Proiezione della prevalenza relativa di polipi nella popolazione generale sul rischio di cancro colorettale a 10 anni (adattato da [17])

sce in genere efficiente un uso della colonscopia che conduce all'identificazione di un polipo "avanzato" ogni 10-20 pazienti.

Al fine di convertire ulteriormente queste evidenze in un messaggio clinico, abbiamo proiettato tali prevalenze relative sul rischio atteso di CCR a 10 anni. Se, infatti, è presumibile che la maggior parte di cancri provenga dagli adenomi "avanzati", l'importanza delle varie classi di polipi può essere misurata in funzione della loro partecipazione a tale rischio. Con questa metodologia abbiamo potuto stimare che il rischio di cancro a 10 anni legato ad

un polipo < 6 mm, identificato alla CV, è solo dello 0,08% (Tabella 13.1). Tale rischio è da considerarsi marginale per due ordini di considerazioni: primo, esso costituisce meno del 10% del rischio iniziale pre-screening (1,4%); secondo, esso non costituisce il rischio residuo assoluto di CCR per quel paziente, bensì solo un aggiuntivo a quello di base, dovuto all'incapacità di una qualsiasi tecnica di screening di comprimere l'incidenza di CCR oltre il 70-80%. Se ammettiamo, per esempio, che il rischio di CCR a 10 anni si riduce del 69,4%, (da 1,4% a 0,43%) dopo una CV negativa, l'identificazione di un polipo < 6 mm alla CV comporterà una minima riduzione di tale efficacia al 69,36% (da 1,4% a 0,52%). In altri termini, al fine di prevenire un caso di cancro del colon bisognerebbe eseguire più di 2.300 colonscopie dopo identificazione di un polipo < 6 mm alla CV, mentre se ne dovrebbero eseguire solo 297 e 10,7 dopo diagnosi di una lesione di rispettivamente 6-9 mm o ≥ 10 mm. L'inefficienza di una colonscopia post-CV per un polipo < 6 mm è rafforzata da analisi di costo-effi-

Tabella 13.1 Prevalenza di adenomi e di adenomi "avanzati" secondo la dimensione dei polipi [17]

Categoria dei polipi	≤ 5 mm	di 6-9 mm	≥ 10 mm
Adenomi "avanzati"	0,08%	0,5%	3,9%
Adenomi "non avanzati"	14,4%	9,8%	-
Polipi non adenomatosi	12,2%	6,4%	2,0%
Totale	26,7%	16,7%	5,9%

cacia. Per esempio, se inviare a polipectomia un paziente con un polipo > 10 mm alla CV determina un risparmio di $ 150 per ogni soggetto screenato, laddove inviare un paziente con un polipo di 6-9 mm richiede un investimento di $ 59.000 per anno di vita salvato (dunque inferiore al limite ammesso di $ 100.000 per anno di vita salvato), inviare un paziente con un polipo < 6 mm richiede una spesa superiore ai $ 400.000 per anno di vita salvato.

Tale analisi decisionale non dev'essere considerata come un giudizio teorico sull'aggressività biologica dei polipi piccoli, quanto una valutazione dell'impatto di una soglia di 6 mm sulla fattibilità di uno screening con CV. In altri termini, questi dati mostrano che la CV non è una strategia di screening adatta all'identificazione di polipi "avanzati" < 6 mm; piuttosto è tremendamente efficace e costo-efficace nella diagnosi di quelli ≥ 6 mm che ne costituiscono la stragrande maggioranza. È chiaro che, se in teoria avessimo una tecnica largamente accettata dalla popolazione che fosse capace d'identificare e rimuovere tutti i polipi "avanzati", indipendentemente dalle loro dimensioni, questa metodica dovrebbe avere un'ovvia priorità. In assenza di tale tecnica, tuttavia, si deve necessariamente convenire che l'identificazione e l'asportazione di lesioni > 6 mm, specialmente se ≥ 10 mm, sono assolutamente prioritarie rispetto a quelle di polipi < 6 mm. La validità di queste argomentazioni è supportata dall'evidenza che gli stessi gastroenterologi hanno adottato una soglia di 6 mm per l'invio alla colonscopia di pazienti sottoposti a screening con la capsula endoscopica del colon (tecnica in via di sperimentazione) [18]. Potrebbe essere utile, in un prossimo futuro, identificare dei fattori predittivi di neoplasia avanzata in polipi < 10 mm. Se, per esempio, si dimostrasse che l'età, la familiarità o il sesso fossero associati ad una maggiore prevalenza, si potrebbe "personalizzare" la soglia od anche sconsigliare in prima istanza una tecnica che non è efficiente nell'identificare tale lesioni.

Polipi di 6-9 mm

Più controversa è la gestione dei polipi di 6-9 mm identificati alla CV. Se da un lato c'è un generale accordo che tali lesioni non possono essere ignorate per il rischio d'istologia avanzata o anche di cancro, dal lato opposto non ce n'è uno complessivo su come trattarli. Le principali ipotesi sono due: 1) polipectomia immediata; 2) follow-up con CV a 2-3 anni. Nella prima, il numero di polipi da rimuovere per identificare un caso di neoplasia avanzata è di 71, circa 3 volte più alto rispetto a quel-

lo della colonscopia di screening. Inoltre, è stato stimato che la prevalenza di cancro sia solo dello 0,2%. Poiché la crescita del polipo sembra un carattere costante della progressione maligna dello stesso (è raro identificare un cancro inferiore ai 2-3 cm), è stato proposto di ripetere una nuova CV dopo 2-3 anni e di sottoporre a colonscopia solo quella piccola percentuale di pazienti (probabilmente < 1%) in cui si è verificata un'effettiva crescita del polipo.

Un primo modello decisionale del gruppo di Hur ha mostrato che è preferibile la polipectomia immediata, in quanto il follow-up di un polipo di 6-9 mm determinerebbe, secondo la sua simulazione, un rischio aggiuntivo di morte correlata al cancro colorettale dello 0,07% in 3 anni [19]. In tale modello, tuttavia, è stata assunta una velocità di progressione da polipo "non avanzato" ad "avanzato" nettamente superiore a quella solitamente utilizzata. Di particolare importanza appare, in questo contesto, una prima esperienza del gruppo di Pickhardt, in cui una nuova CV dopo 2 anni, dalla diagnosi di 128 polipi di 6-9 mm, ha dimostrato un'effettiva crescita solo del 10% [20]. La percentuale relativamente alta di neoplasia avanzata (6%) lascia supporre che tale protocollo possa essere efficace ed efficiente nella selezione dei pazienti per una successiva polipectomia endoscopica. Da segnalare, inoltre, che l'adozione di una soglia per la polipectomia a 10 mm con follow-up per le lesioni di 6-9 mm permetterebbe di minimizzare la percentuale di colonscopie successive alla CV a meno del 10%.

Polipi ≥ 10 mm

Non c'è alcun dubbio, invece, sull'importanza dominante dei polipi ≥ 10 mm nello screening del CCR. Per tale ragione, è doveroso che le varie opzioni si confrontino e tentino di perfezionarsi in relazione a tali lesioni. Nel caso della colonscopia, per esempio, è stato di recente sollevato il problema della qualità dell'esame. È stato dimostrato, infatti, che un tempo d'uscita superiore ai 6 minuti è associato a una più alta sensibilità per lesioni avanzate, laddove accuratezze inferiori al 30% sono state riportate quando tale condizione non veniva soddisfatta [21]. Allo stesso modo, nel Regno Unito, è stata dimostrata l'incapacità degli endoscopisti di arrivare al cieco nel 30-40% dei casi, sollevando dubbi di fattibilità di uno screening endoscopico sul territorio [22].

Un altro problema della colonscopia è la preparazione. Nel National Polyp Study [2], uno studio di coorte sul follow-up post-polipectomia, circa il 14%

dei pazienti ha eseguito due o più esami per una preparazione inadeguata. Ad 1 anno, in nessuno dei 500 pazienti sottoposti a follow up colonscopico è stato identificato un cancro [2]. Al contrario, in studi analoghi di chemio-prevenzione è stato costantemente riportato un tasso di cancri mancati al primo esame dello 0,3-0,4%, suggerendo che la preparazione e l'alta qualità della colonscopia nell'ambito di studi altamente qualificati non è facilmente ripetibile in altri contesti [23]. La realtà della CV sembra tutto sommato analoga, tenendo anche conto del fatto che è stata introdotta da molto meno tempo dell'endoscopia e dunque è presumibile che la curva di apprendimento sia in media molto più breve. Le sensibilità eccessivamente basse per lesioni > 10 mm, riportate in alcuni studi multicentrici [24] con i quali contrastano i soddisfacenti risultati della CV in numerose altre pubblicazioni [10, 11], pone il problema della qualità nello screening del CCR con CV. Riuscire ad identificare i fattori che si associano a risultati inadeguati, siano essi dovuti all'apparecchiatura oppure al radiologo, è di assoluta importanza per una diffusione sul territorio di tale procedura. In tale ambito, l'utilizzo dei sistemi di ausilio alla diagnosi (CAD, Computer-Aided Detection) può giocare un ruolo importante grazie alla sua capacità di aumentare in maniera sensibile l'accuratezza di lettori inesperti e ridurre la variabilità inter-osservatore [25].

Un ulteriore vantaggio della CV rispetto alla colonscopia potrebbe essere rappresentato dalla possibilità di effettuare l'esame con preparazione intestinale ridotta, o addirittura assente, marcando le feci con idonei mezzi di contrasto atti a permettere la differenziazione tra residui fecali e vere lesioni del colon [26]. Tale esame sarebbe la migliore alternativa per i soggetti che non riescono a supportare la preparazione per l'esame endoscopico.

Fattibilità ed organizzazione di uno screening con CV

La CV, in definitiva, risponde in maniera soddisfacente ai requisiti necessari per lo screening del CCR e si pone come la seconda tecnica più accurata dopo la colonscopia. Questo, tuttavia, non implica che ci siano risorse e strutture adeguate per uno screening di massa. A differenza dell'endoscopia, che è per sua natura dedita solo all'apparato gastrointestinale, le apparecchiature TC sono utilizzate virtualmente per qualsiasi organo e, dunque, sono sottoposte ad una notevole pressione multispecialistica.

Un programma di prevenzione può essere generalmente organizzato in due fasi: una prima, in cui si convocano tutti i soggetti non screenati per l'esame iniziale, ed una seconda, in cui si richiamano ogni 5 o 10 anni i soggetti screenati per un nuovo test.

L'evidenza che la massima parte della popolazione, specie quella europea, non sia mai stata sottoposta ad una prevenzione adeguata del CCR fa sì che la domanda attesa nella prima fase sia notevole. È stato stimato, negli Stati Uniti, che la capacità endoscopica attuale non soddisfa la domanda di una prima fase d'implementazione dello screening con la colonscopia. Al fine di valutare la situazione con la CV, abbiamo condotto due simulazioni simili per gli Stati Uniti e per l'Europa [27, 28].

È stato stimato che nella fase iniziale ("startup") circa 37 milioni di americani devono essere screenati con CV in 10 anni, simulando una compliance progressivamente crescente dal 40 al 60%.

Assumendo un numero di TC multistrato progressivamente crescente da 7.000 a 11.000, in questo stesso periodo negli Stati Uniti, il numero di esami da eseguire in ognuno di questi centri per soddisfare la sopracitata richiesta è dell'ordine di 2 CV/die. Tale numero rimane poi costante nella fase di mantenimento (ripetizione della CV ogni 5 anni) [28].

Simulando una compliance lievemente inferiore, il numero di cittadini da sottoporre a screening, in Europa, appare di circa 29 milioni. Ipotizzando una disponibilità di circa 3.500 TC, il numero di esami da eseguire ogni giorno durante la fase iniziale sarebbe di 6-7 CV/die, mentre durante la fase di mantenimento (CV ripetuta ogni 10 anni) di 4-5 CV/die [28].

Da tali dati emerge una sostanziale differenza tra Stati Uniti ed Europa. Grazie ad un maggior numero di apparecchiature – pressoché il doppio – gli Stati Uniti possono implementare fin da subito una politica di screening con CV rivolta alla popolazione generale, mentre in Europa tale politica implicherebbe investimenti massicci per non determinare un'insostenibile pressione sui centri esistenti.

Tenendo presente, comunque, che una qualsiasi politica di prevenzione implicherebbe uno sforzo immane per qualunque specialità, sia essa endoscopica che radiologica, è stato proposto di razionalizzare l'accesso alle varie metodiche. L'evidenza, infatti, secondo cui il rischio di CCR e di neoplasia avanzata nella popolazione può essere facilmente stratificato a seconda di età, sesso e storia familiare per patologia neoplastica colorettale ha portato alla proposta di classificare i pazienti, in base all'entità di tale rischio, in due categorie, inviando a colonscopia quelli a più alta probabilità di lesioni avanzate ed a CV quelli con minore probabilità.

Nello specifico, Lin ha dimostrato che, restringendo l'accesso alla CV solo ai soggetti di sesso femminile di età inferiore ai 60 anni oppure ai maschi di età inferiore ai 55 anni senza storia familiare, il numero di esami sarebbe ridotto di circa il 60%, preservando un'alta sensibilità per le neoplasie avanzate (circa il 91%) [29].

Un altro problema organizzativo di notevole importanza per i soggetti da sottoporre a screening è quello di coordinare i centri di radiologia con quelli di endoscopia. Se, infatti, tali soggetti devono perdere due giorni di lavoro per lo screening con CV (uno per la preparazione e uno per l'esame), sarebbe auspicabile non doverne perdere altri per eseguire l'eventuale colonscopia di completamento. Questo è particolarmente vero se il paziente ha eseguito una preparazione compatibile con entrambi gli esami, anche per evitare il fastidio – non lieve – di una doppia preparazione.

Un ulteriore utilizzo dello screening con CV potrebbe essere quello di aggiungerlo al cosiddetto "whole-body CT screening". È stato, infatti, autorevolmente dimostrato che un esame TC di torace, addome e pelvi è sostanzialmente inefficace nel ridurre la mortalità per cancro in generale, aggiungendo solo 6 giorni all'aspettativa di vita di un uomo di 55 anni [30]. Tale scarso risultato è stato correlato con l'incapacità del down-staging dei cancri extracolici di migliorare sensibilmente la prognosi di tali malattie. Come già più volte detto, la prevenzione del CCR offre l'opportunità non tanto della diagnosi precoce di un cancro già sviluppato, quanto di prevenire la maggior parte dei CCR, incrementando sensibilmente l'aspettativa di vita di questi soggetti.

Basandoci su questo razionale, abbiamo simulato l'efficacia dell'aggiunta di una CV ad uno studio whole-body CT, dimostrando che tale aggiunta risulta in un aumento di più del 100% della semplice efficacia dell'esame whole-body CT. Poiché possiamo presumere che la maggior parte dei pazienti che si sottopongono a whole-body CT non si sia mai sottoposta ad un esame di screening del colon con colonscopia o CV e che tali pazienti siano particolarmente motivati – in quanto suddetti esami si eseguono principalmente per escludere la presenza di una neoplasia – l'aggiunta della CV potrebbe costituire un'opportunità insostituibile per un'adeguata prevenzione del CCR in questi soggetti.

Rischi associati ad uno screening con CV

I test di screening, rivolgendosi ad una popolazione apparentemente sana, dovrebbero in teoria essere assolutamente sicuri. Dal lato opposto, è anche vero che, come nessuno screening può annullare l'incidenza o mortalità di una malattia, nessun test può definirsi completamente scevro di complicanze. Minimizzare il rischio di complicanze, più che eliminarlo, è dunque l'obiettivo perseguibile non solo nella prevenzione del CCR, ma anche del cancro di altri organi, come mammella, prostata o polmone.

Il più semplice accorgimento al fine di minimizzare tale rischio è, ovviamente, quello di non sottoporre a screening persone che da tali procedure non ne trarrebbero alcun vantaggio. È il caso, per esempio, dei soggetti che hanno importanti comorbidità, fattori di rischio per eventuali polipectomie endoscopiche o resezioni chirurgiche, oppure persone di età superiore agli 80 anni.

Nel caso dello screening del CCR, è indubbio che la CV appare come un test altamente sicuro. A differenza della colonscopia, in cui è stato accertato un tasso di mortalità per complicanze dello 0,006%, non è mai stato riportato alcun caso di mortalità dopo CV. Similmente, il rischio di perforazione legato alla semplice procedura diagnostica è circa 100 volte superiore con la colonscopia (0,06%) [32] che con la CV (0,0005%) [33] (vedi Capitolo 6). L'ulteriore vantaggio della CV è quello di poter selezionare i pazienti per polipectomia. L'asportazione dei polipi all'endoscopia, infatti, determina un rischio di sanguinamento e perforazione rispettivamente dello 0,48% e dello 0,11% [32]. L'adozione di una soglia a 6 mm determina una riduzione del 50-70% di tale rischio di complicanze rispetto ad un programma di screening con colonscopia [34].

Tuttavia si potrebbe obiettare che la CV è una tecnica di screening potenzialmente pericolosa per il rischio di cancro indotto da radiazioni ionizzanti (vedi Capitolo 5). Pur ricordando che le stime di tale rischio sono puramente teoriche, perché non dimostrabili clinicamente per l'esiguità del rischio stesso, abbiamo recentemente dimostrato, con un modello di simulazione, che il numero di decessi potenzialmente riferibile all'effetto cancerogeno da radiazioni ionizzanti è nettamente inferiore al rischio di mortalità da colonscopia in una strategia endoscopica. Inoltre, la mortalità associata a tali rischi, sia radiologici che endoscopici, è virtualmente insignificante rispetto alla corposa entità dell'abbattimento di mortalità da CCR [31].

Costi e costo-efficacia dello screening con CV

In assenza di un programma di screening, la società è comunque chiamata a spendere una notevole quantità di risorse economiche e finanziarie per il trattamento dei casi di CCR incidenti ogni anno, e per il follow-up di quelli prevalenti. Prevenzioni efficaci del CCR, evitando costosi trattamenti chirurgici e chemioterapici, permettono una considerevole riduzione di tale spesa, consentendo un importante risparmio di risorse. È da notare come tale punto comporti un netto vantaggio dei programmi di prevenzione del CCR rispetto a quelli del cancro della mammella o della prostata, nei quali il downstaging di lesioni già cancerizzate è paradossalmente associato ad una maggiore anziché ad una minore spesa per trattamenti chirurgici ed oncologici.

Dal lato opposto, tale risparmio è ovviamente compensato dai costi legati all'utilizzo di tecnologie avanzate e sofisticate, come la CV o la video-endoscopia, che, per quanto abbiano un costo generalmente accettabile – al massimo $ 1.000 per esame – vengono offerte ad ampie parti della popolazione generale, determinando una spesa rilevante. È tuttavia interessante notare come il rapporto tra risparmio generato dalla prevenzione del CCR e spesa per esami di screening differisca fortemente tra Stati Uniti ed Europa. Per esempio, in una recente simulazione italiana, è stato dimostrato come una strategia di screening con CV determini un risparmio di costi non solo per l'alta prevenzione di CCR generata, ma specialmente per il basso costo della CV in Italia [35]. Negli Stati Uniti, al contrario, il prezzo di una qualsiasi procedura diagnostica od operativa, sia essa endoscopica, radiologica o chirurgica, è circa 10 volte più alto. Per tale ragione, quegli stessi programmi di screening che da noi generano un risparmio, negli Stati Uniti determinano un incremento di spesa rispetto ad una politica di nessuno screening. Tuttavia, come già detto, un incremento di spesa è accettabile finché il costo per anno di vita salvato è inferiore a $ 100.000.

Almeno quattro modelli di simulazione hanno valutato il rapporto costo-efficacia della CV rispetto a nessuno screening [36-39]. Come mostrato nella Tabella 13.2, in tutti i casi tale rapporto oscillava

Tabella 13.2 Rapporto costo-efficacia (ICER, $) della colonscopia virtuale rispetto a nessuno screening

Autore	ICER, $
Sonnenberg A	11.484
Vijan S	8.150
Ladabaum U	26.600
Hassan C	12.025

tra $ 8.000 e $ 13.000. Tale evidenza è importante in quanto mostra che in assoluto lo screening con CV è un investimento vantaggioso per la società. Il che significa che per coloro che non sono potenzialmente complianti con altre tecniche di screening, la CV è comunque una strategia migliore rispetto a nessuno screening.

Più complesso è il rapporto relativo tra CV e colonscopia. I risultati fin qui emersi sono controversi, dal momento che alcuni modelli mostrano un lieve vantaggio per la colonscopia ed altri per la CV. Tutti i modelli sono comunque concordi nell'indicare la precipua importanza di tre fattori in questa relazione: la sensibilità della CV per polipi > 6-10 mm, il costo relativo della CV rispetto alla colonscopia e la compliance della popolazione alle differenti opzioni.

È chiaro, in conclusione, che un test non invasivo non sarà mai una risorsa vantaggiosa per la società se andrà a sottrarre alla colonscopia soggetti che potenzialmente si sottoporrebbero a questo esame. Infatti, per quanto una metodica non invasiva risulti accurata, non avrà mai la stessa sensibilità della colonscopia, determinando inoltre un'inutile duplicazione dell'esame. Al contrario, una tecnica non invasiva sarà tanto più vantaggiosa quanto più sarà in grado di convincere soggetti che non vogliono sottoporsi alla colonscopia ad utilizzare un test non invasivo, per poi inviare solo quelli positivi ad una colonscopia operativa e non più diagnostica.

Bibliografia

1. Boyle P, Ferlay J (2005) Cancer incidence and mortality in Europe, 2004. Ann Oncol 16:481-8
2. Winawer SJ, Zauber AG, Ho MN et al (1993) Prevention of colorectal cancer by colonoscopic polypectomy. The National Polyp Study Workgroup. N Engl J Med 329:1977-81
3. Seeff LC, Manninen DL, Dong FB et al (2004) Is there endoscopic capacity to provide colorectal cancer screening to the unscreened population in the United States? Gastroenterology 127:1661-9
4. Tengs TO, Wallace A (2000) One thousand health-related quality-of-life estimates. Med Care 38:583-637
5. Towler B, Irwig L, Glasziou P et al (1998) A systema-

tic review of the effects of screening for colorectal cancer using the faecal occult blood test, hemoccult. BMJ 317:559-565

6. Schoenfeld P, Cash B, Flood A et al (2005) Colonoscopic screening of average-risk women for colorectal neoplasia. N Engl J Med 352:2061-8

7. Mulhall BP, Veerappan GR, Jackson JL (2005) Meta-analysis: computed tomographic colonography. Ann Intern Med 142:635-650

8. Pignone M, Saha S, Hoerger T et al (2002) Cost-effectiveness analyses of colorectal cancer screening: a systematic review for the U.S. Preventive Services Task Force. Ann Intern Med 137:96-104

9. Hur C, Gazelle GS, Zalis ME et al (2004) An analysis of the potential impact of computed tomographic colonography (virtual colonoscopy) on colonoscopy demand. Gastroenterology 127:1312-21

10. Pickhardt PJ, Choi JR, Hwang I et al (2003) Computed tomographic virtual colonoscopy to screen for colorectal neoplasia in asymptomatic adults. N Engl J Med 349:2191-2200

11. Kim DH, Pickhardt PJ, Taylor AJ et al (2007) CT colonography versus colonoscopy for the detection of advanced neoplasia. N Engl J Med 357:1403-12

12. Stryker SJ, Wolff BG, Culp CE et al (1987) Natural history of untreated colonic polyps. Gastroenterology 93:1009-1013

13. Vogelstein B, Fearon ER, Hamilton SR et al (1988) Genetic alterations during colorectal-tumor development. N Engl J Med 319:525-32

14. Atkin WS, Morson BC, Cuzick J (1992) Long-term risk of colorectal cancer after excision of rectosigmoid adenomas. N Engl J Med 326:658-662

15. Hoff G, Foerster A, Vatn MH et al (1986) Epidemiology of polyps in the rectum and colon. Recovery and evaluation of unresected polyps 2 years after detection. Scand J Gastroenterol 21:853-862

16. Hofstad B, Vatn MH, Andersen SN et al (1996) Growth of colorectal polyps: redetection and evaluation of unresected polyps for a period of three years. Gut 39:449-56

17. Pickhardt PJ, Hassan C, Laghi A et al (2008) Small and diminutive polyps detected at screening CT colonography: a decision analysis for referral to colonoscopy. AJR 190:136-44

18. Hassan C, Zullo A, Winn S et al (2008) Cost-effectiveness of capsule endoscopy for colorectal cancer screening. Endoscopy PMID 18302080

19. Hur C, Chung DC, Schoen RE et al (2007) The management of small polyps found by virtual colonoscopy: results of a decision analysis. Clin Gastroenterol Hepatol 5:237-44

20. Pickhardt PJ, Kim BK, Cash BD et al (2008) The natural history of small polyps at CT colonography. Presented at the Annual meeting for the Society of Gastrointestinal Radiologists, RanchoMirage, Ca, Feb 17-22

21. Barclay RL, Vicari JJ, Doughty AS et al (2006) Colonoscopic withdrawal times and adenoma detection during screening colonoscopy. N Engl J Med 355:2533-41

22. Bowles CJ, Leicester R, Romaya C et al (2004) A prospective study of colonoscopy practice in the UK today: are we adequately prepared for national colorectal cancer screening tomorrow? Gut 53:277-83

23. Bertagnolli MM, Eagle CJ, Zauber AG et al (2006) Celecoxib for the prevention of sporadic colorectal adenomas. N Engl J Med 355:873-84

24. Cotton PB, Durkalski VL, Pineau BC et al (2004) Computed tomographic colonography (virtual colonoscopy): a multicenter comparison with standard colonoscopy for detection of colorectal neoplasia. JAMA 291:1713-19

25. Mang T, Peloschek P, Plank C et al (2007) Effect of computer-aided detection as a second reader in multidetector-row CT colonography. Eur Radiol 17:2598-607

26. Iannaccone R, Laghi A, Catalano C et al Computed tomographic colonography without cathartic preparation for the detection of colorectal polyps. Gastroenterology 2004 127:1300-11

27. Hassan C, Laghi A, Pickhardt PJ et al (2007) Projected impact of colorectal cancer screening with CT colonography on current radiological capacity in Europe. Aliment Pharmacol Ther 27:366-74

28. Pickhardt PJ, Hassan C, Laghi A et al (2008) Is there sufficient MDCT capacity to provide colorectal cancer screening with CT colonography for the US population? AJR Am J Roentgenol 190:1044-9

29. Lin OS, Kozarek RA, Schembre DB et al (2006) Risk stratification for colon neoplasia: screening strategies using colonoscopy and computerized tomographic colonography. Gastroenterology 131:1011-9

30. Beinfeld MT, Wittenberg E, Gazelle GS (2005) Cost-effectiveness of whole-body CT screening. Radiology 234:415-22

31. Hassan C, Pickhardt PJ, Laghi A et al (2008) CT colonography to screen for colorectal cancer, extracolonic cancer, and aortic aneurysm: model simulation with cost-effectiveness analysis. Arch Intern Med 168:696-705

32. Levin TR, Zhao W, Conell C et al (2006) Complications of colonoscopy in an integrated health care delivery system. Ann Intern Med 145:880-6

33. Pickhardt PJ (2006) Incidence of colonic perforation at CT colonography: review of existing data and implications for screening of asymptomatic adults. Radiology 239:313-6

34. Pickhardt PJ, Hassan C, Laghi A et al (2007) Cost-effectiveness of colorectal cancer screening with computed tomography colonography: the impact of not reporting diminutive lesions. Cancer 109:2213-21

35. Hassan C, Zullo A, Laghi A et al (2007) Colon cancer prevention in Italy: cost-effectiveness analysis with CT colonography and endoscopy. Dig Liver Dis 39:242-50

36. Ladabaum U, Song K (2005) Projected national impact of colorectal cancer screening on clinical and economic outcomes and health services demand. Gastroenterology 129:1151-62

37. Sonnenberg A, Delco F, Bauerfeind P (1999) Is virtual colonoscopy a cost-effective option to screen for colorectal cancer? Am J Gastroenterol 94:2268-2274

38. Vijan S, Hwang I, Inadomi J et al (2007) The cost-effectiveness of CT colonography in screening for co-

lorectal neoplasia. Am J Gastroenterol 102:380-90

39. Heitman SJ, Manns BJ, Hilsden RJ et al (2005) Cost-effectiveness of computerized tomographic colonography versus colonoscopy for colorectal cancer screening. CMAJ 173:877-81

Capitolo 14

Reperti extra-colici: prevalenza e impatto clinico

Franco Iafrate, Michela Celestre, Andrea Laghi

Introduzione

La colonscopia virtuale (CV), oltre a consentire un'eccellente visualizzazione del colon, permette d'identificare reperti extra-colici in sede addominale e pelvica [1, 2]. E ciò, se da una parte può essere considerato un valore aggiunto della metodica, dall'altra rappresenta un vero e proprio dilemma, nel senso che non è chiaro se questo sia realmente un vantaggio, in particolare per le possibili implicazioni medico-legali, etiche ed economiche [3, 4]. In altri termini, l'acquisizione di una scansione dell'addome e della pelvi determina necessariamente un ulteriore lavoro del radiologo, rappresentato da una seconda analisi delle immagini con finestra idonea allo studio dei parenchimi, per evitare di tralasciare reperti che possano avere una ricaduta medico-legale ed etica. D'altra parte, bisogna anche capire se l'individuazione di lesioni clinicamente non significative generi solo un ulteriore senso di ansia nel paziente e un costo aggiuntivo per la CV, dovuto alla richiesta di altri esami diagnostici e laboratoristici necessari per caratterizzare con certezza un reperto, e se, per esempio, il riscontro di una neoplasia maligna (es. un carcinoma del pancreas) non produca solo un cosiddetto *lead-time bias*, ovverosia un'anticipazione diagnostica, di nessun beneficio per la gestione e la prognosi del paziente, ma solo fonte di ulteriore stress emotivo [1, 2].

A queste considerazioni di carattere generale se ne aggiungono altre di ordine tecnico, dovute alla difficoltà interpretativa dei reperti extra-colici in particolare nei protocolli di studio a bassa dose, ma comunque negli esami (tra l'altro la maggior parte) ottenuti senza iniezione endovenosa di un mezzo di contrasto iodato [3, 4].

Analizzeremo, di seguito, la definizione e classificazione dei reperti extra-colici, la loro prevalenza nelle popolazioni oggetto degli studi (sintomatici, screening, anziani) e l'impatto economico su un esame di CV.

Definizione e classificazione dei reperti extra-colici

Un reperto extra-colico è un reperto riscontrato occasionalmente in corso di un esame di CV al di fuori del colon, e cioè a livello di un organo addominale o pelvico oppure in sede intra- o extra-peritoneale [1, 2].

I reperti extra-colici sono classificati, in base alla loro rilevanza clinica, in maggiori, moderati e minori [5]; le varianti anatomiche (es. una vena renale retroaortica) sono escluse da questa classificazione e non sono in genere riportate nel referto [6].

I reperti d'importanza clinica maggiore sono quelli che richiedono una terapia chirurgica, un ricovero ospedaliero immediato e altri accertamenti diagnostici durante il ricovero del paziente. Sono compresi in questa categoria le neoformazioni solide di organi parenchimali, gli aneurismi dell'aorta addominale (> 3 cm), i noduli solidi non calcifici

A. Laghi, R. Passariello, *La colonscopia virtuale*. ISBN 978-88-470-1066-6. © Springer 2008

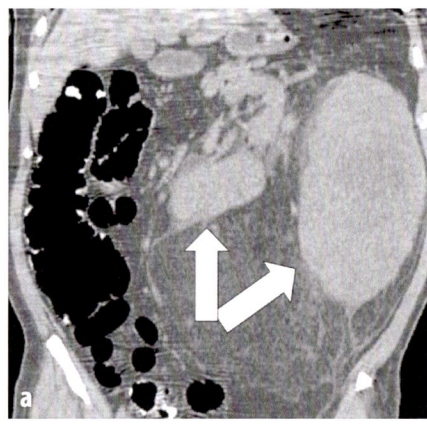
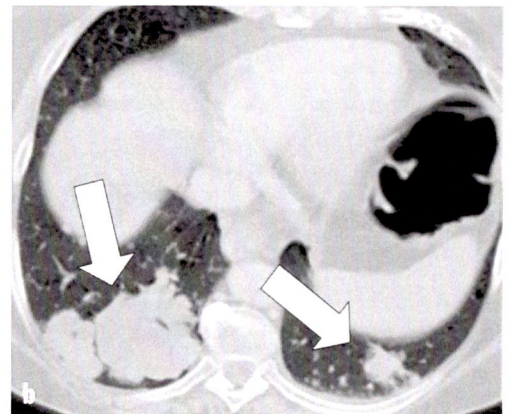
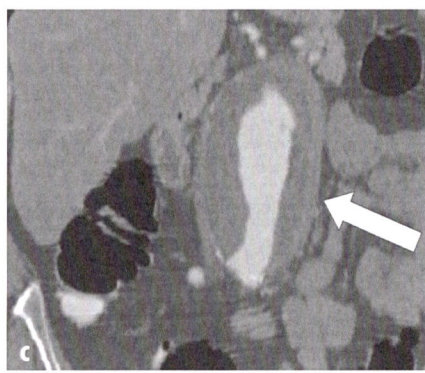

Fig. 14.1. Esempi di reperti extra-colici d'importanza clinica maggiore riscontrati durante un esame di colonscopia virtuale. **a** Due grossolani liposarcomi del mesentere (*frecce*). **b** Grossolane masse nodulari solide non calcifiche polmonari (*frecce*). **c** Voluminoso aneurisma dell'aorta (*freccia*)

polmonari, le linfoadenopatie e le sospette lesioni ossee (Fig. 14.1).

I reperti extra-colici d'importanza moderata sono tutti quei reperti che non richiedono una terapia immediata o un ricovero d'urgenza, ma che possono necessitare di ulteriori approfondimenti diagnostici o di una successiva terapia medica, a seconda anche della preferenza del paziente e del medico curante. Essi includono i calcoli renali o i calcoli della colecisti, l'aumento dimensionale dell'utero e degli annessi, le calcificazioni coronariche o le alterazioni parenchimali diffuse, generalmente su base steatosica, del fegato (Fig. 14.2). Sono incluse in questa categoria anche le lesioni non completamente caratterizzabili (es. una cisti renale iperdensa) e che, in relazione all'età e alla storia clinica del paziente, necessitano o meno di un ulteriore approfondimento diagnostico.

I reperti extra-colici di scarsa rilevanza clinica sono quelle alterazioni quali le calcificazioni vascolari addominali, le lesioni cistiche semplici epatiche e renali o l'ernia iatale (Fig. 14.3), che sono a tutti gli effetti delle lesioni benigne che non richiedono una terapia medica o chirurgica né un ulteriore esame diagnostico.

Prevalenza dei reperti extra-colici

La prevalenza dei reperti extra-colici è un dato estremamente dibattuto, che ha condotto i vari autori a conclusioni diverse, a seconda delle differenti variabili considerate [7].

Una prima variabile è rappresentata dalla popolazione oggetto dello studio: soggetti giovani o anziani, popolazione di screening a rischio medio o più alto della media per cancro colorettale (CCR), pazienti sintomatici [8-16]. Una seconda importante variabile è rappresentata dal protocollo di studio utilizzato, con una maggiore difficoltà d'identificazione, ma anche di caratterizzazione dei reperti, nei casi di protocolli di studio a bassa dose, o addirittura a dose ultrabassa, nei quali ultimi la valutazione dei parenchimi (epatico, splenico e renale) è virtualmente impossibile [3, 17]; inoltre, l'identificazione e caratterizzazione dei reperti sono legate anche all'utilizzo del mezzo di contrasto per via endovenosa, che determina un netto incremento nel numero di reperti identificati così come una migliore caratterizzazione nell'ambito di un singolo esame; ciò a fronte di un incremento del costo per esame e del rischio per il paziente, da tenere in conto se la CV dovesse essere utilizzata quale me-

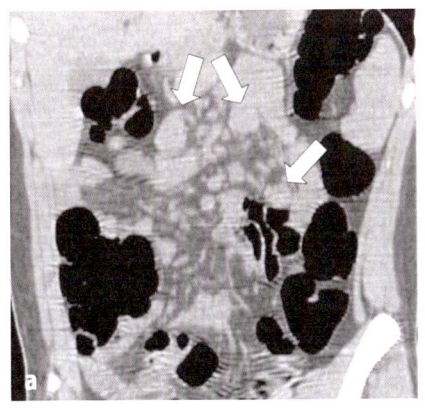
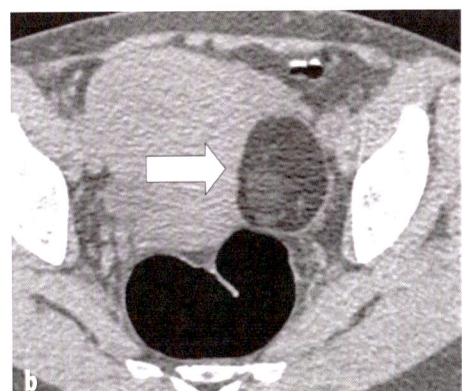

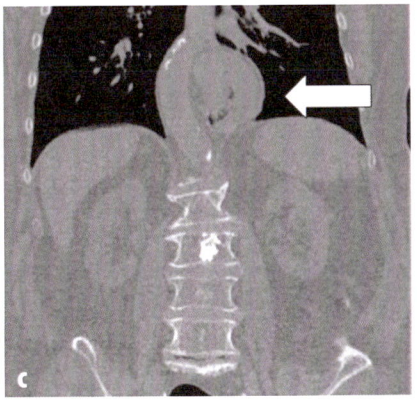

Fig. 14.2. Esempi di reperti extra-colici d'importanza clinica moderata riscontrati durante un esame di colonscopia virtuale. **a** Linfoadenopatie addominali (*frecce*). **b** Teratoma ovarico sinistro (*freccia*). **c** Grossolana ernia iatale (*freccia*)

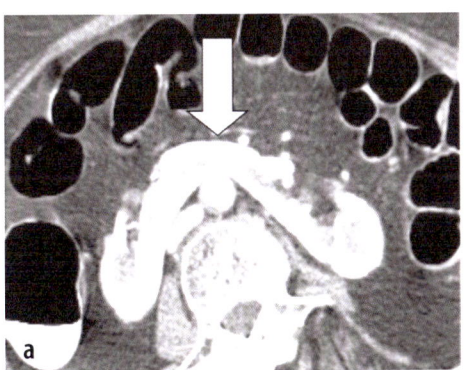
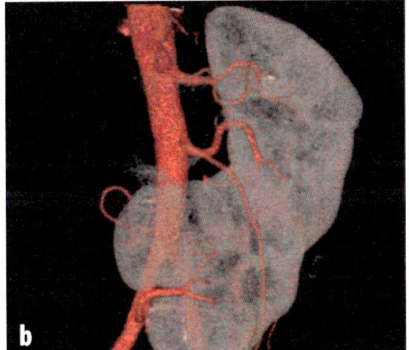

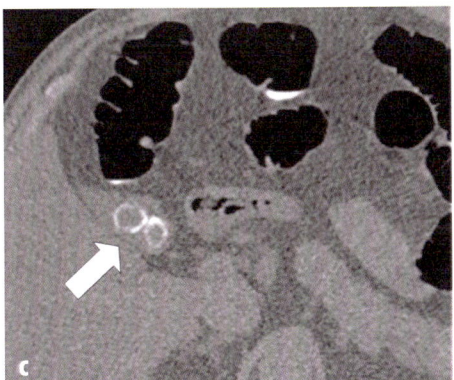

Fig. 14.3. Esempi di reperti extra-colici d'importanza clinica minore riscontrati durante un esame di colonscopia virtuale. **a** Immagine assiale che dimostra la presenza di variante anatomica normale di un rene a "ferro di cavallo" (*freccia*). **b** Ricostruzione Volume Rendering del rene a "ferro di cavallo". **c** Calcoli della colecisti (*freccia*)

Tabella 14.1 Principali casistiche cliniche riguardanti i reperti extra-colici

Autore	Numero pazienti	Sintomatici/ asintomatici	Età media	Protocollo	Mdc e.v.
Hara (2000) [5]	264	Sint/alto rischio	64	Bassa dose	No
Edwards (2001) [11]	100	Sint/alto rischio	65	Bassa dose	No
Ginnerup Pedersen (2003) [4]	75	Asint/sorveglianza	61	Bassa dose	No
Gluecker (2003) [8]	681	Asint/screening	64	Bassa dose	No
Hellstrom (2004) [10]	111	Sint/alto rischio	66	Standard	No
Ng (2004) [14]	1.077	Sintomatici/anziani	80	Standard	No
Rajapaksa (2004) [9]	250	Sintomatici	64	Bassa dose	No
Chin (2005) [15]	432	Asint/screening	58	Bassa dose	No
Spreng (2005) [19]	102	Sintomatici	66	Standard	Sì
Yee (2005) [13]	500	Asint/screening	62	Bassa dose	No
Kim (2007) [20]	2.230	Asintomatici	57	Standard	Sì

Autore	% totale lesioni	rilevanza clinica bassa	rilevanza clinica moderata	rilevanza clinica alta	% ulteriori accertamenti	% tratt	% tumori
Hara (2000) [5]	41	21	17	11	7	2	0,7
Edwards (2001) [11]	15	1	11	3	11	2	1
Ginnerup Pedersen (2003) [4]	65	-	-	-	12	3	1,3
Gluecker (2003) [8]	87	50	27	10	-	1,3	1
Hellstrom (2004) [10]	85	41	52	23	13	-	3,6
Ng (2004) [14]	24		—— 24 ——		-	-	-
Rajapaksa (2004) [9]	33	48	39	12	24	-	-
Chin (2005) [15]	27	-	-	7	7	-	-
Spreng (2005) [19]	89	-	-	10	30	18	6,9
Yee (2005) [13]	63		—— 85 ——	14	8	1,3	-
Kim (2007) [20]	66	-	-	5	4,5	2	0,5

todica di screening per il CCR [18-20].

Non devono essere dimenticati, inoltre, alcuni possibili bias nelle pubblicazioni, come ad esempio il fatto che alcuni reperti potrebbero essere noti, almeno al paziente, già prima della CV, senza generare, pertanto, alcun costo aggiuntivo per l'esaminatore né alcuna addizionale ansia per il paziente stesso; oppure, la possibilità che alcuni dei reperti possano essere dei falsi positivi nell'interpretazione delle immagini, non essendo confermati al successivo follow-up.

I risultati dei lavori scientifici di maggiore rilevanza, pubblicati negli ultimi anni e che riportano i dati circa la prevalenza dei reperti extra-colici e il loro follow-up, sono riportati nella Tabella 14.1.

In generale, la prevalenza dei reperti extra-colici è piuttosto alta, in media intorno al 40%, ma con picchi in alcuni lavori sino all'87-89%, se si considerano tutte le lesioni, sia quelle senza alcun significato clinico sia quelle d'importanza maggiore [7].

Se, invece, si focalizza l'attenzione sui soli reperti importanti, nonostante l'alta variabilità dei risultati tra i differenti studi, la prevalenza media si attesta intorno al 10-12%, con una percentuale considerevolmente inferiore, in media 1%, per i pazienti che necessitano anche di un trattamento immediato. Tra i reperti maggiori in media si riscontra un 2-3% di cancri e uno 0,9-1% di aneurismi dell'aorta addominale [7].

Il dato di prevalenza media, comprendente popolazioni estremamente disomogenee, si modifica stratificando i diversi gruppi di pazienti. In particolare, se si valuta una reale popolazione di screening [8, 11, 12, 15] si dimostra come si abbia la più bassa prevalenza sia di reperti extra-colici di maggiore rilevanza clinica, sia di reperti extra-colici che abbiano richiesto ulteriori approfondimenti diagnostici, sia di patologie neoplastiche. Un'analisi più approfondita ci dimostra, inoltre, come d'altra parte atteso, che la popolazione analizzata in uno degli studi di screening [12] sia anche la più giovane tra quelle considerate per la valutazione dei reperti extra-colici, dimostrando come il numero di questi ultimi s'incrementa con l'aumentare dell'età della popolazione di studio. Al contrario, la prevalenza aumenta fino al 24% nei pazienti anziani e in condizioni generali precarie [14], non solo nella percentuale totale di reperti extra-colici, ma anche in quella di reperti significativi e che necessitano di un intervento chirurgico (il 12% nella stessa casistica). E in un recentissimo lavoro dello stesso gruppo di ricercatori [21], sempre focalizzato su una popolazione di pazienti anziani e in precarie condizioni generali di salute, si dimostra come i reperti extra-colici abbiano un impatto clinico sulla prognosi e sulla sopravvivenza dei pazienti che è sovrapponibile all'identificazione di un CCR.

Un altro aspetto importante è rappresentato dall'utilizzo del mezzo di contrasto iniettato per via endovenosa. È ovvio che il numero di reperti extracolici sia maggiore in una popolazione di pazienti sintomatici sottoposti ad esame di CV con somministrazione endovenosa di un mezzo di contrasto iodato, e ciò per due ragioni fondamentali, l'una tecnica e l'altra clinica. La ragione tecnica è dovuta al fatto che il mezzo di contrasto impone l'utilizzo di una scansione a dose piena, quindi senza tutte le limitazioni dei protocolli di studio a bassa dose, ed inoltre facilita di per sé l'identificazione di eventuali lesioni focali parenchimali; la ragione clinica, invece, risiede nel fatto che la popolazione di pazienti che esegue l'esame con mezzo di contrasto è generalmente costituita da soggetti sintomatici, possibilmente con CCR già noto, e quindi con una probabilità decisamente maggiore di avere un reperto extra-colico (es. una metastasi epatica) [18-19].

È stato inoltre dimostrato [20] come una CV effettuata con iniezione endovenosa di mezzo di contrasto possa risultare utile anche in una popolazione di soggetti asintomatici, riducendo il numero di reperti extra-colici non caratterizzati, aumentando di conseguenza il numero di lesioni neoplastiche diagnosticate, e comunque impossibili da caratterizzare nelle sole condizioni basali, e il numero di patologie neoplastiche osservate a uno stadio precoce, con conseguente riduzione della morbilità e mortalità della popolazione in esame. Dal momento che l'utilizzo del mezzo di contrasto e di una scansione ottenuta con protocollo standard dell'addome può influenzare la diagnosi dei reperti extra-colici, c'è anche chi suggerisce la presenza di un radiologo durante l'esecuzione dell'esame, in modo da decidere al momento la somministrazione del mezzo di contrasto, se necessario dalla preliminare analisi delle immagini [2]. L'uso routinario di un mezzo di contrasto endovenoso, d'altra parte, genera, nello screening, un eccessivo incremento dei costi per singolo esame e aumenta il rischio, seppur basso, di reazioni allergiche. Per tali motivi questa pratica non è rac-

comandata dalle Linee guida dell'ESGAR (European Society of Gastrointestinal and Abdominal Radiology) [22].

Impatto economico

Uno degli argomenti più interessanti in tema di reperti extra-colici riguarda sicuramente l'impatto economico. Ciò è estremamente importante per capire quale sia l'effettivo costo di un esame di CV. Infatti, in tutti i primi studi il riscontro di un reperto extra-colico era stato visto quale costo addizionale per l'esame di CV, da aggiungere cioè al costo della procedura, in quanto necessario per le successive valutazione, caratterizzazione ed eventuale terapia del reperto stesso.

Questo costo era stato considerato comunque piuttosto basso, in relazione a quello della CV, e quantificabile tra i $ 24 e i $ 34 [2, 8, 13, 15], a seconda della percentuale di reperti sottoposti ad approfondimento diagnostico. Tale dato è risultato, inoltre, indipendente dalla classe di rischio per cancro colorettale (CCR) della popolazione: la percentuale di reperti extra-colici totali o anche di quelli clinicamente rilevanti si è dimostrata essere la stessa in soggetti asintomatici, ovverosia in una popolazione di screening, sia a rischio medio sia ad alto rischio per CCR [2, 13]. Un ulteriore dato emerso [13] è stato la mancanza di aumento della morbilità e della mortalità derivante dalla successiva gestione diagnostico-terapeutica del paziente con reperto extra-colico.

Questo approccio metodologico, però, è stato di recente messo in discussione e decisamente ribaltato da nuove considerazioni [23], basate sul potenziale impatto dei reperti extra-colici sull'efficacia e sulla costo-efficacia dello screening del CCR con CV, anche in rapporto ad una strategia alternativa comprendente la colonscopia ottica, per lo screening del CCR, e l'ecografia addominale effettuata una sola volta oltre i 50 anni per lo screening dell'aneurisma dell'aorta addominale. In altre parole, ci si è chiesti se i reperti extra-colici, e in particolare l'identificazione all'esame di CV dell'aneurisma dell'aorta addominale principalmente e di alcuni cancri extra-colici secondariamente, non potessero essere considerati un beneficio per la CV di screening e non un costo, e se in particolare l'identificazione aggiuntiva di queste patologie non potesse portare lo screening con CV a un miglior rapporto di costo-efficacia, rispetto a una condizione in cui i reperti extra-colici non fossero affatto considerati.

Da questa analisi è emerso che la simultanea valutazione del colon e dell'eventuale aneurisma dell'aorta addominale è la strategia migliore in termini di costo-efficacia, in grado di dominare la strategia alternativa che fa uso della colonscopia ottica e dell'ecografia addominale una volta nella vita oltre i 50 anni. Solo lievi benefici, invece, si sono osservati con l'identificazione delle lesioni neoplastiche extra-coliche, anche se i dati sono forse sottostimati, in quanto si sono assunti risultati piuttosto conservativi per la CV, non essendo completamente nota la sensibilità della metodica per i vari tumori in

uno studio ottenuto senza l'ausilio di alcun mezzo di contrasto endovenoso. Inoltre, per il cancro del polmone, tipicamente il più frequente, si è considerata una sensibilità piuttosto bassa (il 25%) in considerazione del fatto che in corso di CV si studiano le sole basi polmonari, circa 1/4 dell'intero volume polmonare. E anche questo dato può essere sovra o sottostimato in dipendenza della prevalenza delle lesioni localizzate in tale sede nella popolazione oggetto dello studio.

Bibliografia

1. Sosna J, Morrin MM, Coppel L et al (2003) Computer tomography colonography (virtual colonoscopy): update on technique, applications and further developments. Surg Technol Int 11:102-110
2. Hara AK (2005) Extracolonic findings at CT colonography. Semin Ultrasound CT MR 26:24-7
3. Iannaccone R, Laghi A, Catalano C et al (2004) Computed tomography colonography: colon examination or Pandora's box. Gut 53:915
4. Ginnerup Pedersen B, Rosenkilde M, Christiansen TE et al (2003) Extracolonic findings at computed tomography colonography are a challenge. Gut 52:1744-1747
5. Hara AK, Johnson CD, MacCarty RL et al (2000) Incidental extracolonic findings at CT colonography. Radiology 215:353-357
6. Zalis ME, Barish MA, Choi JR et al (2005) CT colonography reporting and data system: a consensus proposal. Radiology 236:3-9
7. Xiong T, Richardson M, Woodroffe R et al (2005) Incidental lesions found on CT Colonography: their nature and frequency. Br J Radiol 78:22-9
8. Gluecker TM, Johnson CD, Wilson LA et al (2003) Extracolonic findings at CT colonography: evaluation of prevalence and cost in a screening population. Gastroenterology 124:911-916
9. Rajapaksa RC, Macari M, Bini EJ (2004) Prevalence and impact of extracolonic findings in patients undergoing CT colonography. Clin Gastroenterol 38:767-771
10. Hellstrom M, Svensson MH, Lasson A (2004) Extracolonic an incidental findings on CT colonography (virtual colonoscopy). AJR 182:631-638
11. Edwards JT, Wood CJ, Mendelson RM et al (2001) Extracolonic findings at virtual colonoscopy: implications for screening programs. Am J Gastroenterol 96:3009-3012
12. Pickhardt PJ, Choi JR, Hwang I et al (2003) Computed tomographic virtual colonoscopy to screen for colorectal neoplasia in asymptomatic adults. N Engl J Med 349(23):2191-2200
13. Yee J, Kumar NN, Godara S et al (2005) Extracolonic abnormalities discovered incidentally at CT Colonography in a male population. Radiology 236:519-526
14. Ng CS, Doyle TC, Courtney HM et al (2004) Extracolonic findings in patients undergoing abdomino-pelvic CT for suspected colorectal carcinoma in the frail and disabled patient. Clin Radiol 59:421-30
15. Chin M, Mendelson R, Edwards J et al (2005) Computed Tomographic Colonography: prevalence and clinical significance of extracolonic findings in a community screening program. Am J Gastroenterol 100:2771-76
16. Khan KY, Xiong T, McCafferty I et al (2007) Frequency and impact of extracolonic findings detected at computed tomographic colonography in a symptomatic population. Br J of Surg 94:355-361
17. van Gelder RE, Venema HW, Selie IW et al (2002) CT Colonography at different radiation dose levels: feasibility of dose reduction. Radiology 224:25-33
18. Morrin MM, Farrell RJ, Kruskal BJ et al (2000) Utility of intravenously administered contrast material on CT colonography. Radiology 217:765-771
19. Spreng A, Netzer P, Mattich J et al (2005) Importance of extracolonic findings at IV contrast medium-enhanced CT Colonography versus those at non enhanced CT Colonography. Eur Radiol 15:2088-2095
20. Kim YS, Kim N, Kim SY et al (2007) Extracolonic findings in an asymptomatic screening population undergoing intravenous contrast-enhanced computed tomography colonography. J Gastroenterol Hepatol, in press PMID:17645481
21. Ng CS, Wei W, Doyle TC et al (2008) Minimal-preparation abdomino-pelvic CT in frail and elderly patients: prognostic value of colonic and extracolonic findings. Clin Radiol 63:424-32
22. Taylor SA, Laghi A, Lefere P et al (2007) European Society of Gastrointestinal and Abdominal Radiology (ESGAR): consensus statement on CT colonography. Eur Radiol 17:575-9
23. Hassan C, Pickhardt P, Laghi A et al (2008) Computed Tomographic Colonography to screen for colorectal cancer, extracolonic cancer, and aortic aneurysm: model simulation with cost-effectiveness analysis. Arch Intern Med 168:696-705

PARTE IV
Casistica clinica ragionata

CAPITOLO 15

Anatomia

Franco Iafrate, Alessandro Pichi, Alberto Schillaci

Anatomia normale del retto

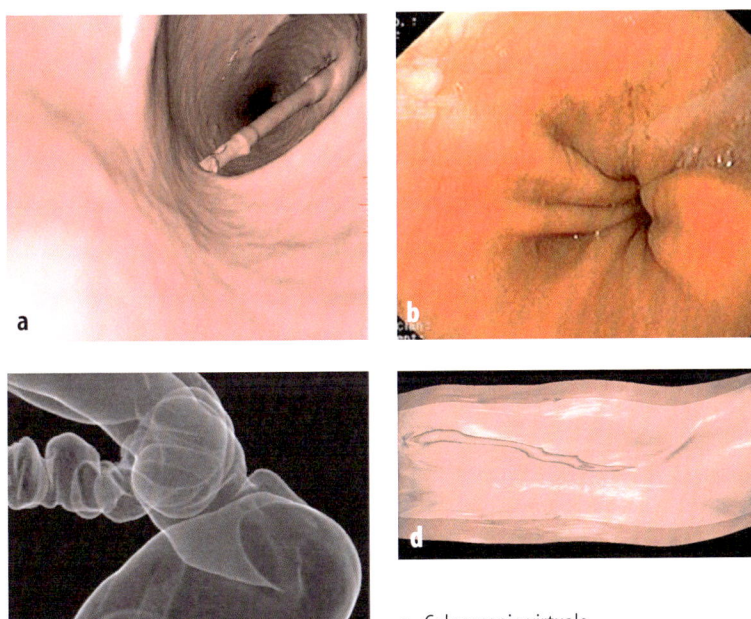

a Colonscopia virtuale
b Colonscopia convenzionale
c Clisma a doppio contrasto virtuale
d Dissezione virtuale

A. Laghi, R. Passariello, *La colonscopia virtuale*. ISBN 978-88-470-1066-6 © Springer 2008

Anatomia normale del sigma

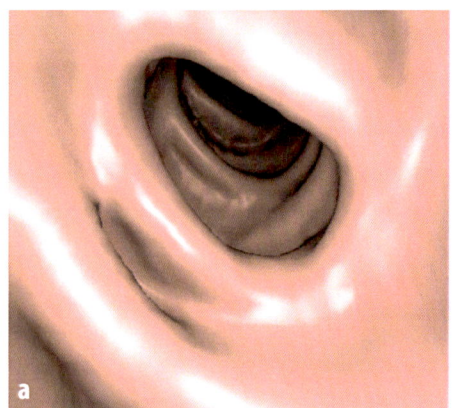 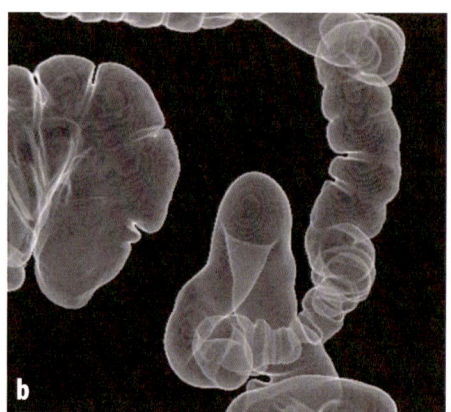

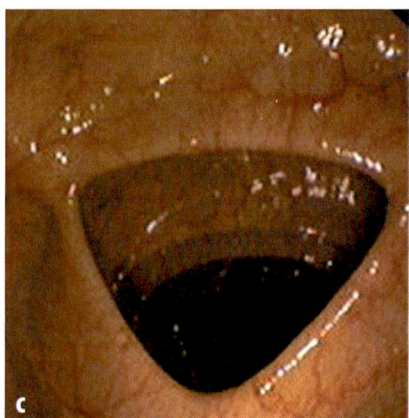 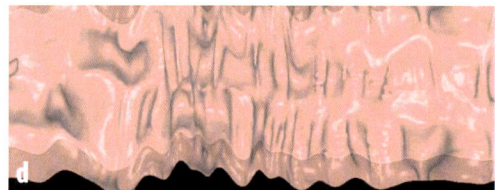

a Colonscopia virtuale
b Clisma a doppio contrasto virtuale
c Colonscopia convenzionale
d Dissezione virtuale

Anatomia normale del colon discendente

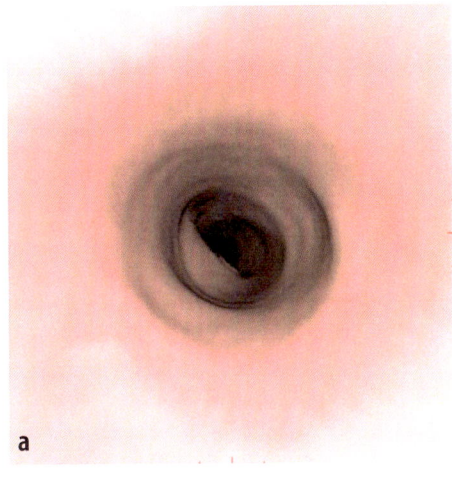

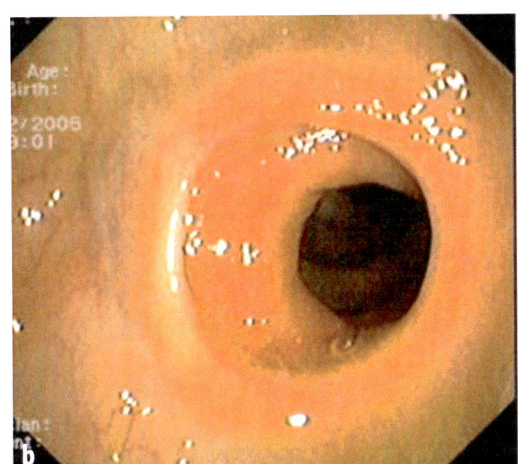

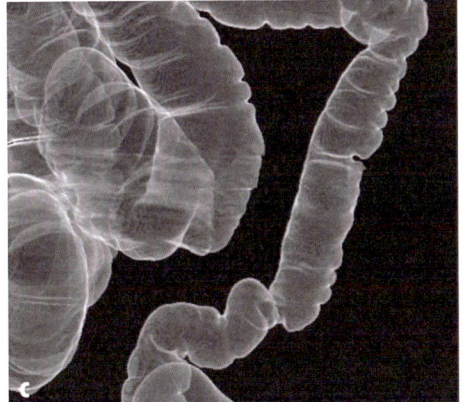

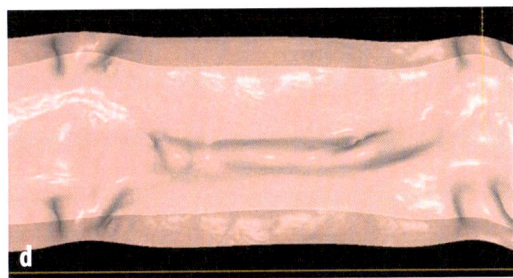

a Colonscopia virtuale
b Colonscopia convenzionale
c Clisma a doppio contrasto virtuale
d Dissezione virtuale

Anatomia normale delle flessure coliche

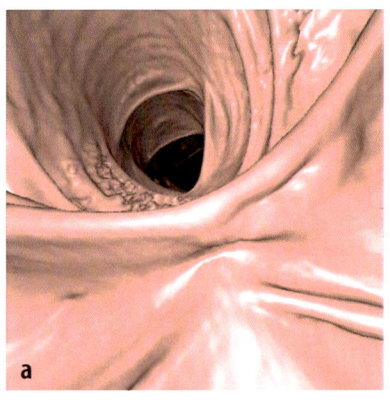
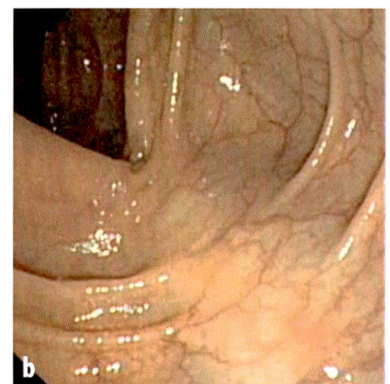

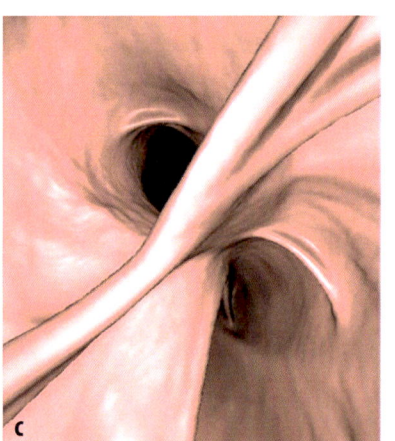
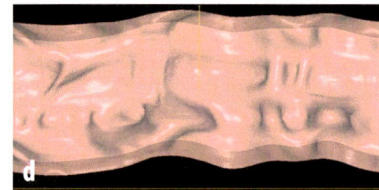
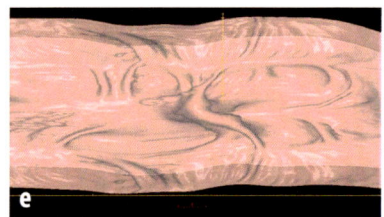

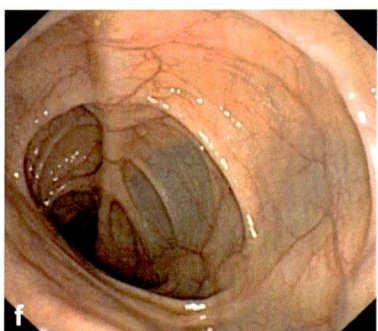
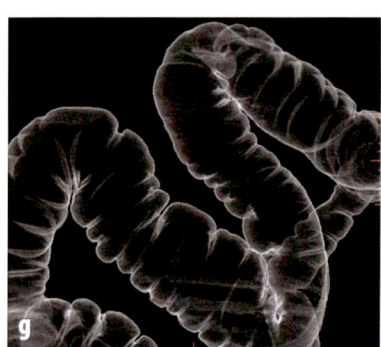

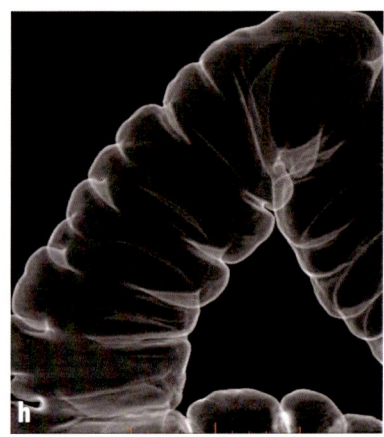

a Colonscopia virtuale della flessura splenica
b Colonscopia convenzionale della flessura splenica
c Colonscopia virtuale della flessura epatica
d Dissezione virtuale della flessura splenica
e Dissezione virtuale della flessura epatica
f Colonscopia convenzionale della flessura epatica
g Clisma a doppio contrasto virtuale della flessura splenica
h Clisma a doppio contrasto della flessura epatica

Anatomia normale del colon trasverso

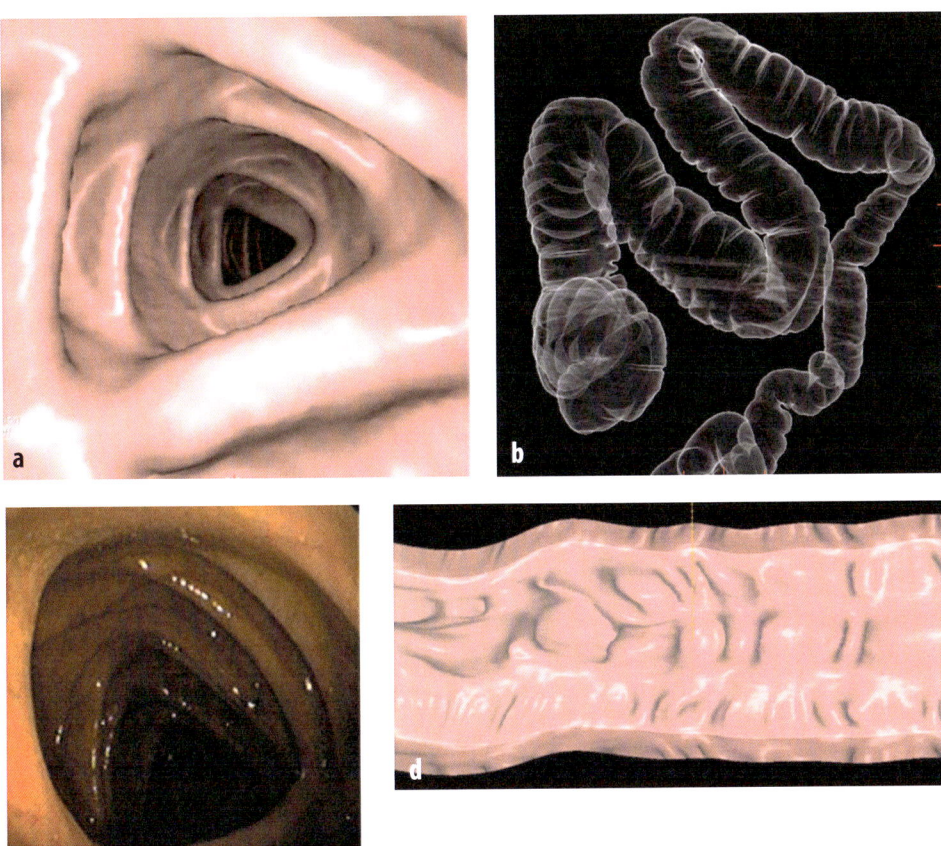

a Colonscopia virtuale
b Clisma a doppio contrasto virtuale
c Colonscopia convenzionale
d Dissezione virtuale

Anatomia normale del colon ascendente

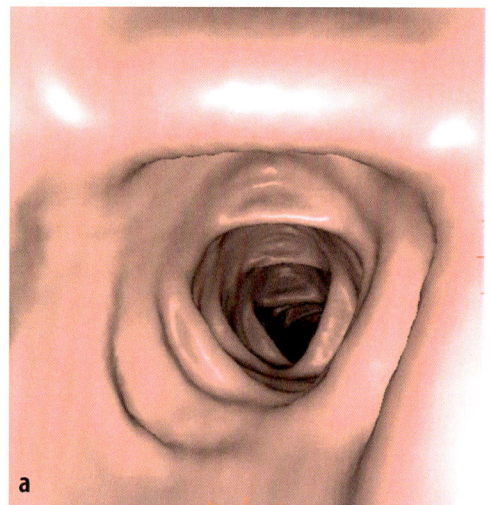

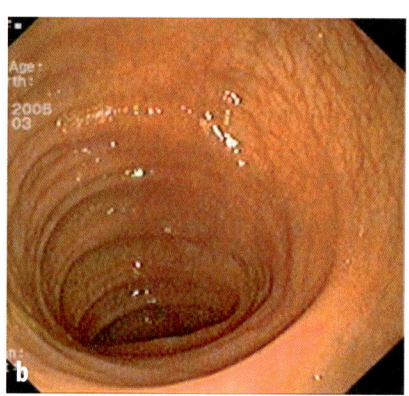

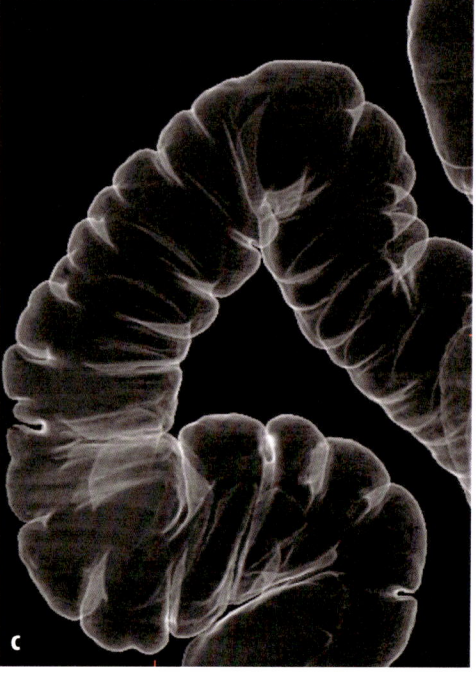

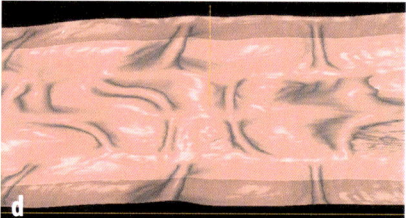

a Colonscopia virtuale
b Colonscopia convenzionale
c Clisma a doppio contrasto virtuale
d Dissezione virtuale

Anatomia normale della valvola ileo-ciecale

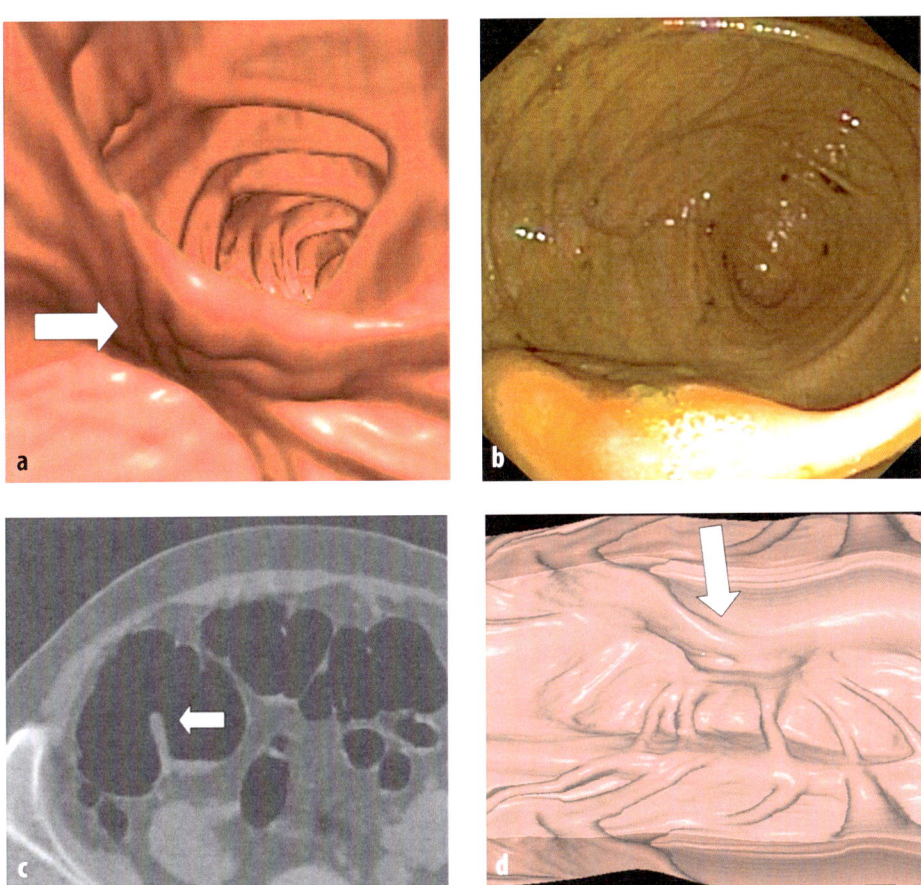

a Colonscopia virtuale che mostra una valvola ileo-ciecale "labiale" (*freccia*)
b Colonscopia convenzionale della valvola ileo-ciecale
c Immagine assiale che mostra l'aspetto "labiale" della valvola ileo-ciecale (*freccia*)
d Dissezione virtuale ove si osserva la distorsione dovuta alla presenza della valvola ileo-ciecale (*freccia*)

Anatomia normale della valvola ileo-ciecale

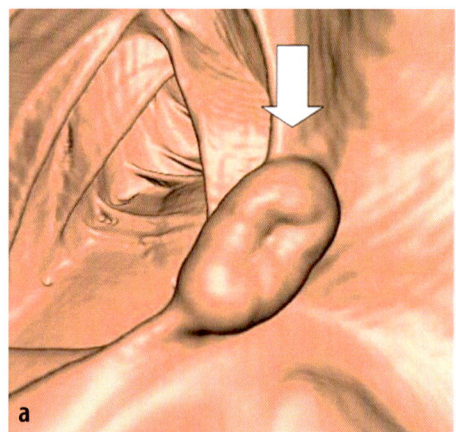

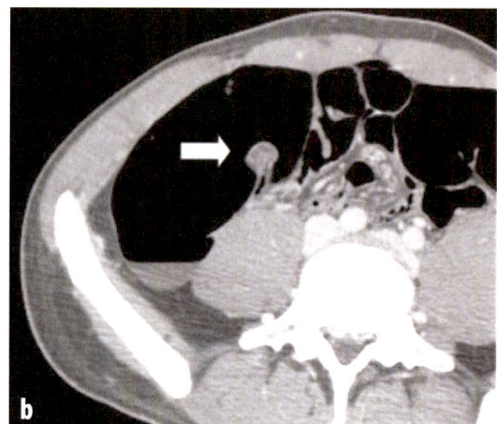

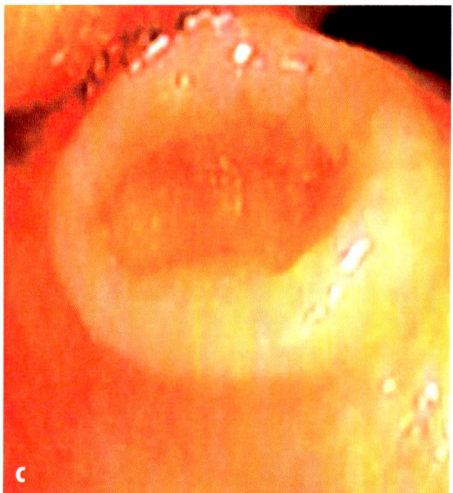

a Colonscopia virtuale che mostra l'aspetto "papillare" della valvola ileo-ciecale lipomatosa (*freccia*)
b Immagine assiale con la finestra addominale che mostra la presenza di tessuto adiposo nel contesto della valvola ileo-ciecale (*freccia*) che determina una condizione nota come lipomatosi della valvola ileo-ciecale
c Colonscopia convenzionale

Anatomia normale della valvola ileo-ciecale

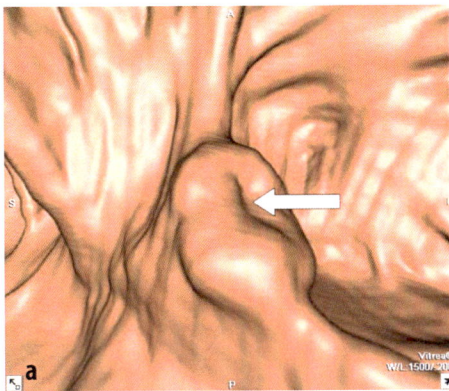 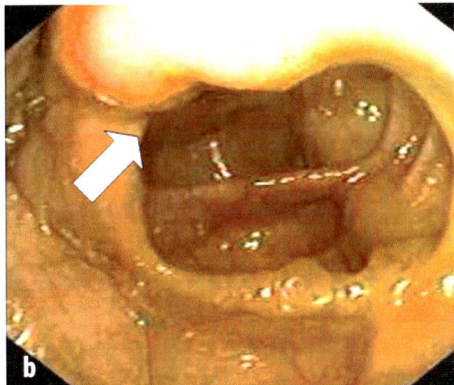

a Colonscopia virtuale che mostra una modesta depressione (*freccia*) al centro della valvola ileo-ciecale, che rappresenta l'orifizio valvolare
b Colonscopia convenzionale che mostra l'orifizio valvolare (*freccia*)

Anatomia normale della valvola ileo-ciecale

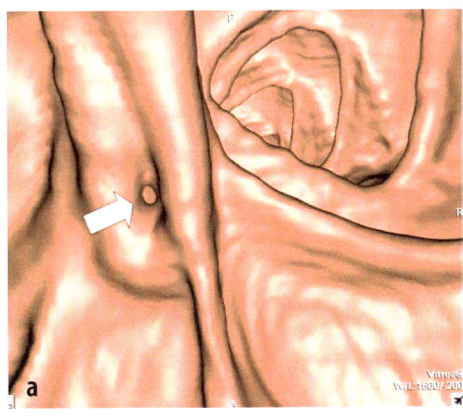 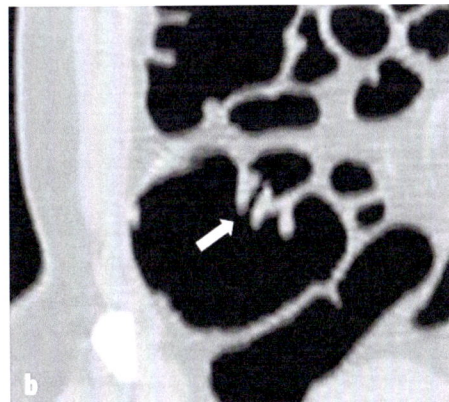

a Colonscopia virtuale che mostra una piccola depressione tra le due labbra della valvola ileo-ciecale dovuto all'apertura dell'orifizio valvolare (*freccia*)
b Immagine multiplanare secondo un piano coronale che documenta l'apertura (*freccia*) dell'orifizio tra le due labbra della valvola ileo-ciecale

Anatomia normale del cieco

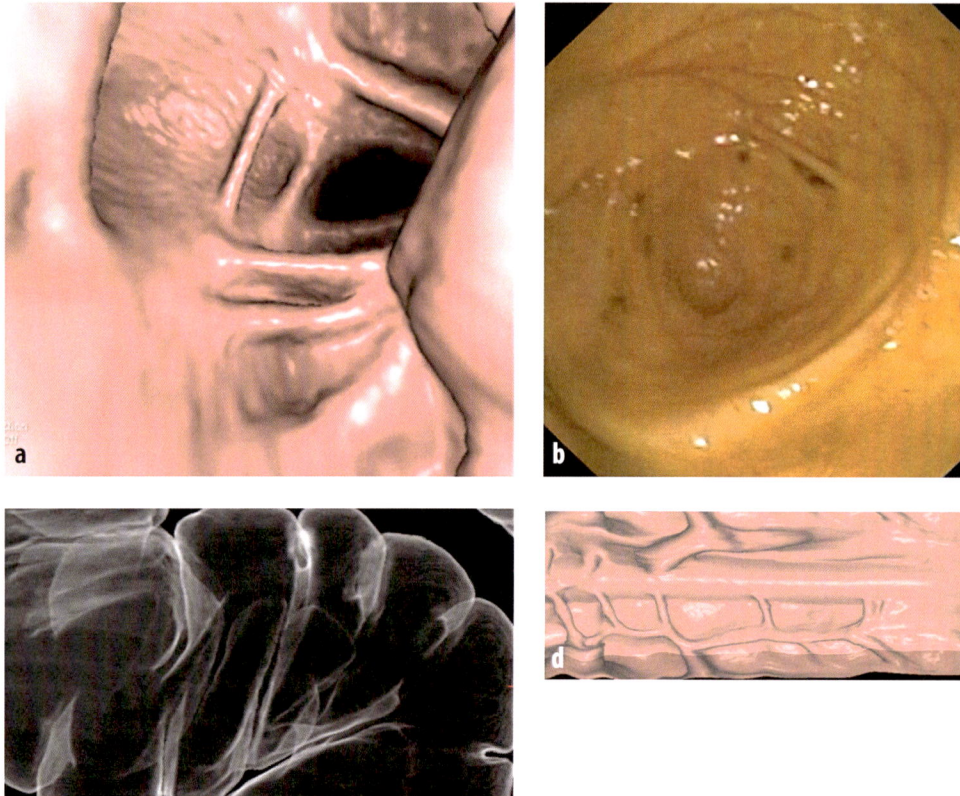

a   Colonscopia virtuale
b   Colonscopia convenzionale
c   Clisma a doppio contrasto virtuale
d   Dissezione virtuale

Anatomia normale dell'appendice ileo-ciecale

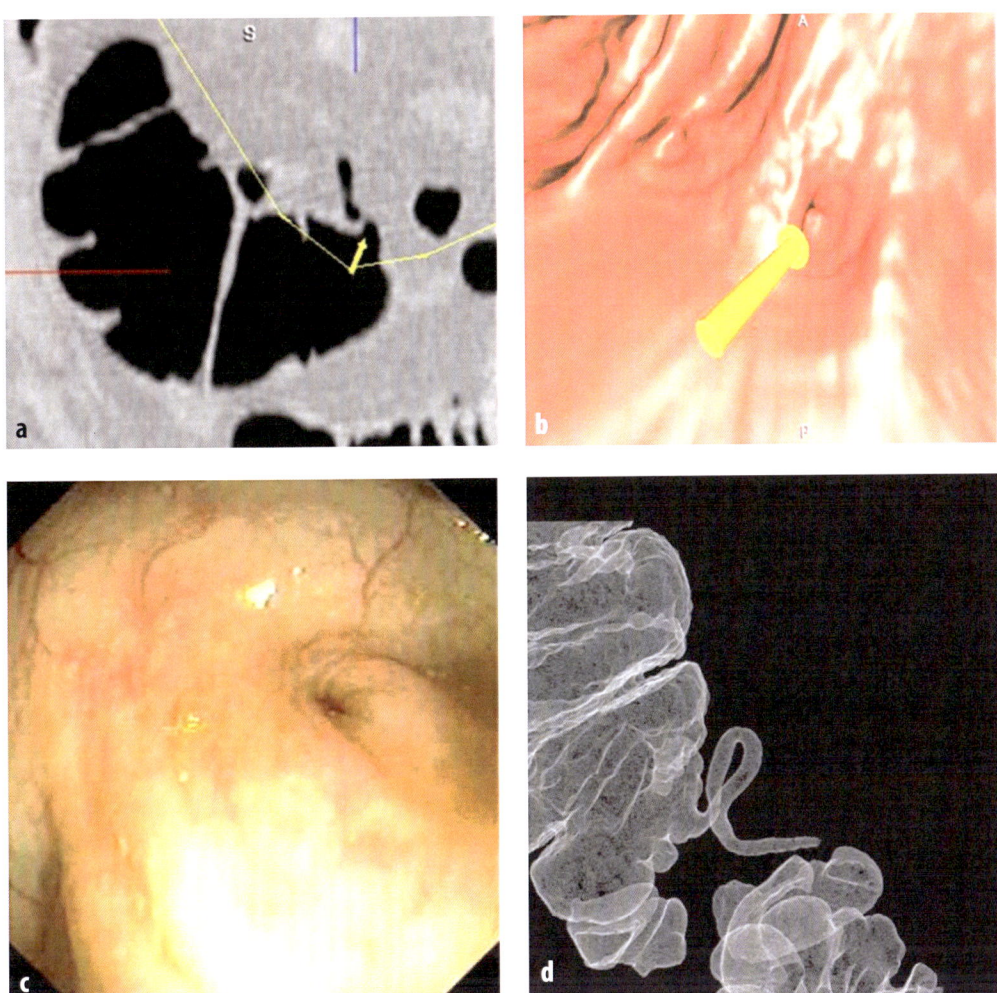

a Immagine multiplanare secondo un piano coronale che mostra il minuto orifizio appendicolare (*freccia*) a livello del fondo ciecale
b Colonscopia virtuale che mette in evidenza una piccola depressione (*freccia*) del fondo ciecale che rappresenta l'orifizio appendicolare
c Colonscopia convenzionale
d Clisma a doppio contrasto virtuale

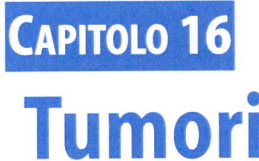

CAPITOLO 16
Tumori

Franco Iafrate, Antonietta Lamazza, Andrea Laghi

Adenocarcinoma vegetante del fondo ciecale

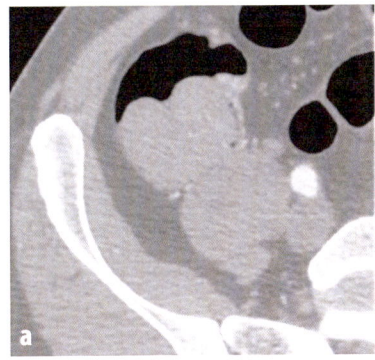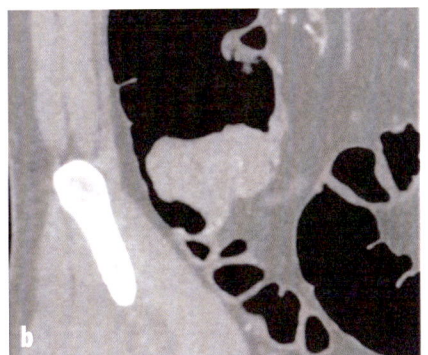

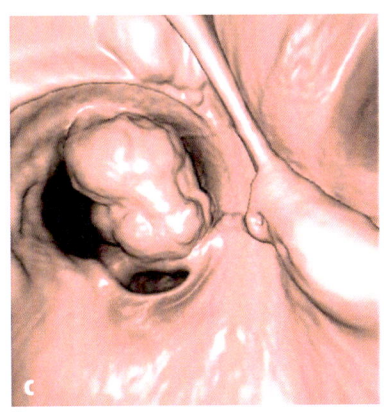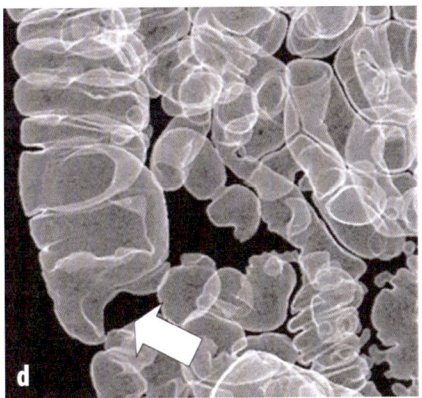

Adenocarcinoma vegetante (T2) (*freccia*) **del fondo ciecale**
a Immagine assiale
b Riformattazione multiplanare coronale
c Colonscopia virtuale
d Clisma a doppio contrasto virtuale che mette in evidenza a livello del fondo ciecale un deficit luminale (*freccia*) dovuto alla presenza del tumore

A. Laghi, R. Passariello, *La colonscopia virtuale*. ISBN 978-88-470-1066-6 © Springer 2008

Adenocarcinoma stenosante della flessura epatica

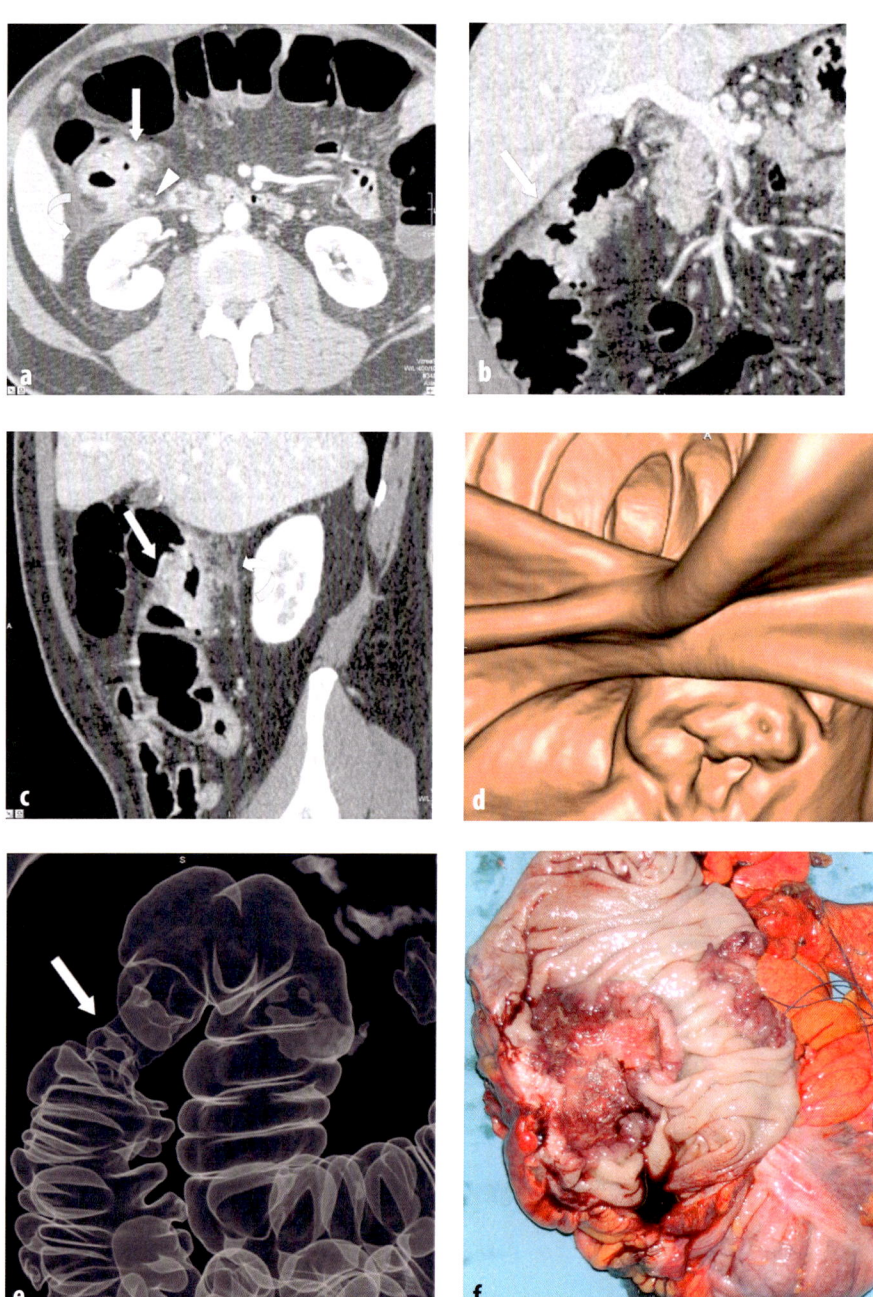

Adenocarcinoma stenosante (T3) (*freccia*) **della flessura epatica**

a Immagine assiale dove si osserva come il tumore (*freccia*) infiltra il tessuto adiposo pericolico ed il foglietto anteriore della fascia renale (*freccia curva*). Concomitano alcuni linfonodi locoregionali (*testa di freccia*), negativi all'esame istologico

b Riformattazione multiplanare coronale ove si apprezza l'estensione longitudinale del tumore (*freccia*)

c Riformattazione multiplanare sagittale ove si apprezza l'estensione longitudinale del tumore (*freccia*) e l'infiltrazione del foglietto anteriore della fascia renale (*freccia curva*)

d Colonscopia virtuale

e Clisma a doppio contrasto virtuale che mette in evidenza l'aspetto a "torsolo di mela" (*freccia*) dovuto alla presenza del tumore

f Corrispettivo pezzo operatorio

Adenocarcinoma del fondo ciecale

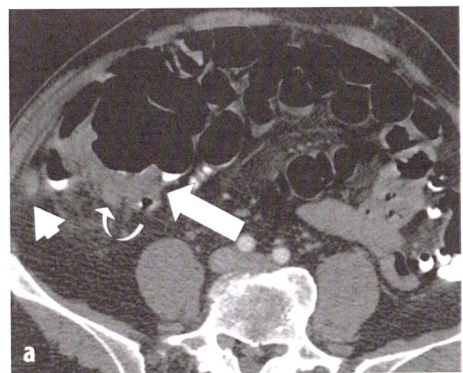

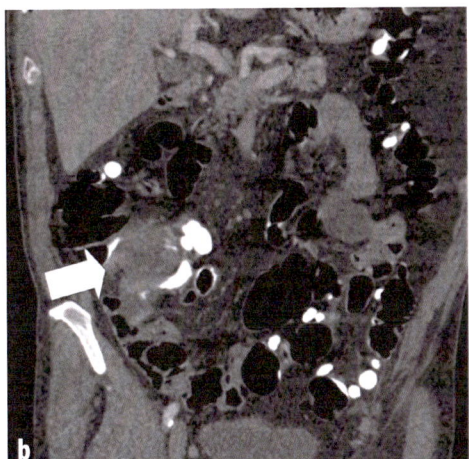

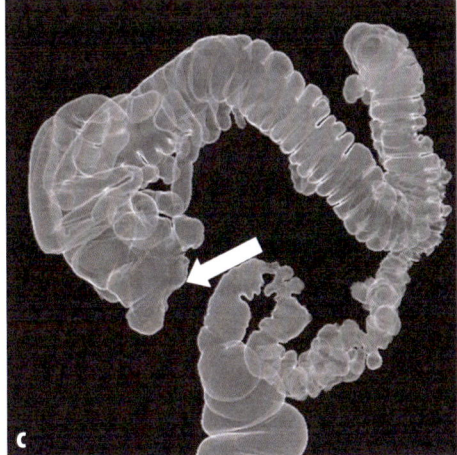

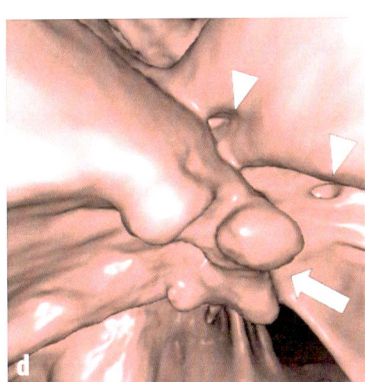

Adenocarcinoma (T3) (*freccia*) **del fondo ciecale**
a Immagine assiale che documenta l'iniziale infiltrazione da parte del tumore (*freccia*) del tessuto adiposo pericolico (*freccia curva*) con alcuni linfonodi centimetrici locoregionali (*testa di freccia*), positivi all'esame istologico
b Riformattazione multiplanare coronale che mette in evidenza l'estensione longitudinale del tumore (*freccia*)
c Clisma a doppio contrasto virtuale che mette in evidenza un deficit luminale a livello del cieco (*freccia*)
d Nell'immagine endoluminale, oltre la lesione (*freccia*) si notano due orifizi diverticolari (*punte di freccia*)

Adenocarcinoma stenosante del colon trasverso distale

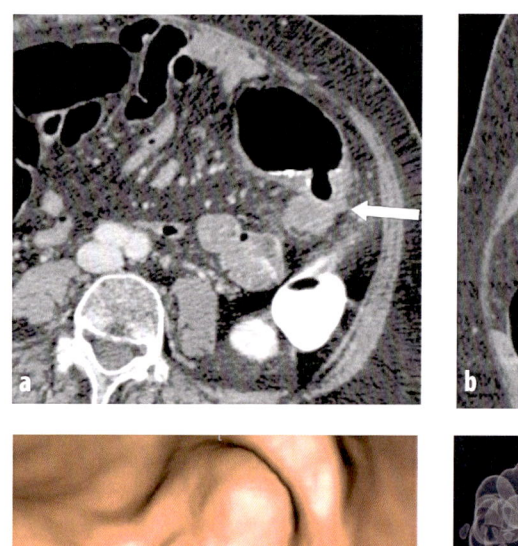
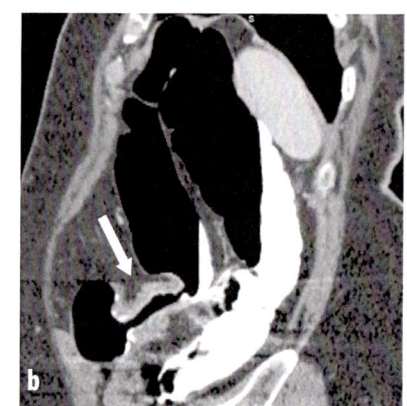
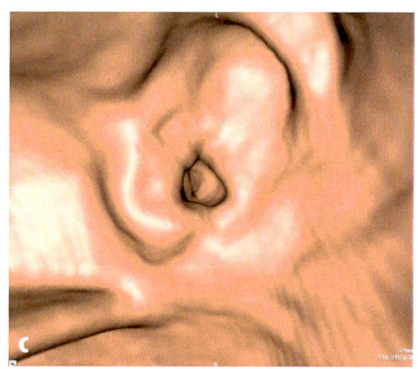
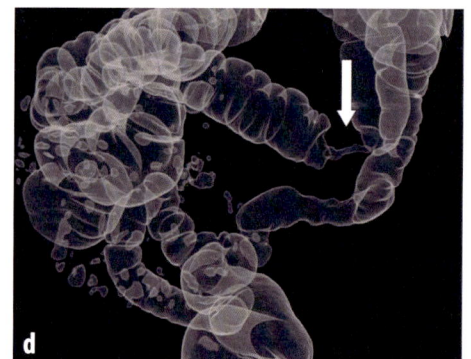
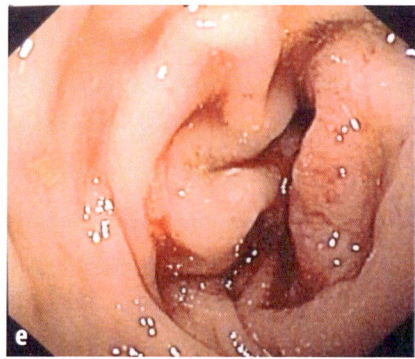

Adenocarcinoma stenosante (T3) (*freccia*) **del colon trasverso distale**
a Immagine assiale che dimostra la presenza di una neoformazione del colon (*freccia*) di difficile localizzazione a causa della presenza di un dolico-sigma
b Riformattazione multiplanare sagittale che mostra la presenza di una lesione neoplastica (*freccia*) stenosante il lume in prossimità della flessura splenica
c Colonscopia virtuale
d Clisma a doppio contrasto virtuale che permette di localizzare in maniera precisa il tumore (*freccia*) a livello del trasverso distale
e Colonscopia convenzionale

Adenocarcinoma ulcerato della valvola ileo-ciecale

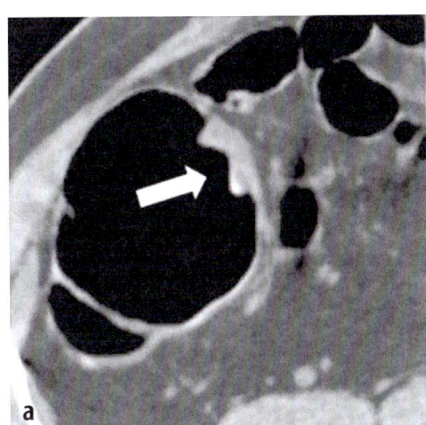

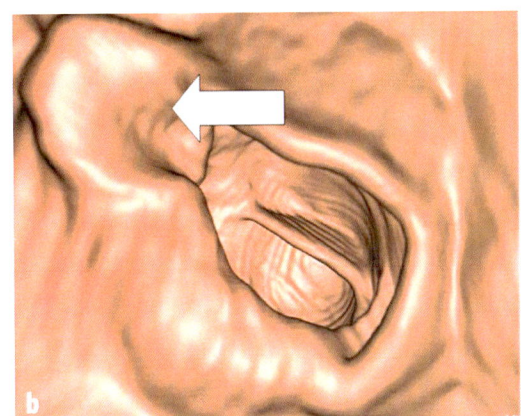

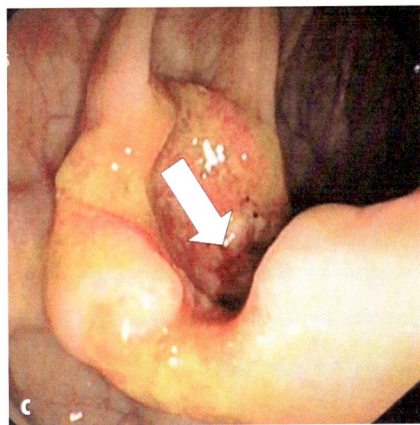

Adenocarcinoma ulcerato (T2) (*freccia*)
della valvola ileo-ciecale
a Immagine assiale
b Colonscopia virtuale
c Colonscopia convenzionale

Adenocarcinoma stenosante della flessura splenica

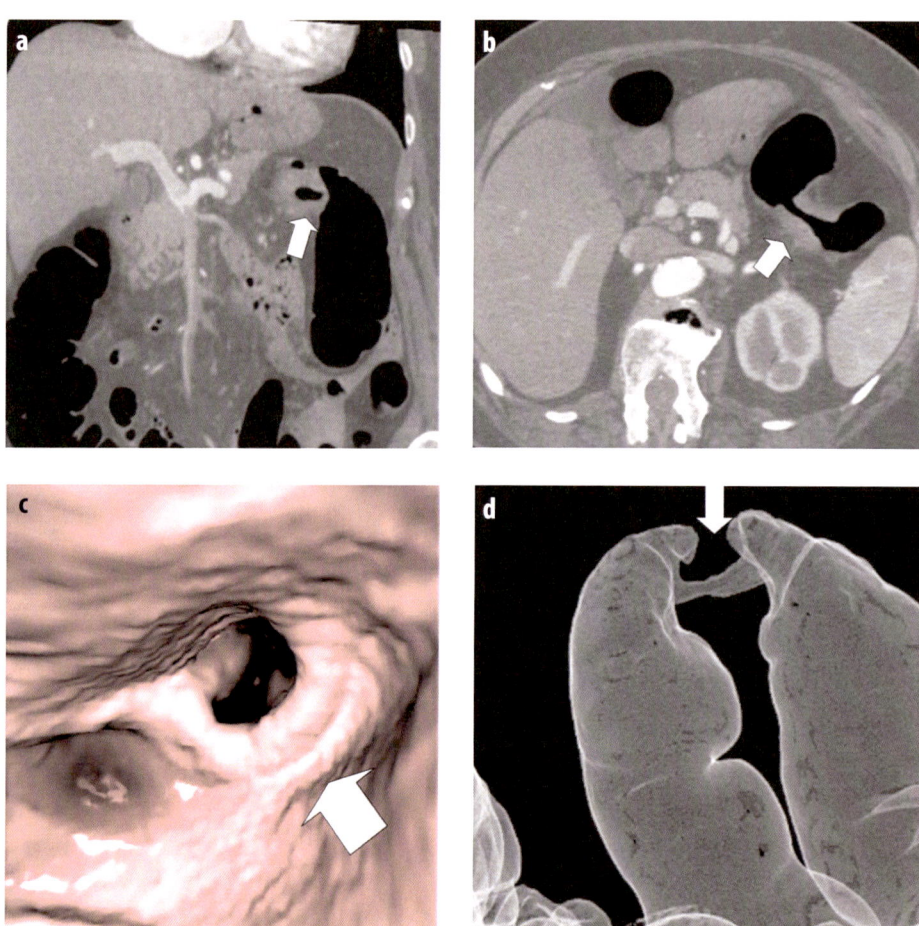

Adenocarcinoma stenosante (T2) (*freccia*) **della flessura splenica**
a Riformattazione multiplanare coronale
b Immagine assiale
c Colonscopia virtuale
d Clisma a doppio contrasto virtuale

Adenocarcinoma stenosante del colon ascendente

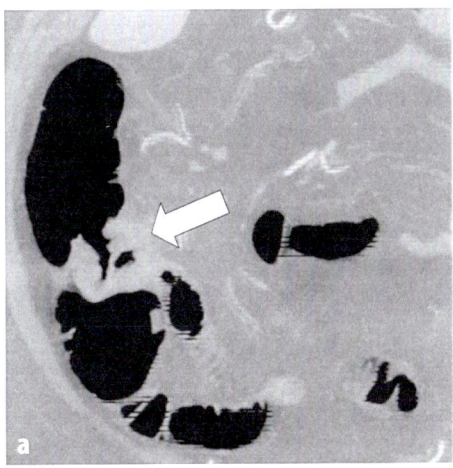

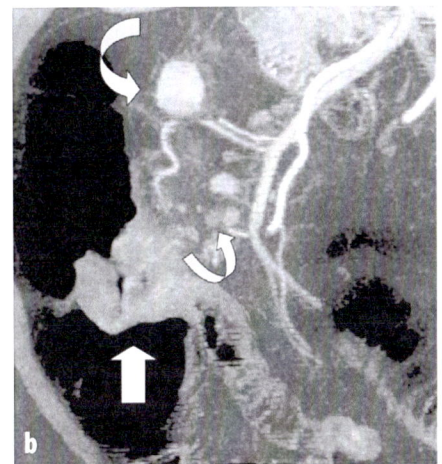

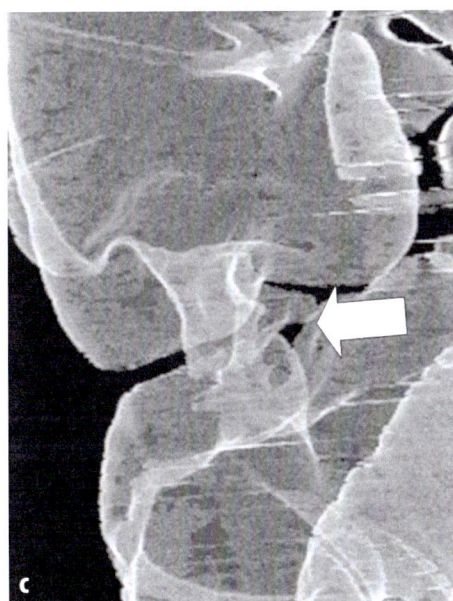

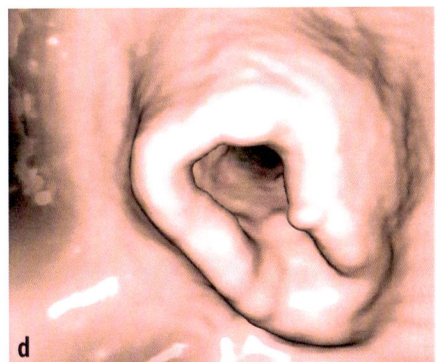

Adenocarcinoma stenosante (T2) (*freccia*) **del colon ascendente**
a Riformattazione multiplanare coronale che mostra l'estensione longitudinale del tumore (*freccia*)
b Riformattazione multiplanare obliqua che mostra la presenza nel tessuto adiposo pericolico di multiple e grossolane linfoadenopatie (*frecce curve*),
positive all'esame istologico, e della massa endoluminale (*freccia*)
c Clisma a doppio contrasto virtuale che mostra la presenza di una lesione stenosante (*freccia*) del colon ascendente
d Colonscopia virtuale

Recidiva di adenocarcinoma

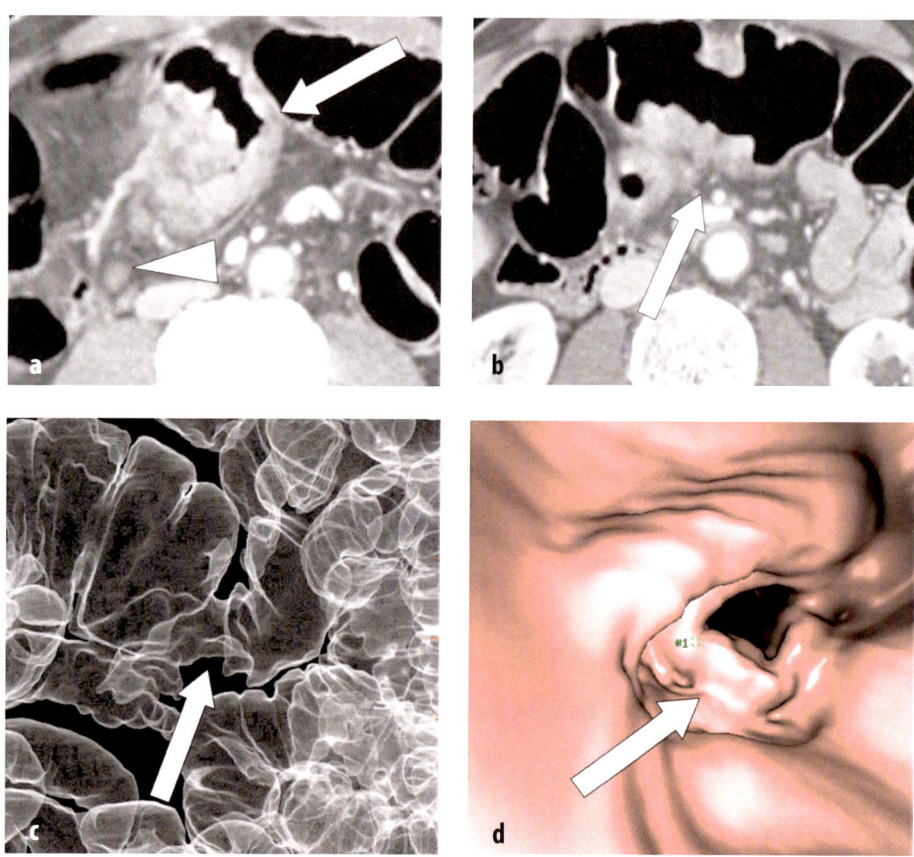

Recidiva di adenocarcinoma (*freccia*) sull'anastomosi chirurgica tra ileo e colon trasverso in paziente operato 10 anni prima di emicolectomia destra
a Immagine assiale che documenta l'ispessimento parietale (*freccia*) stenosante il lume a livello dell'anastomosi chirurgica. Concomita una grossolana linfoadenopatia (*punta di freccia*) nel tessuto adiposo locoregionale
b Immagine assiale ottenuta in decubito supino che documenta l'estensione della recidiva di malattia (*freccia*) a livello del trasverso
c Clisma a doppio contrasto virtuale
d Colonscopia virtuale

Adenocarcinoma stenosante del sigma

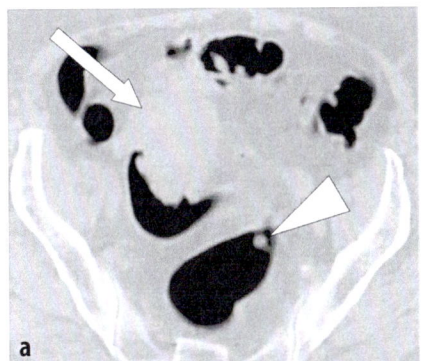
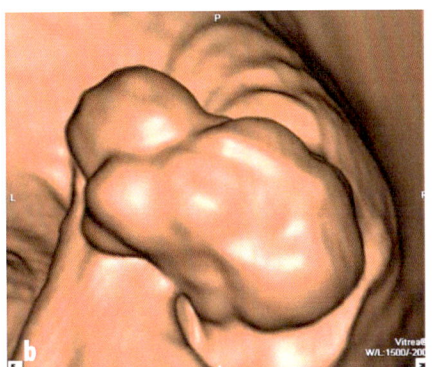
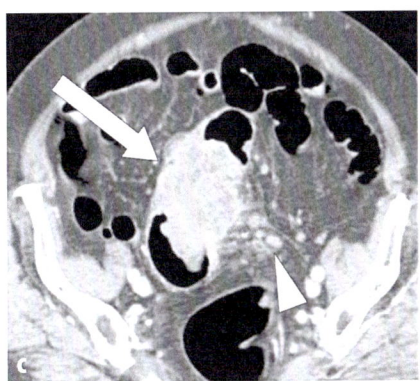
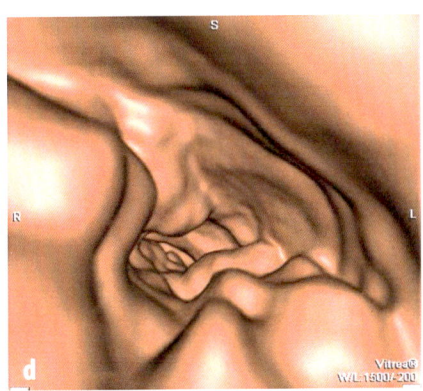
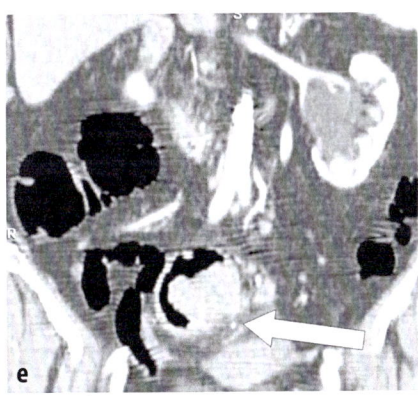
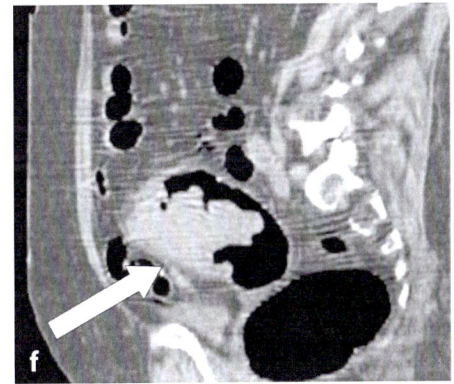

Adenocarcinoma stenosante (T3) (*freccia*) **del sigma**
a Immagine assiale con finestra per colonscopia virtuale che dimostra la presenza di una grossolana massa (*freccia*) stenosante il sigma e la presenza a valle di lesione polipoide (*punta di freccia*) sentinella
b Colonscopia virtuale che mostra la porzione superiore intraluminale del tumore
c Immagine assiale con finestra addominale che mostra l'infiltrazione del tessuto adiposo (*freccia*) da parte del tumore e la presenza di linfoadeno-patie locoregionali (*testa di freccia*)
d Colonscopia virtuale
e Riformattazione multiplanare coronale
f Riformattazione multiplanare sagittale

Adenocarcinoma ulcerato del sigma

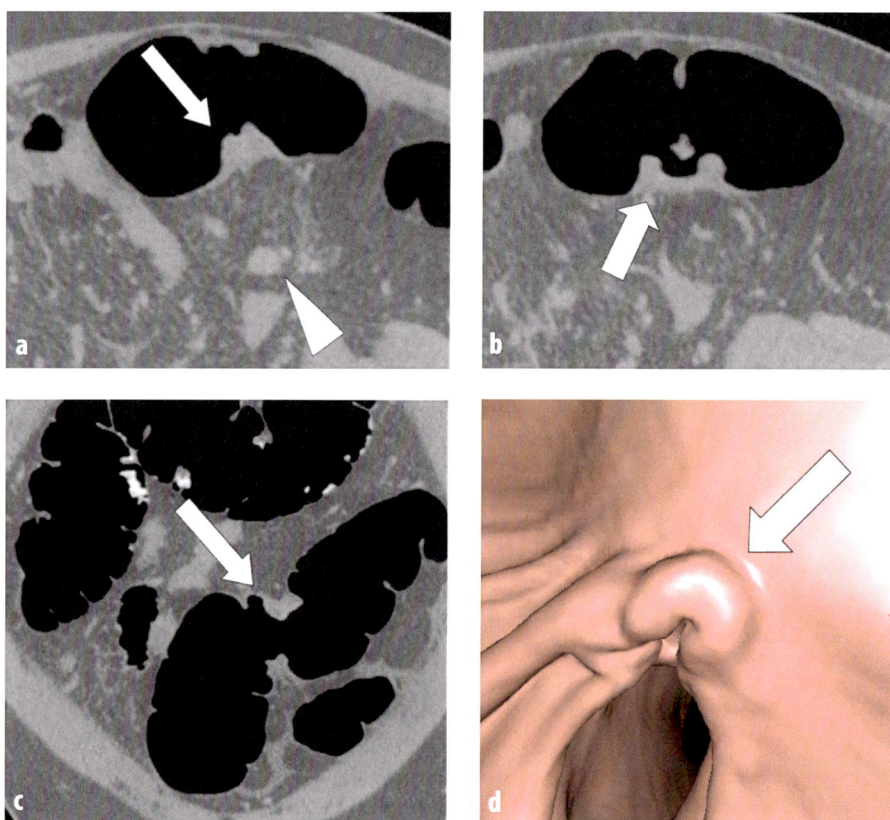

Adenocarcinoma ulcerato (T2) (*freccia*) **del sigma**
a Immagine assiale ottenuta con il paziente in decubito prono che mette in evidenza una lesione parietale (*freccia*) e, nel contesto del tessuto adiposo pericolico, un linfonodo centimetrico (*punta di freccia*), positivo all'esame istologico
b Immagine assiale ottenuta con il paziente in decubito supino che mostra come la lesione solida (*freccia*) della parete posteriore del sigma presenti un'ampia ulcerazione a "scodella" centrale
c Riformattazione multiplanare coronale
d Colonscopia virtuale

Adenocarcinoma stenosante del colon trasverso

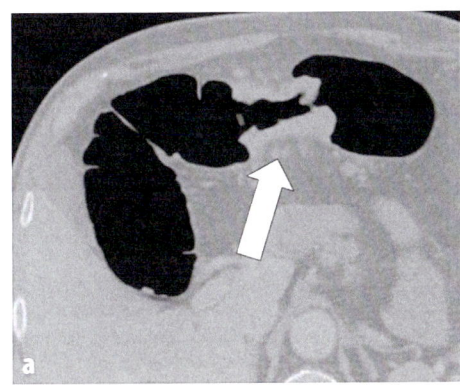 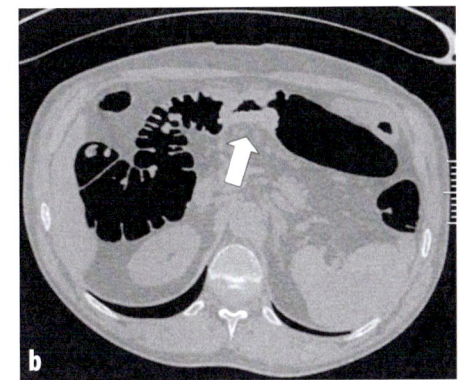

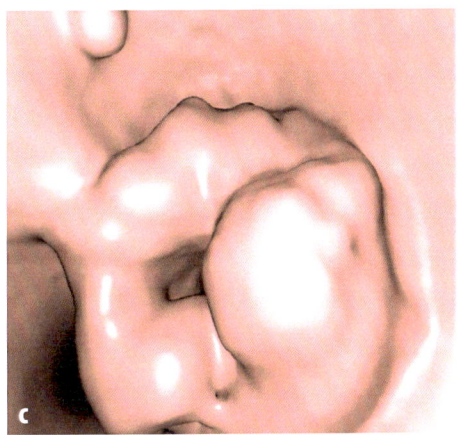 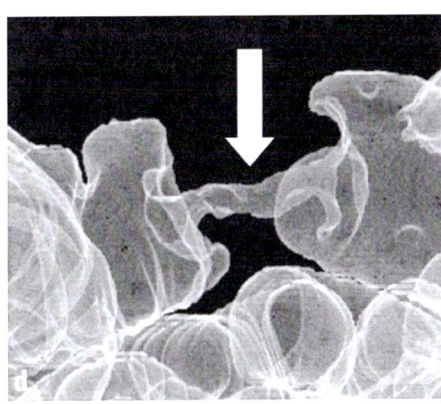

Adenocarcinoma stenosante (T2) (*freccia*) **del colon trasverso**
a Immagine assiale ottenuta in decubito supino
b Immagine assiale ottenuta in decubito prono
c Colonscopia virtuale
d Clisma a doppio contrasto virtuale

Adenocarcinoma vegetante del sigma

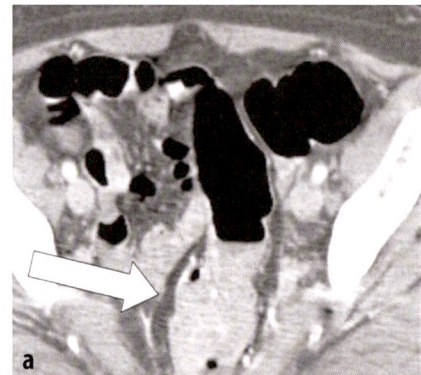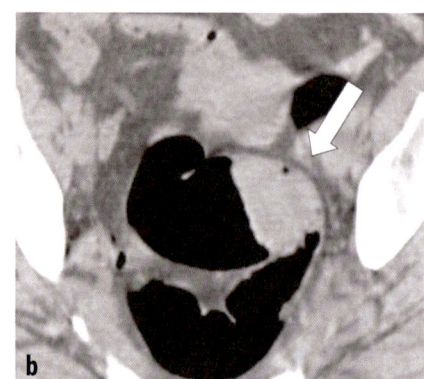

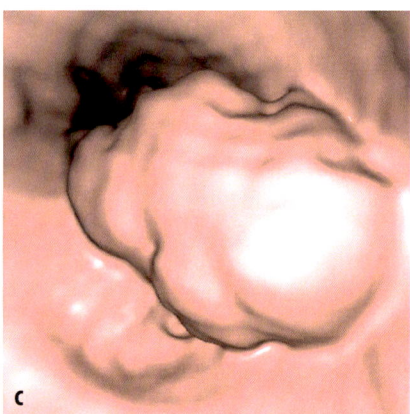

Adenocarcinoma vegetante (T2) (*freccia*)
del sigma
a Immagine assiale
b Riformattazione multiplanare coronale
c Colonscopia virtuale

Adenocarcinoma stenosante della giunzione retto-sigmoidea

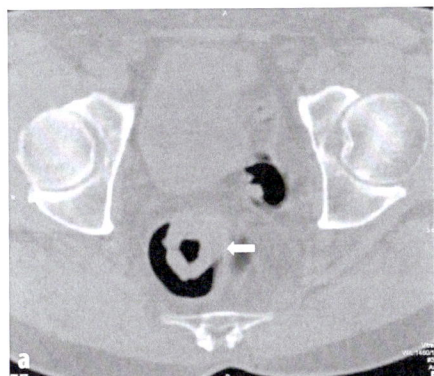
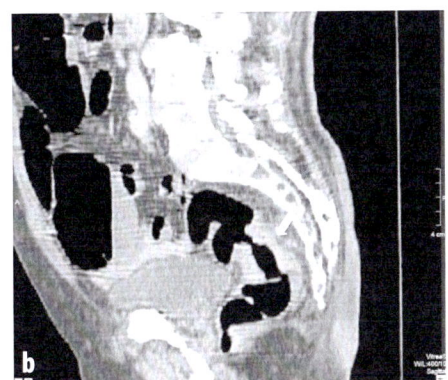

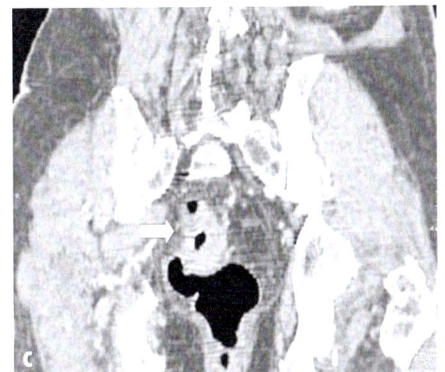
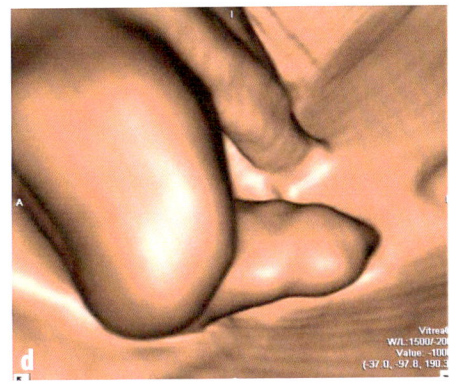

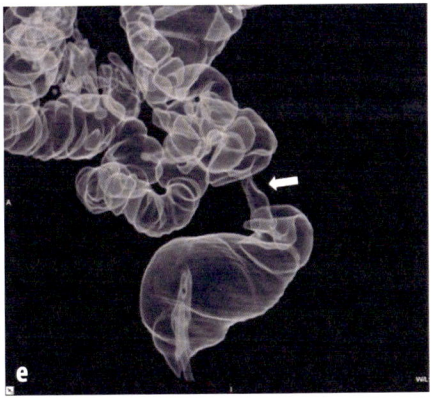

Adenocarcinoma stenosante (T2) (*freccia*)
della giunzione retto-sigmoidea
a Immagine assiale
b Riformattazione multiplanare sagittale
c Riformattazione multiplanare coronale
d Colonscopia virtuale
e Clisma a doppio contrasto virtuale

CAPITOLO 17
Polipi

Franco Iafrate, Enrico Fiori, Andrea Laghi

Polipo sessile del retto

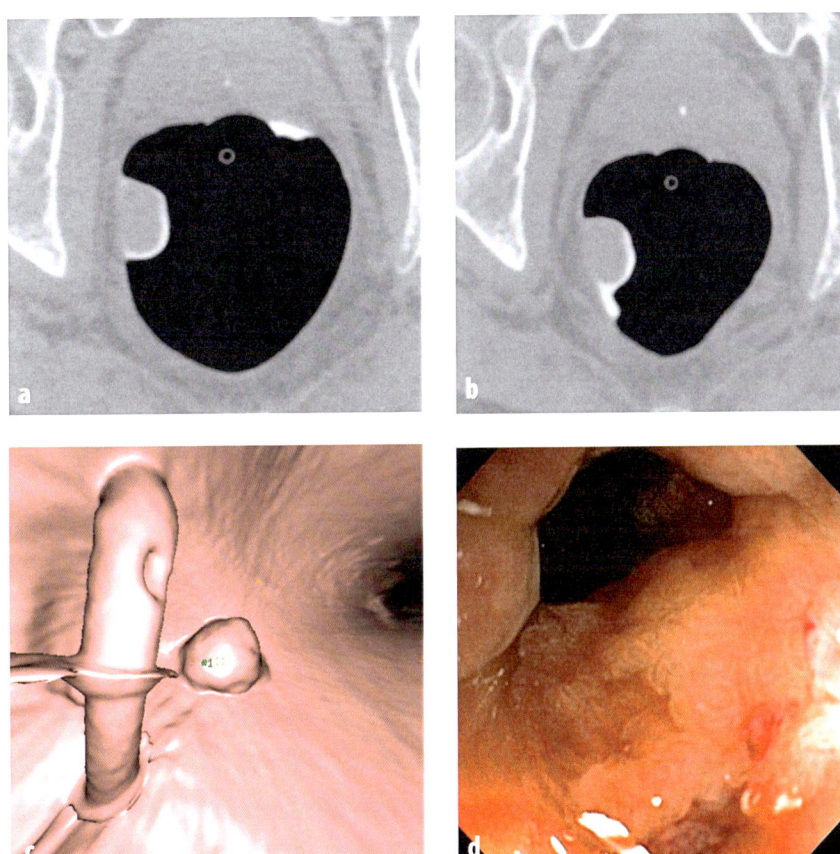

Polipo sessile (adenoma con displasia di alto grado) **del retto**
a Immagine assiale ottenuta con paziente in decubito prono che mostra una lesione polipoide solo verniciata dall'mdc orale utilizzato, che appare localizzata sulla parete laterale destra del retto
b Immagine assiale con paziente in decubito supino che dimostra come la lesione polipoide rimanga fissa sulla parete laterale destra del retto senza spostarsi, come avviene per i residui fecali con il cambio di decubito
c Colonscopia virtuale
d Colonscopia convenzionale

A. Laghi, R. Passariello, *La colonscopia virtuale*. ISBN 978-88-470-1066-6 © Springer 2008

Polipo sessile del colon trasverso

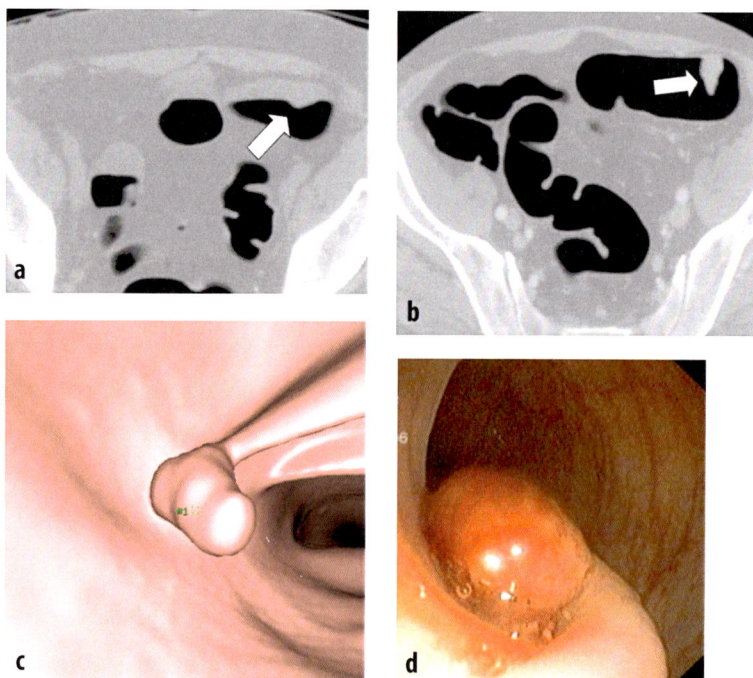

Polipo sessile (adenoma con displasia di alto grado) (*freccia*) **del colon trasverso**
a Immagine assiale: colon con finestra per colonscopia virtuale che documenta in fase prona una lesione (*freccia*) localizzata sulla parete anteriore del trasverso che appare pressoché completamente sommersa dai residui fluidi non marcati
b Immagine assiale con finestra per colonscopia virtuale che dimostra come, con il cambio di decubito in fase supina, i residui fluidi si spostano sul versante posteriore, mentre la lesione solida (*freccia*) rimane localizzata sul versante anteriore
c Colonscopia virtuale
d Colonscopia convenzionale

Polipo sessile della flessura epatica

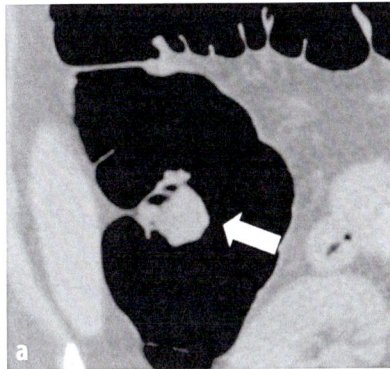
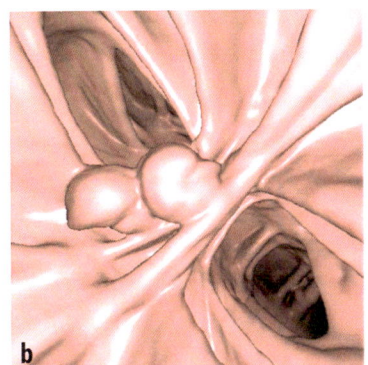
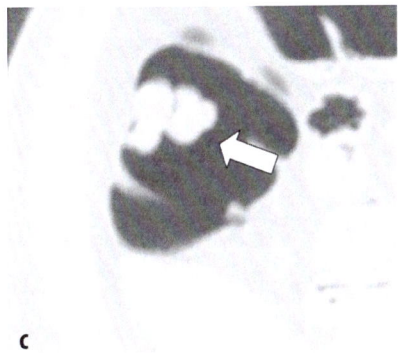
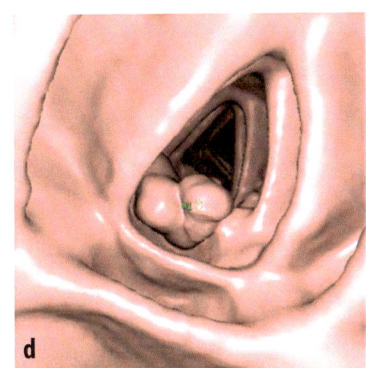
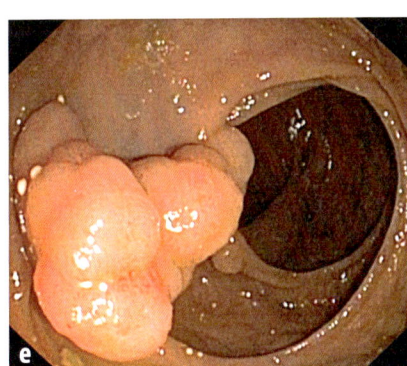

Polipo sessile (adenoma con displasia di alto grado) (*freccia*) **della flessura epatica**
a Immagine assiale con finestra addominale ottenuta con paziente in decubito supino
b Corrispettiva immagine di colonscopia virtuale
c Immagine assiale con finestra per colonscopia virtuale ottenuta con paziente in decubito prono
d Corrispettiva immagine di colonscopia virtuale
e Colonscopia convenzionale

Polipo peduncolato del sigma

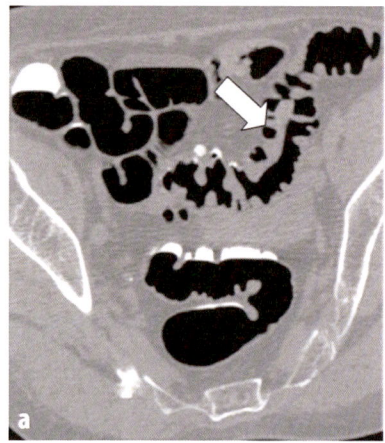 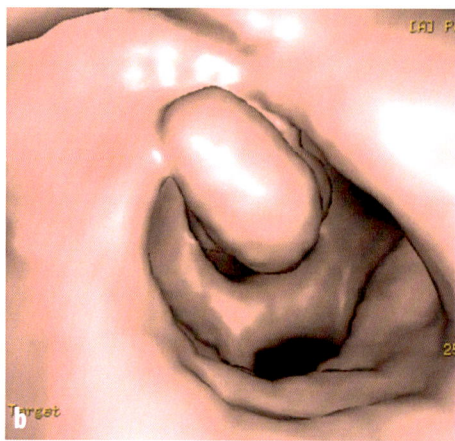

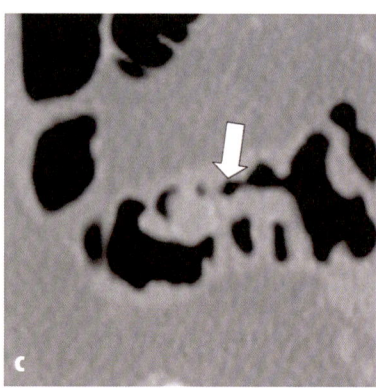 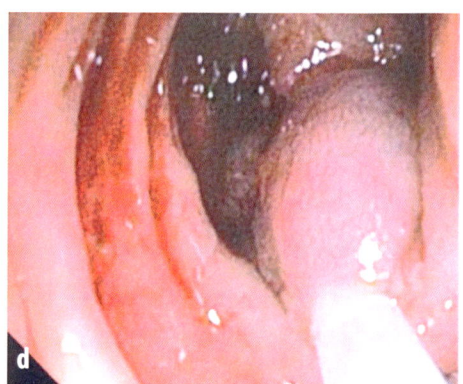

Polipo peduncolato (adenoma con displasia di alto grado) (*freccia*) **del sigma**
a Immagine assiale ottenuta con paziente in decubito prono che dimostra una lesione (*freccia*) parzialmente nascosta, perché localizzata in un segmento sede di severa malattia diverticolare, con ipertrofia della tonaca muscolare e ridotta distensibilità del lume
b Colonscopia virtuale che mette ben in evidenza la testa del polipo peduncolato
c Immagine assiale ottenuta con paziente in decubito supino che mostra il lungo peduncolo (*freccia*) della lesione polipoide del sigma
d Colonscopia convenzionale

Polipo peduncolato del sigma

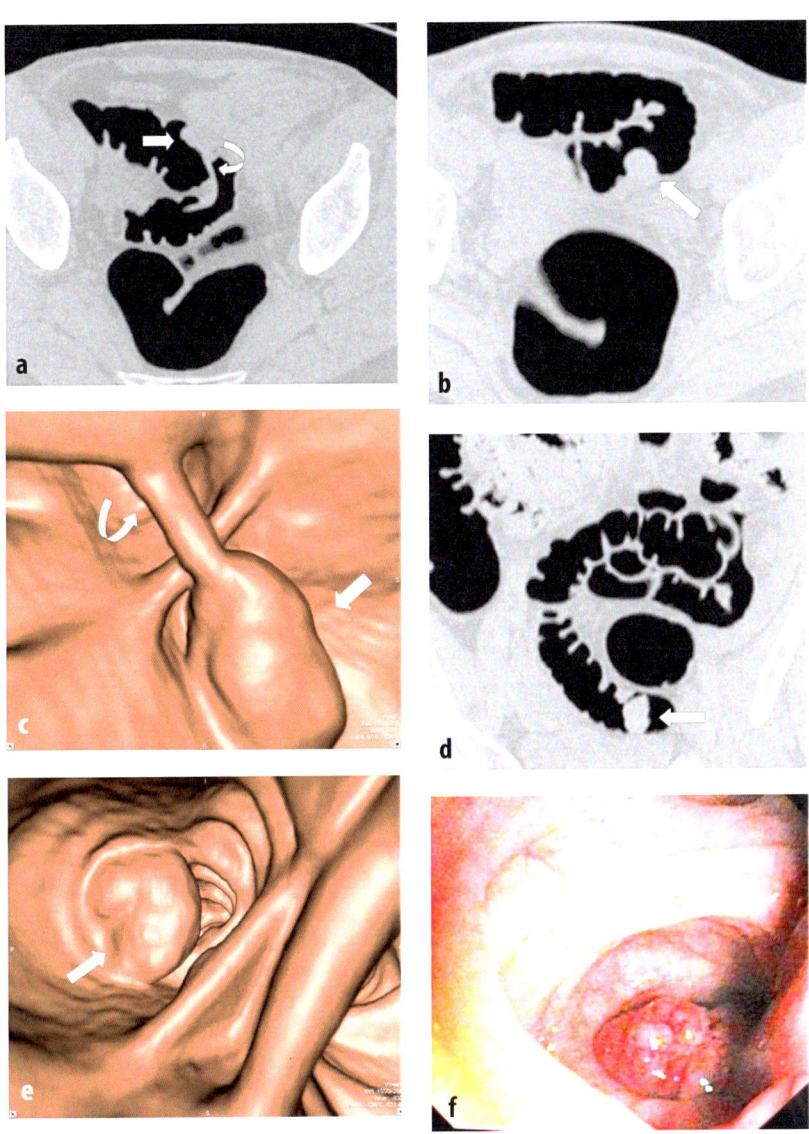

Polipo peduncolato (adenoma con displasia di grado medio) (*freccia*) **del sigma**
La lesione (*freccia*) sembra cambiare di posizione dalla fase prona (**a**) alla supina (**b**) con il cambio di decubito del paziente, ma nella fase prona appare più facilmente apprezzabile, sia nell'immagine 2D che nell'endoluminale 3D (**c**), il lungo peduncolo (*freccia curva*) che la ancora alla parete del sigma.
La riformattazione multiplanare coronale (**d**) mette in evidenza i rapporti della lesione (*freccia*) con il lume
e   Colonscopia virtuale della lesione (*freccia*) ottenuta dalla scansione in fase supina
f   Colonscopia convenzionale

Polipo peduncolato del colon ascendente

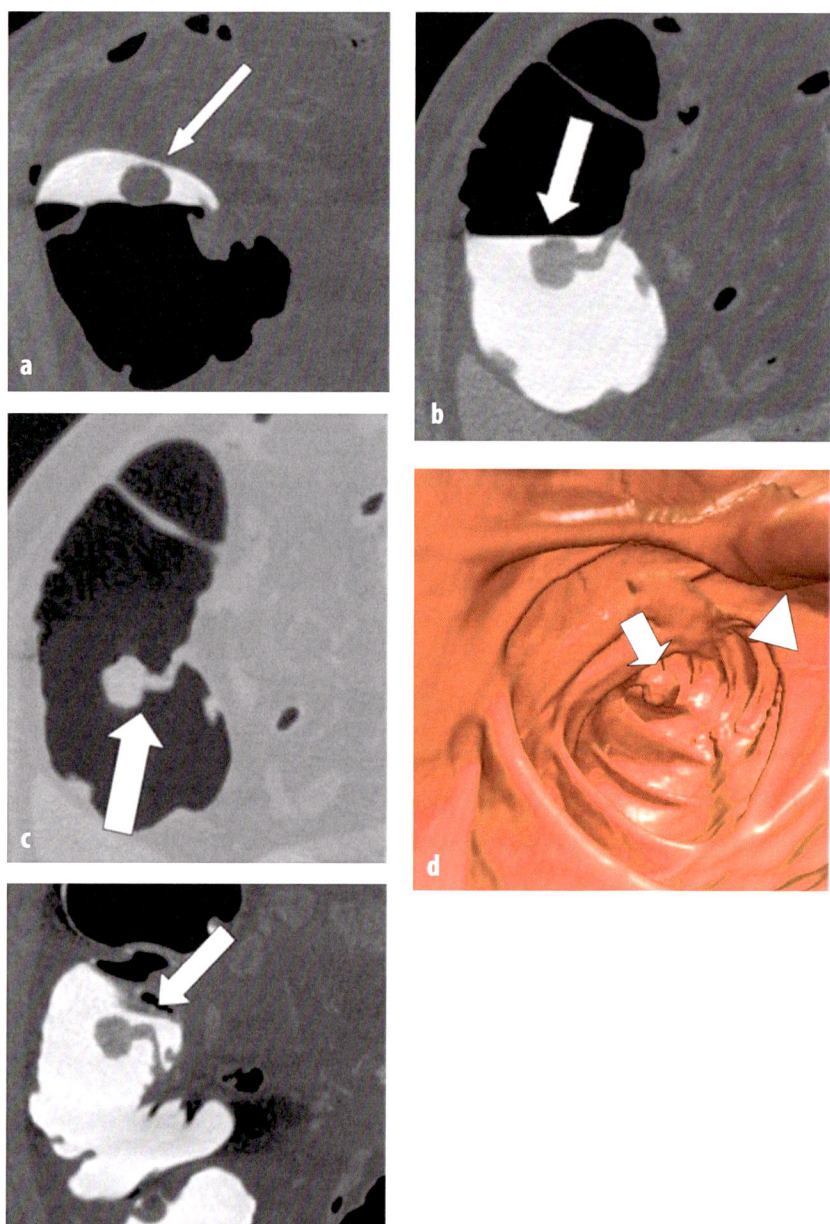

Polipo peduncolato (adenoma con displasia di alto grado) (*freccia*) **del colon ascendente**

La lesione (*freccia*) appare sia in fase prona (**a**) che supina (**b**), completamente sommersa dai residui fluidi. La lesione è ben riconoscibile in questo esame perché è stata utilizzata la tecnica di marcatura delle feci, senza l'uso della quale la lesione rischiava di passare come misconosciuta. L'utilizzo di software in grado di rimuovere elettronicamente i residui fecali marcati (**c**) consente anche una più precisa e migliore rappresentazione 3D (**d**) della lesione (*freccia*) davanti alla valvola ileo-ciecale (*punta di freccia*).

e   La riformattazione multiplanare coronale mette ben in evidenza il peduncolo (*freccia*) della lesione

Polipo sessile del sigma

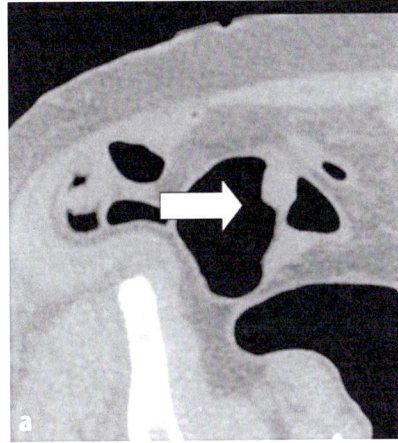 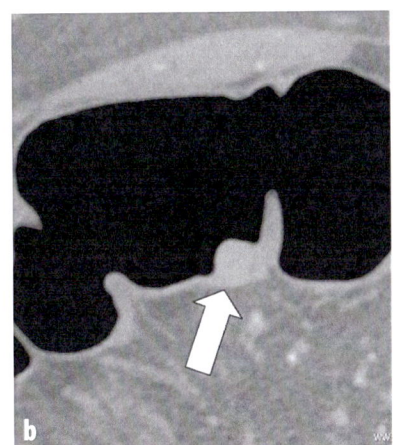

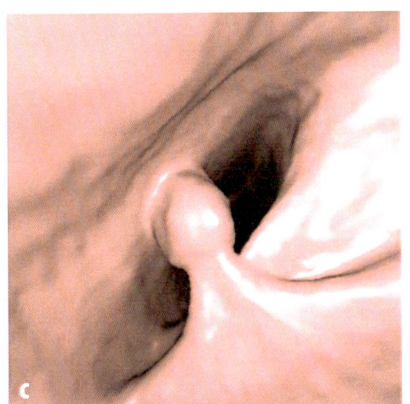 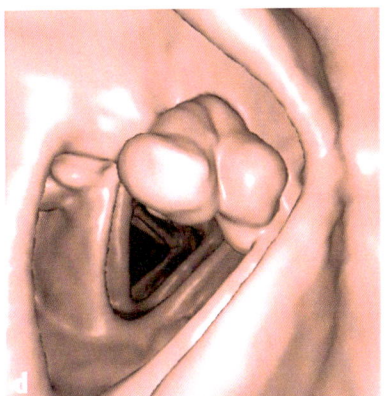

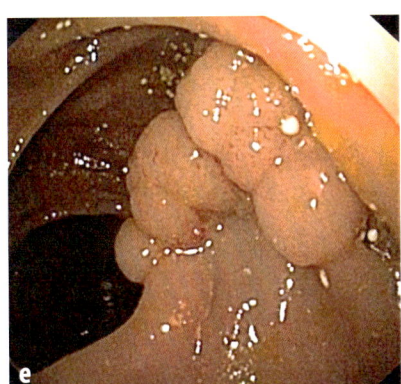

Polipo sessile (adenoma con displasia di alto grado) (*freccia*) **del sigma**
Il polipo (*freccia*) sembra cambiare di posizione dalla scansione in fase supina (**a**) a quella prona (**b**), ma in realtà ciò è dovuto ad una modesta torsione del sigma durante il cambio di decubito. Gli altri criteri di aiuto alla diagnosi sono l'alta densità della lesione e l'assenza di bolle aeree al suo interno
c Colonscopia virtuale ottenuta dalla scansione in fase supina
d Colonscopia virtuale ottenuta dalla scansione in fase prona
e Colonscopia convenzionale

Polipo sessile del colon ascendente

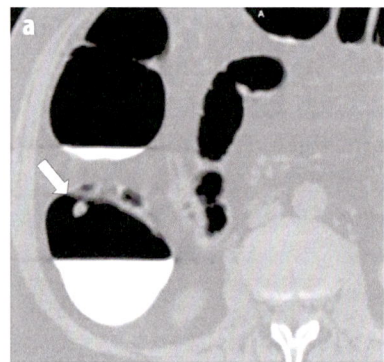
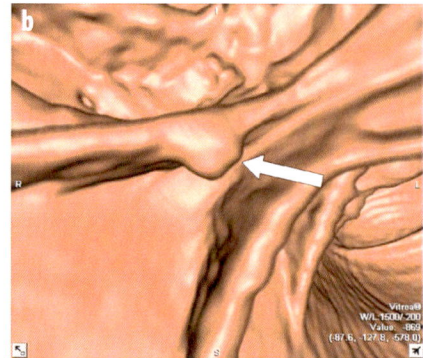
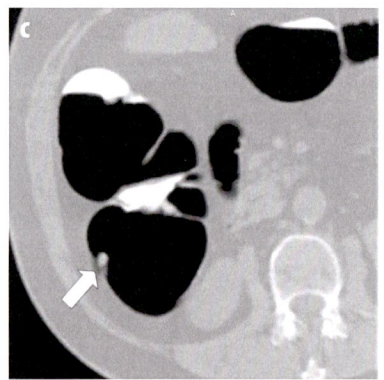
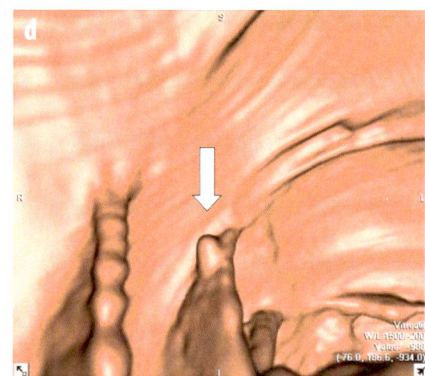
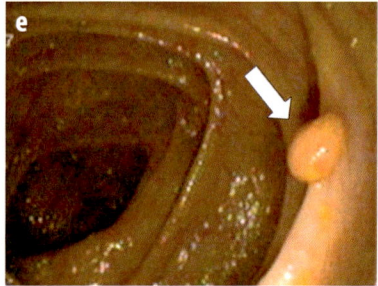

Polipo sessile (iperplastico) (*freccia*) **del colon ascendente**
a Immagine assiale ottenuta in fase supina
b Corrispettiva colonscopia virtuale
c Immagine assiale ottenuta in fase prona
d Corrispettiva colonscopia virtuale
e Colonscopia convenzionale

Polipo sessile del colon trasverso

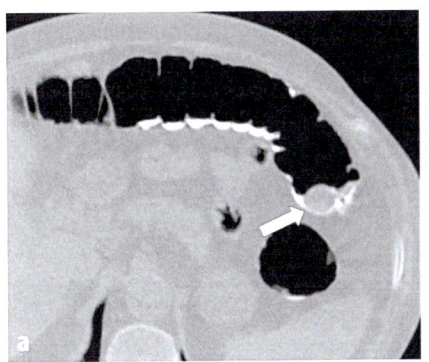 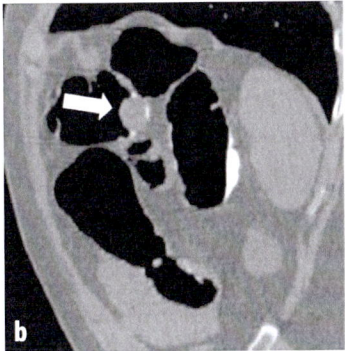 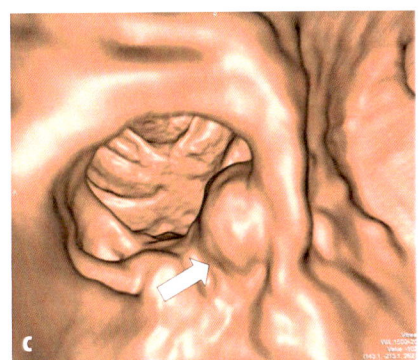

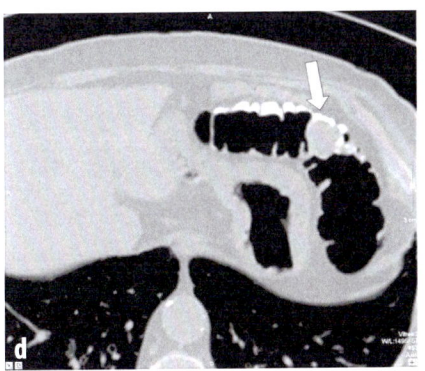 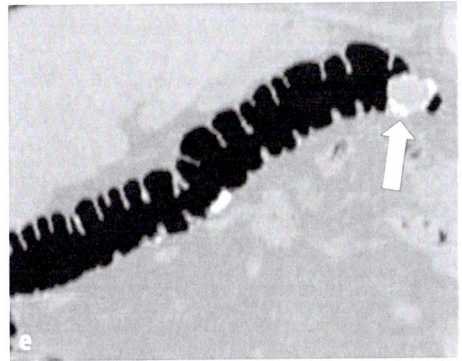

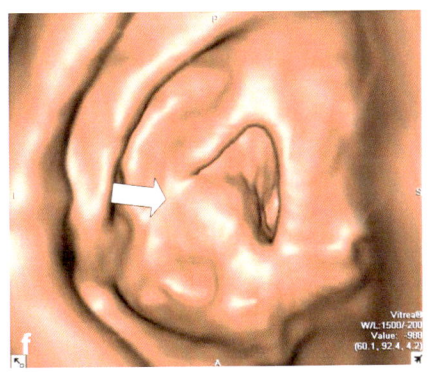 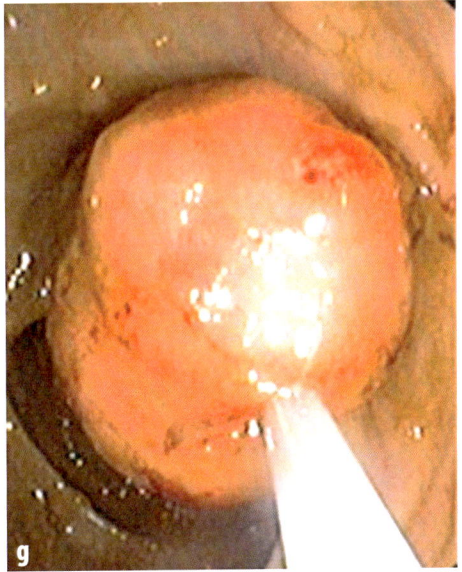

Polipo sessile (adenoma con displasia di alto grado) (*freccia*) **del colon trasverso**
a Immagine assiale in fase supina
b Corrispettiva riformattazione multiplanare sagittale
c Corrispettiva colonscopia virtuale
d Immagine assiale ottenuta in fase prona
e Corrispettiva riformattazione multiplanare coronale
f Corrispettiva colonscopia virtuale
g Colonscopia convenzionale

Polipo sessile del retto

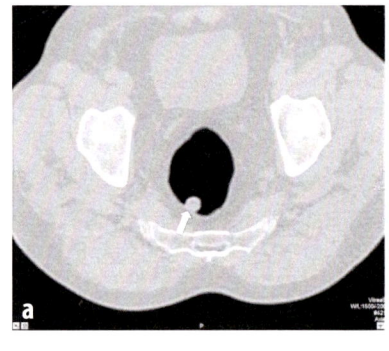 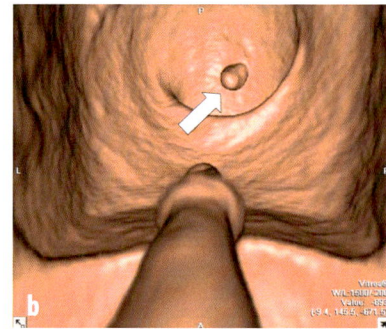 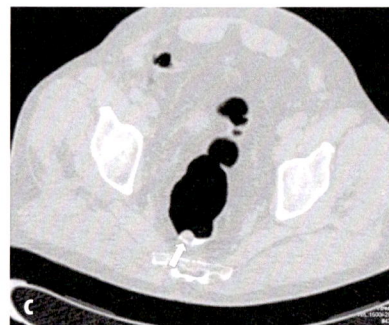

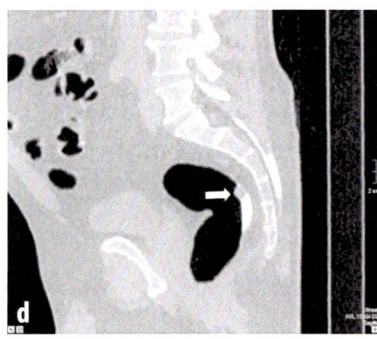 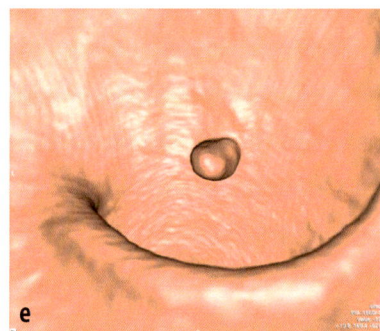 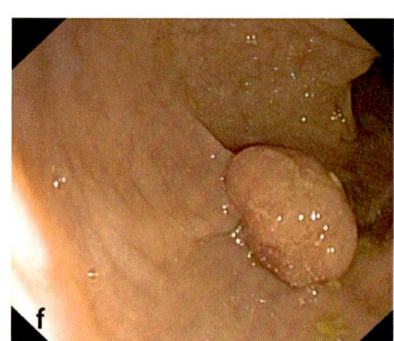

Polipo sessile (iperplastico) (*freccia*) **del retto**
a Immagine assiale ottenuta in fase prona
b Corrispettiva colonscopia virtuale
c Immagine assiale ottenuta in fase supina
d Corrispettiva riformattazione multiplanare sagittale
e Corrispettiva colonscopia virtuale
f Corrispettiva colonscopia convenzionale

Polipo sessile del colon discendente

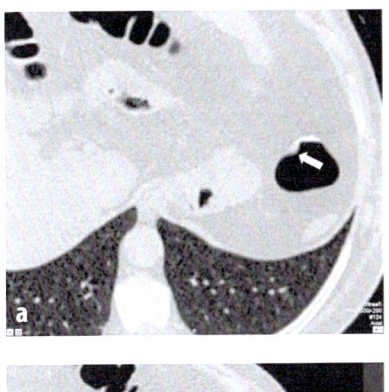 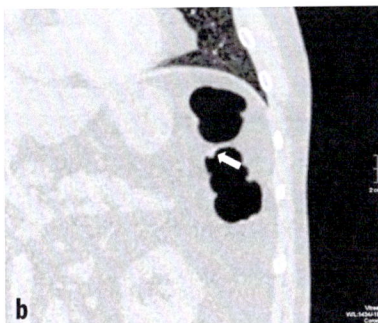 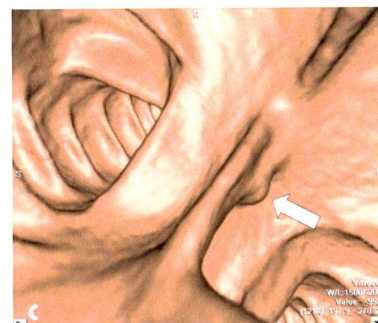

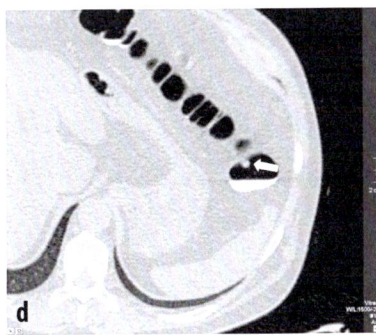 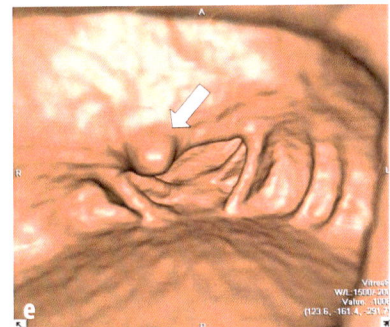 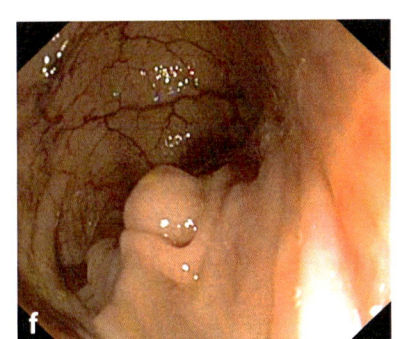

Polipo sessile (iperplastico) (*freccia*) **del colon discendente**
a Immagine assiale ottenuta in fase prona
b Corrispettiva riformattazione multiplanare coronale
c Corrispettiva colonscopia virtuale
d Immagine assiale ottenuta in fase supina
e Corrispettiva colonscopia virtuale
f Colonscopia convenzionale

Polipo sessile del colon ascendente

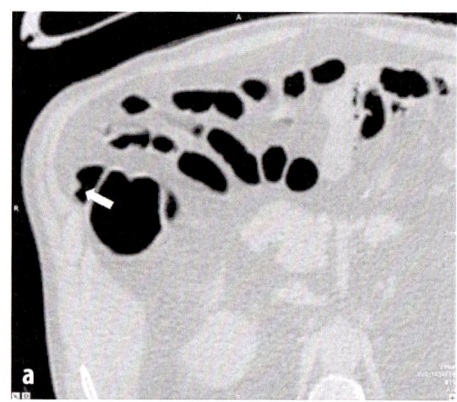
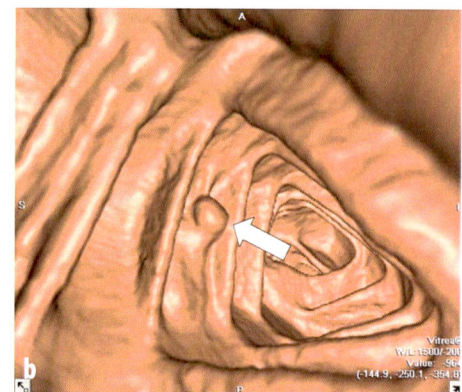
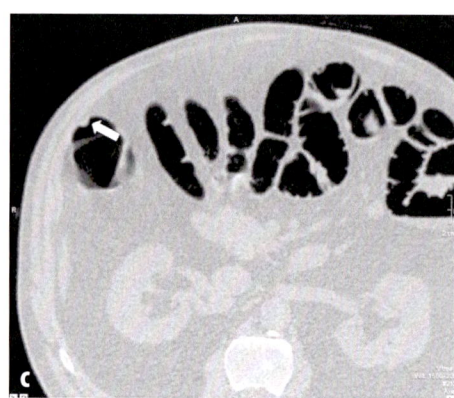
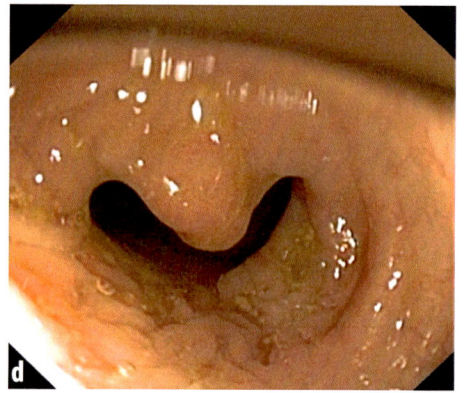

Polipo sessile (iperplastico) (*freccia*)**del colon ascendente**
a Immagine assiale in fase prona
b Colonscopia virtuale
c Immagine assiale in fase supina
d Colonscopia convenzionale

Polipo sessile del colon ascendente

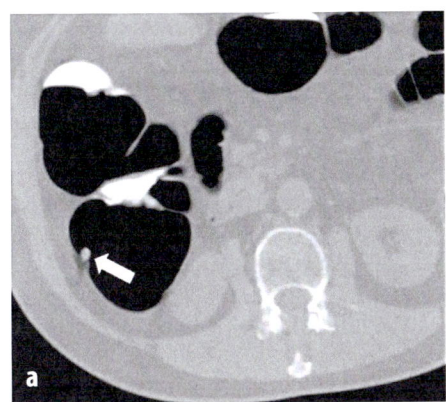

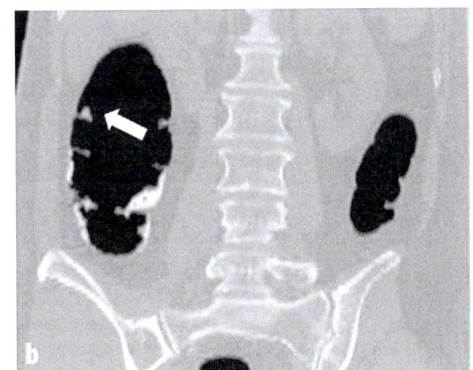

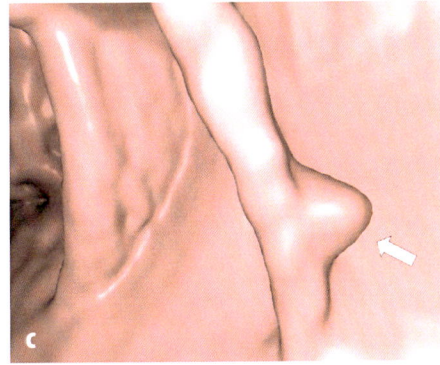

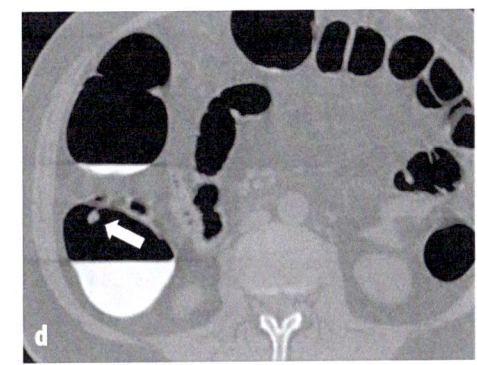

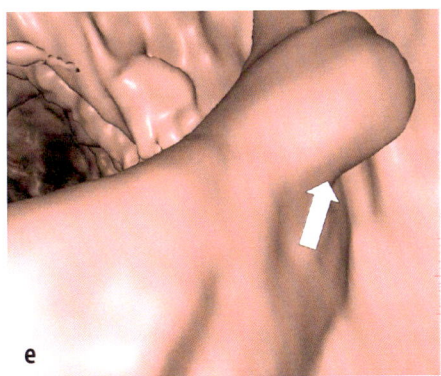

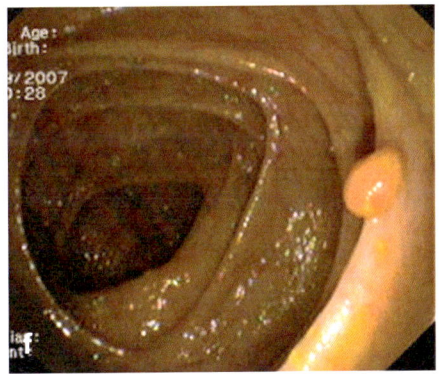

Polipo sessile (iperplastico) (*freccia*) **del colon ascendente**
a Immagine assiale in fase prona
b Corrispettiva riformattazione multiplanare coronale
c Corrispettiva colonscopia virtuale
d Immagine assiale in fase supina
e Corrispettiva colonscopia virtuale
f Corrispettiva colonscopia convenzionale

Capitolo 18
Casi complessi

Franco Iafrate, Andrea Stagnitti, Andrea Laghi

Anelli emorroidari

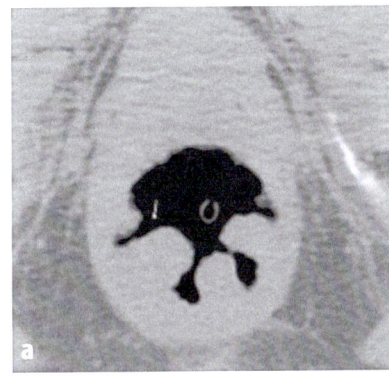
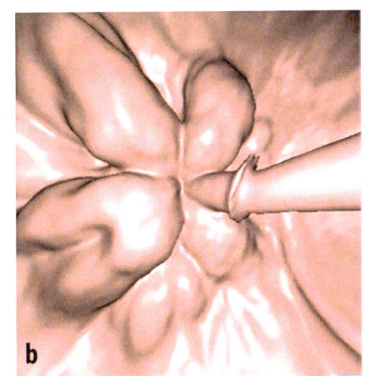
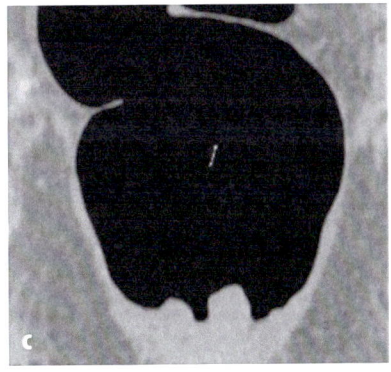
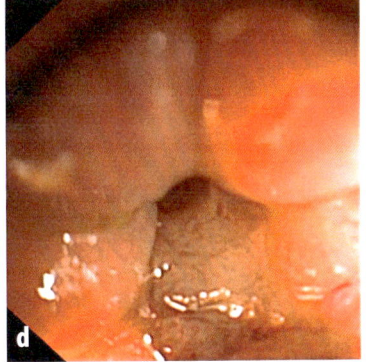

Anelli emorroidari
a Immagine assiale che mostra alcune formazioni di aspetto pseudopolipoide a livello del retto basso in corrispondenza dell'orifizio anale interno
b Immagine endoluminale che dimostra il caratteristico aspetto degli anelli emorroidari che circondano l'orifizio anale interno
c Riformattazione multiplanare coronale
d Colonscopia convenzionale

A. Laghi, R. Passariello, *La colonscopia virtuale*. ISBN 978-88-470-1066-6 © Springer 2008

Moncone appendicolare post-appendicectomia e valvola ileo-ciecale

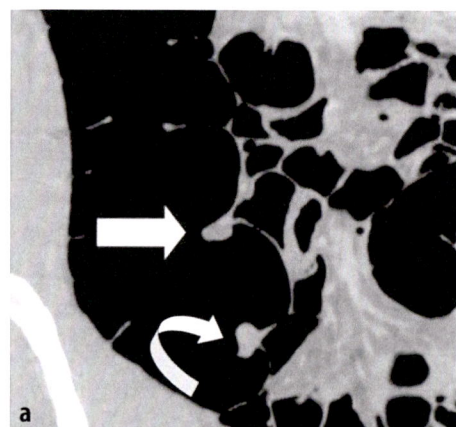

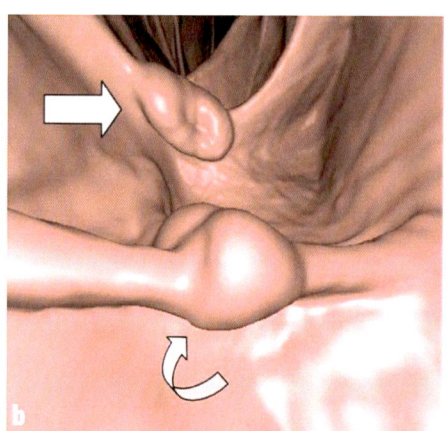

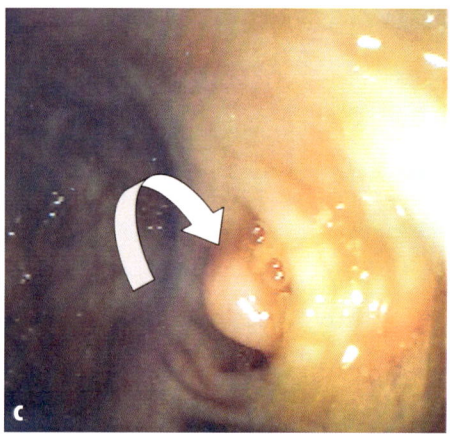

Moncone appendicolare post-appendicectomia (*freccia curva*) **e valvola ileo-ciecale** (*freccia*)

a Riformattazione multiplanare coronale che documenta a livello del colon ascendente la valvola ileo-ciecale (*freccia*) e una sospetta formazione polipoide (*freccia curva*) del fondo ciecale che è rappresentata dall'introflessione del moncone appendicolare

b Colonscopia virtuale

c Colonscopia convenzionale

Appendice ciecale introflessa

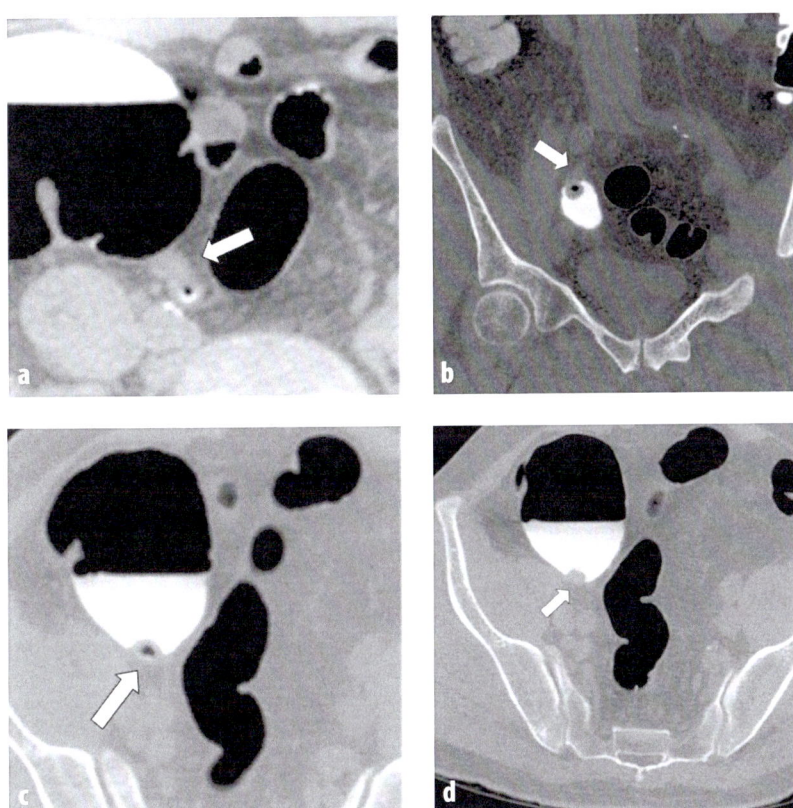

Appendice ciecale introflessa (*freccia*)
a Immagine assiale ottenuta in fase prona che mostra a livello del fondo ciecale una lesione pseudopolipoide (*freccia*) non marcata dall'mdc orale; tale formazione contiene al suo interno una bolla d'aria ed appare in diretta continuità con la porzione intraperitoneale dell'appendice come ben documentato dalla riformattazione multiplanare coronale (**b**) e dall'immagine assiale ottenuta in fase supina (**c**)
d Immagine assiale ottenuta in fase supina che dimostra come l'appendice ciecale introflessa (*freccia*) possa simulare una lesione polipoide

Spasmo del colon trasverso

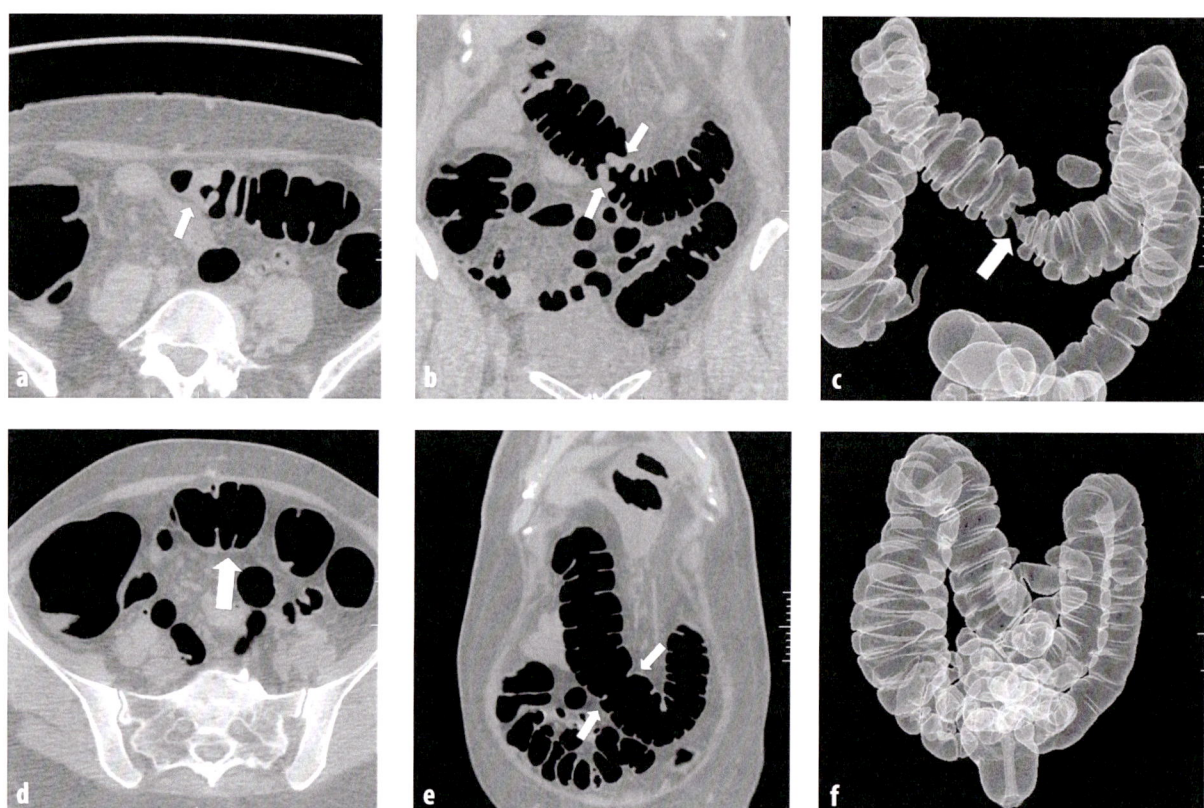

Spasmo del colon trasverso (*freccia*)

a Immagine assiale ottenuta in fase prona che dimostra una sospetta lesione stenosante (*freccia*) del colon trasverso

b Corrispettiva riformattazione multiplanare coronale

c Corrispettivo clisma a doppio contrasto virtuale in cui a livello del colon trasverso sembra apprezzarsi una lesione stenosale (*freccia*) con aspetto a "torsolo di mela" sospetto per una lesione tumorale

d Immagine assiale ottenuta inn fase supina che dimostra la completa distensione del colon trasverso (*freccia*) ponendo la diagnosi di spasmo

e Corrispettiva riformattazione multiplanare coronale

f Corrispettivo clisma a doppio contrasto virtuale

Fecalita e orifizio diverticolare

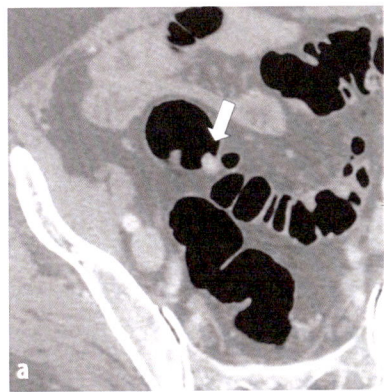
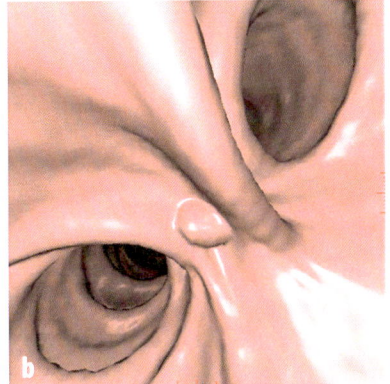
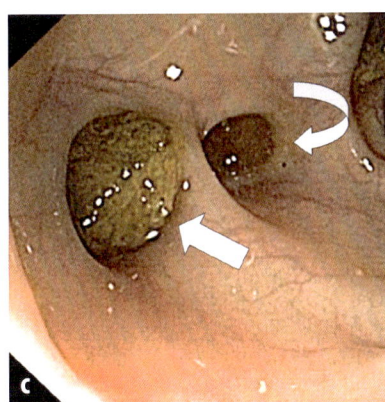
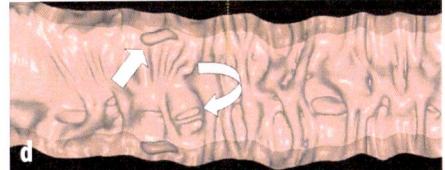

Fecalita (*freccia*) **e orifizio diverticolare**
a Immagine assiale che documenta a livello del sigma la presenza di un grossolano orifizio (*freccia curva*), nelle cui vicinanze è presente una lesione pseudopolipoide caratterizzata da una marcata iperdensità, riferibile a piccolo fecalita (*freccia*). Le immagini 2D appaiono decisive per una corretta diagnosi, in quanto quelle endoluminali 3D (**b**) potrebbero trarre in inganno, dato l'aspetto molto simile a quello di un polipo.
c Colonscopia convenzionale
d Dissezione virtuale

Residuo fecale del retto

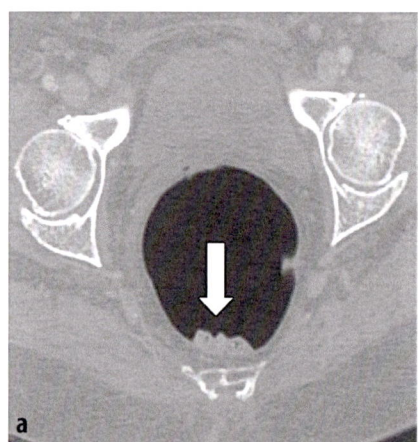 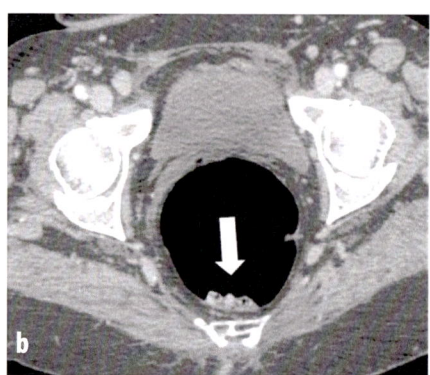

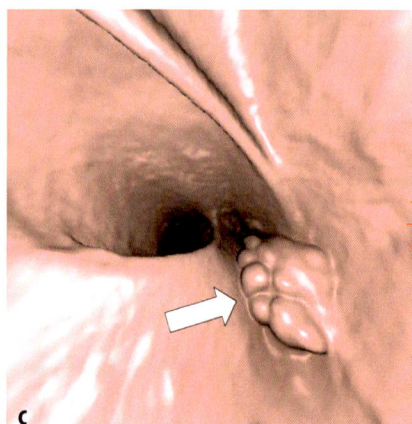

Residuo fecale (*freccia*) **del retto**
Grossolano residuo fecale (*freccia*) del retto. La diagnosi si ottiene cambiando la finestra di valutazione
dell'esame che, passando da una finestra simil parenchima polmonare (**a**) ad una addominale (**b**),
permette di mettere in evidenza la presenza di disomogeneità con alcune bolle aeree e l'irregolarità
della morfologia ben apprezzabile dalle immagini
endoluminali 3D (**c**)

Residuo fecale del sigma

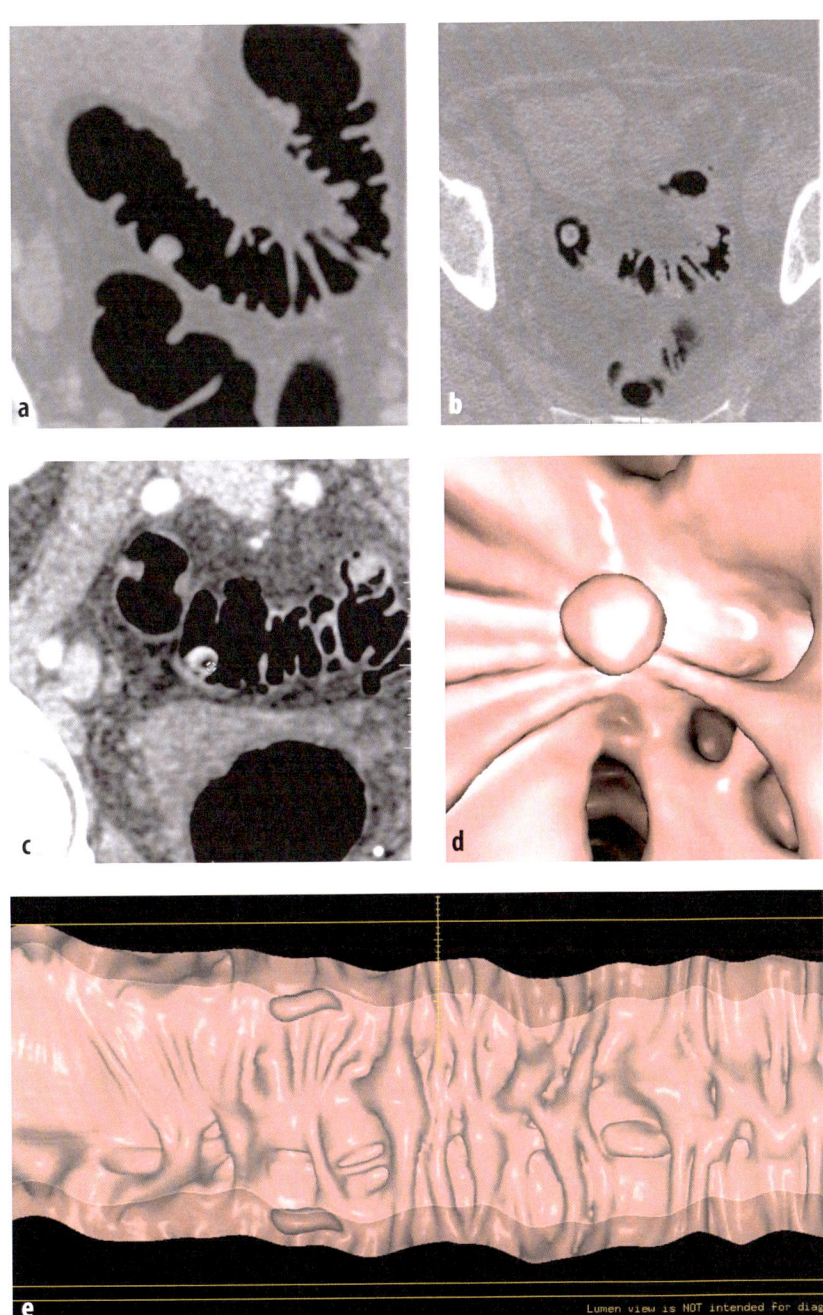

Residuo fecale del sigma

In corrispondenza del sigma nell'immagine assiale con finestra per colonscopia virtuale (**a**) si apprezza una formazione di morfologia polipoide che, con il cambio di decubito (**b**), si sposta dal versante posteriore verso quello anteriore. La diagnosi di residuo fecale è supportata anche dall'iperdensità con bolla aerea al suo interno, visibile nelle immagini 2D con finestra addominale (**c**). Si noti come il cambio della finestra di valutazione delle immagini 2D sia decisivo; infatti, valutando le immagini 2D con la finestra simil polmonare e le endoluminali 3D (**d**), il reperto appare sospetto per una formazione polipoide sessile del sigma

e Dissezione virtuale

Residui fecali della flessura epatica

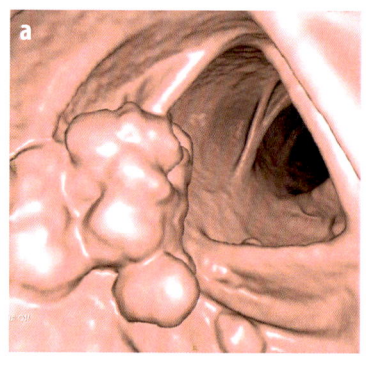
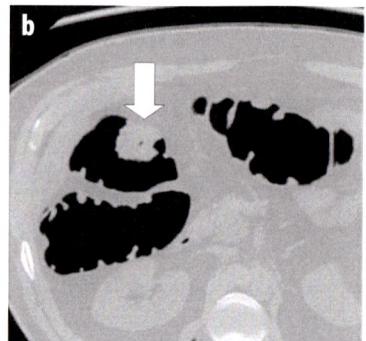
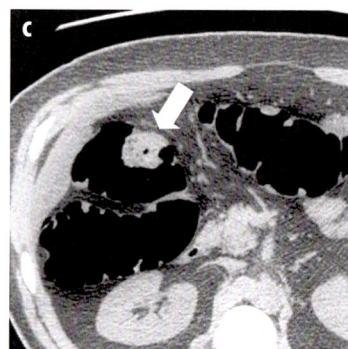
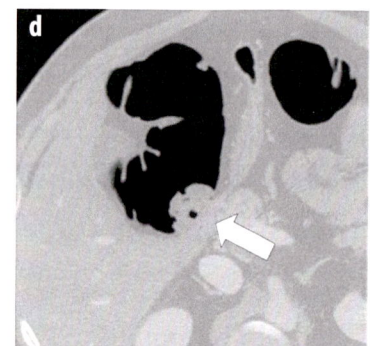

Residui fecali (*freccia*) **della flessura epatica**

In corrispondenza della flessura epatica si osserva una massa a morfologia irregolare che, nelle immagini 3D endoluminali (**a**) potrebbe far nascere il dubbio di una lesione neoplastica. La valutazione delle immagini 2D con l'ausilio della doppia finestra per colonscopia virtuale (**b**) e addominale (**c**) dimostra come la morfologia irregolare, la densità e la presenza di bolle aeree al suo interno rendano facile la diagnosi di residui fecali

d Con il cambio di decubito da prono a supino i residui fecali (*freccia*) si spostano dal versante anteriore a quello posteriore della parete del colon

Lipoma del colon trasverso

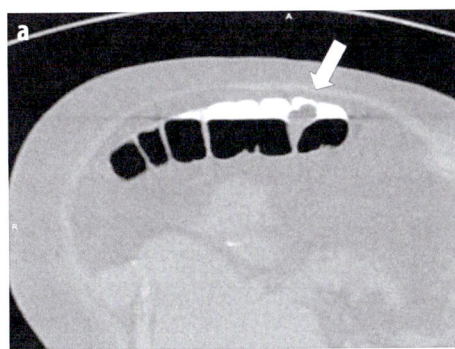
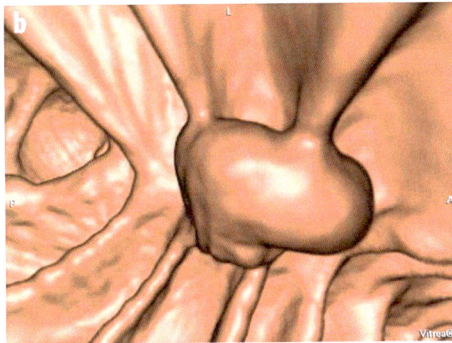
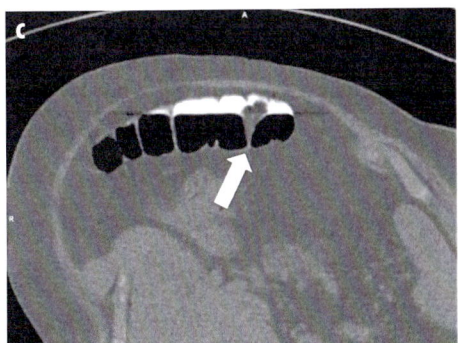
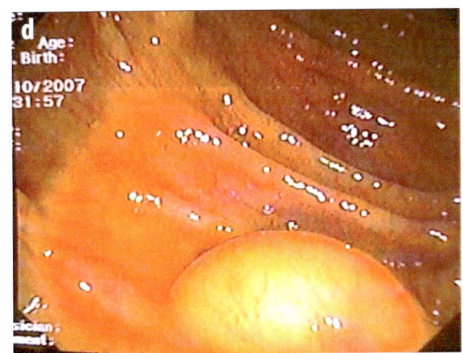

Lipoma (*freccia*) **del colon trasverso**
a Immagine assiale in fase prona con finestra per colonscopia virtuale che documenta in corrispondenza del colon trasverso una lesione pseudopo-lipoide solida (*freccia*) che non è marcata dal mezzo di contrasto orale, utilizzato per la marcatura delle feci. Valutando le immagini 2D e quelle endo-luminali 3D (**b**), si pone il sospetto di essere di fronte ad una lesione polipoide sessile; tale sospetto appare fugato dalla valutazione della lesione uti-lizzando la finestra addominale (**c**), che ben dimostra la presenza di tessuto adiposo al suo interno, patognomonica per lipoma del colon
d Colonscopia convenzionale

Lipoma del colon ascendente

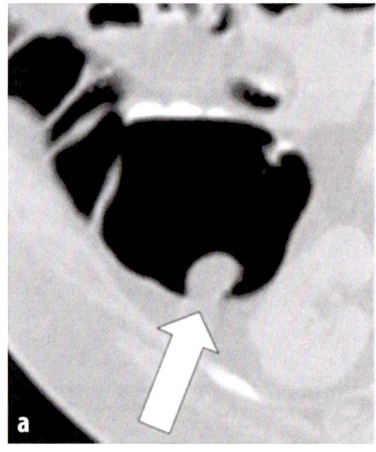 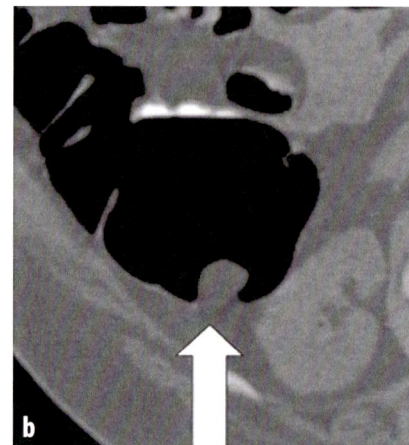

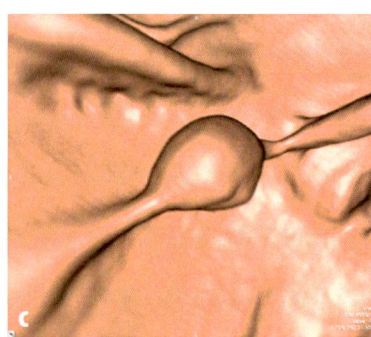 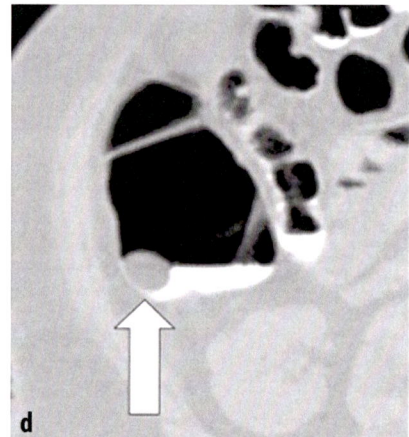

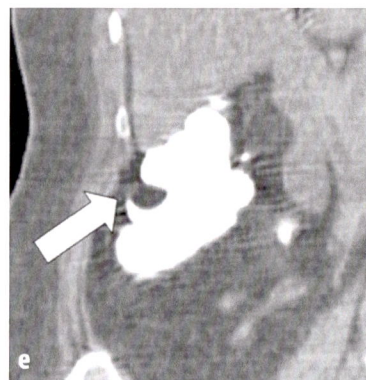 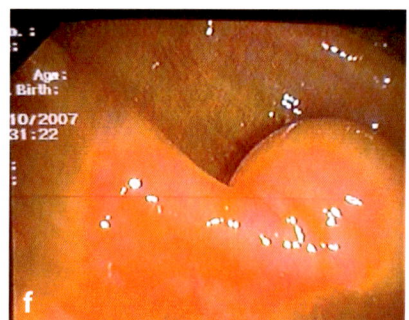

Lipoma (*freccia*) **del colon ascendente**

a In corrispondenza del colon ascendente, come dimostrato dall'immagine assiale in fase prona con finestra per colonscopia virtuale, si documenta la presenza di una lesione pseudopolipoide (*freccia*)

b Valutando le immagini con finestra addominale si pone la diagnosi di lipoma per la presenza all'interno della lesione pseudopolipoide (*freccia*) di tessuto adiposo

c Corrispettiva colonscopia virtuale

d Immagine assiale ottenuta in fase supina che documenta la presenza del lipoma (*freccia*) non marcato dai residui fluidi

e Corrispettiva riformattazione multiplanare coronale

f Corrispettiva colonscopia convenzionale

Lesione piatta del colon ascendente

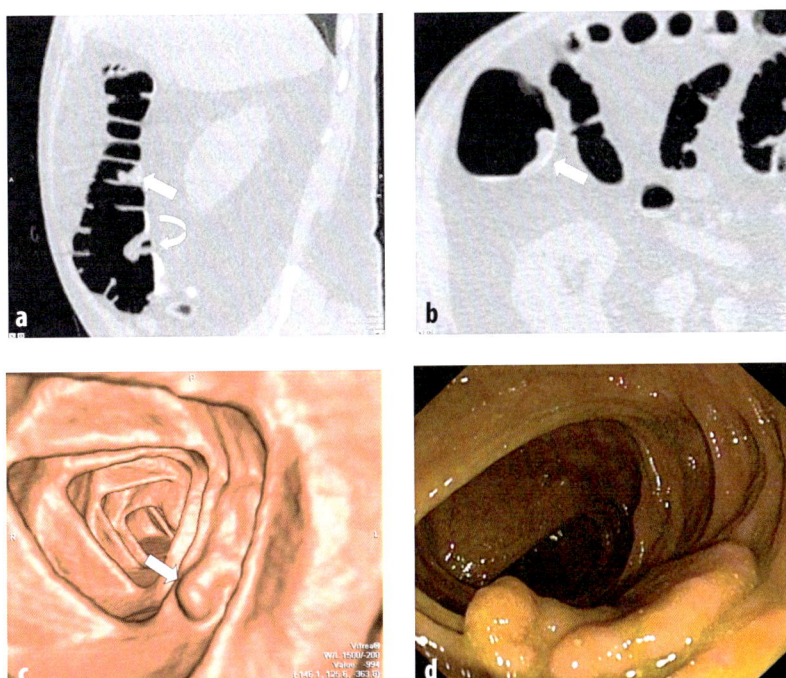

Lesione piatta (adenoma villoso con displasia di grado lieve) (*freccia*) **del colon ascendente**
In corrispondenza del colon ascendente prossimale, circa 5 cm superiormente alla valvola ileo-ciecale (*freccia curva*), si nota una lesione piatta (*freccia*) come ben documentato dalla riformattazione multiplanare sagittale (**a**)
b Corrispettiva immagine assiale
c Corrispettiva colonscopia virtuale
d Colonscopia convenzionale

Lesione piatta del fondo ciecale

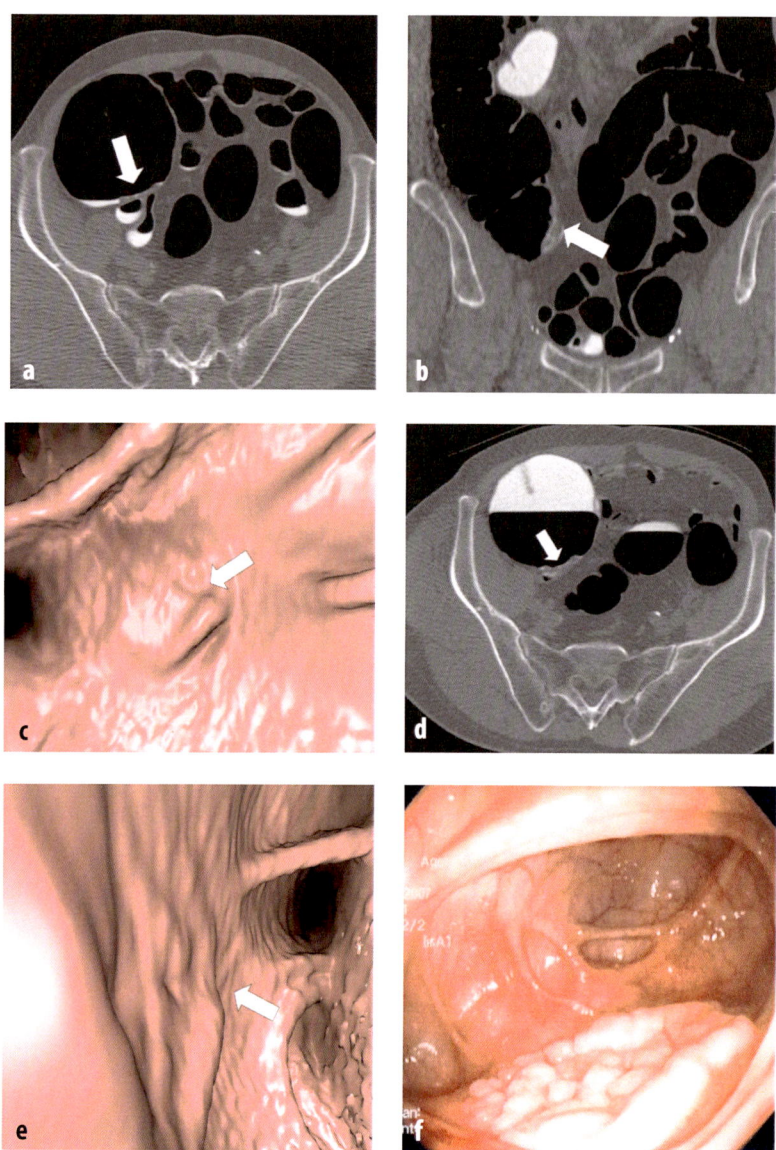

Lesione piatta (adenoma villoso con displasia di alto grado)* (*freccia*) **del fondo ciecale**

a Immagine assiale che documenta in corrispondenza del fondo ciecale una lesione piatta (*carpet lesion*) (*freccia*) non marcata dal *tagging fecale*. In questo caso particolare, l'utilizzo della tecnica di marcatura delle feci è di significativa importanza, dal momento che il cieco appare spesso coperto da residui fluidi che, se non marcati, possono occultare facilmente questo tipo di lesioni.

b Corrispettiva riformattazione multiplanare coronale

c Corrispettiva colonscopia virtuale

d Immagine assiale in fase prona che documenta come al contrario dei residui fecali che si spotano sul versante anteriore del colon la lesione piatta (*freccia*) rimanga fissa sulla parete posteriore

e Corrispettiva colonscopia virtuale

f Corrispettiva colonscopia convenzionale

* Cortesia del dott. D. Regge.

Lesione piatta del cieco

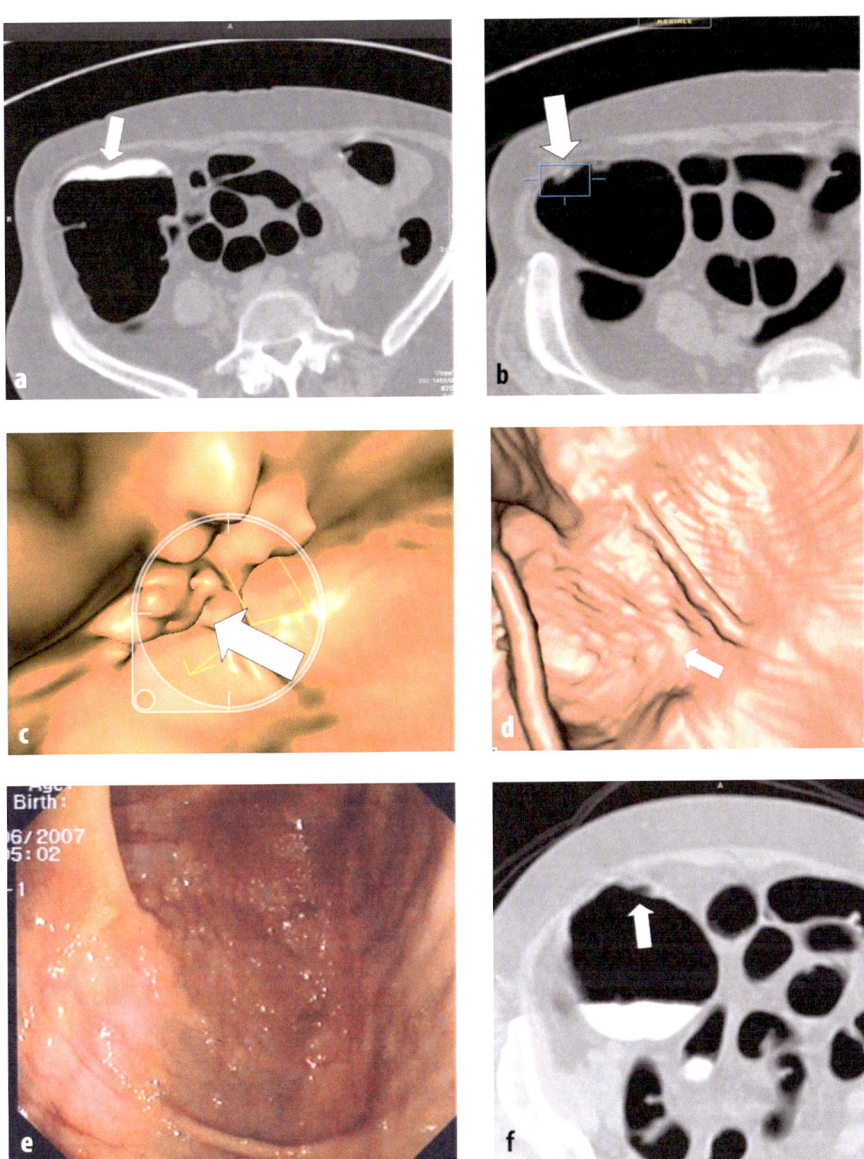

Lesione piatta (adenoma villoso con displasia di alto grado) (*freccia*) **del cieco**
a Immagine assiale in fase prona che documenta in corrispondenza del fondo ciecale una minima irregolarità parietale (*freccia*), meglio visibile utilizzando una sottrazione elettronica dei residui fecali marcati (**b**). La morfologia endoluminale (**c, d**) e 2D è quella di una tipica lesione piatta (*freccia*), come poi confermato dall'endoscopia (**e**)
f Immagine assiale in fase supina che documenta come la lesione piatta (*freccia*) rimanga sul versante anteriore del colon nonostante il cambio di decubito

Polipo sessile del cieco

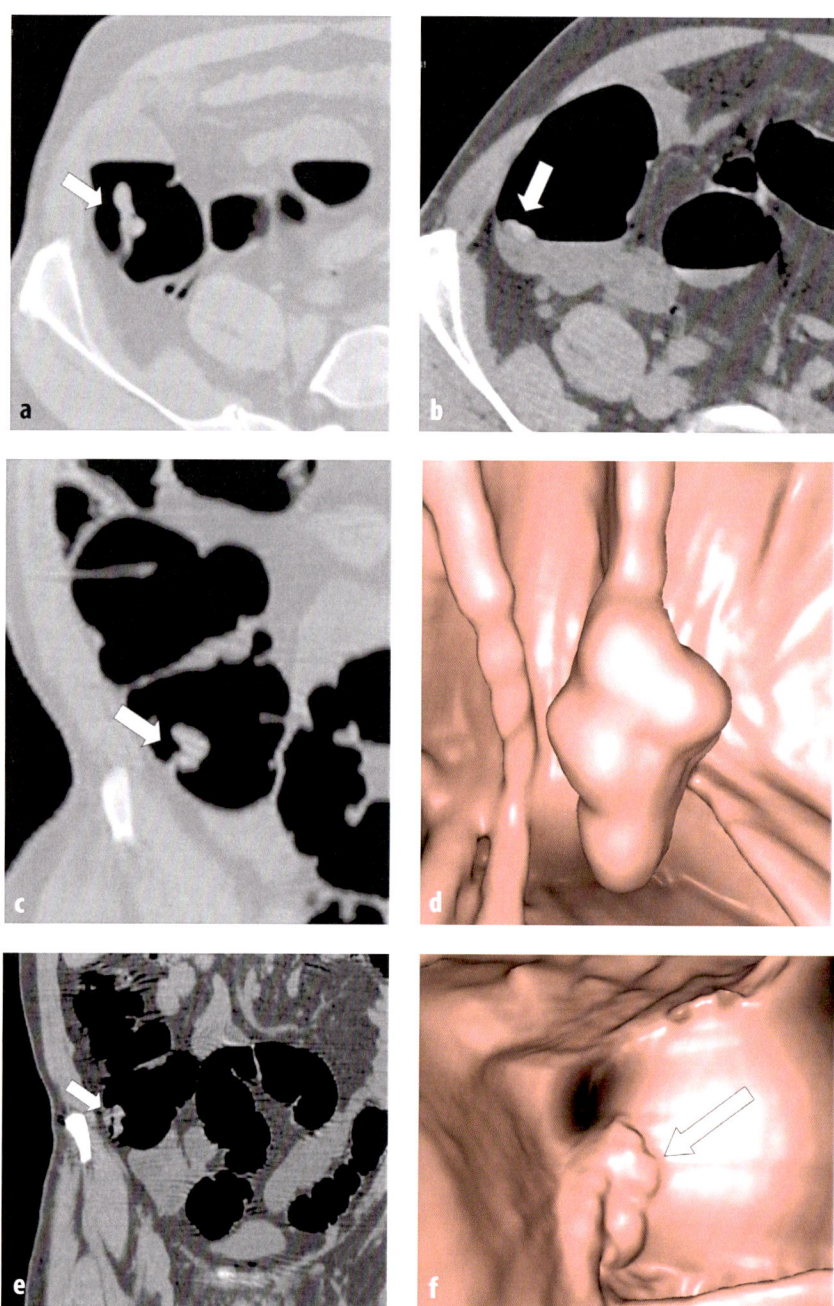

Polipo sessile (*freccia*) **del cieco**

a Immagine assiale in fase supina con finestra per colonscopia virtuale che documenta in corrispondenza della parete laterale del cieco una lesione polipoide (*freccia*). Tale lesione, nelle scansioni in fase supina (**b**), appare solo parzialmente apprezzabile perché quasi completamente sommersa dai residui fluidi non marcati. Si noti come, utilizzando la finestra addominale, la lesione abbia una densità modicamente più alta dei residui fluidi. Tale polipo, nelle immagini endoluminali, appare localizzato in prossimità di una plica ed è riferibile a polipo sessile

c Riformattazione multiplanare coronale della fase prona che documenta la lesione polipoide (*freccia*) su una plica del colon ascendente

d Corrispettiva colonscopia virtuale

e Riformattazione multiplanare coronale in fase supina chd documenta la lesione (*freccia*)

f Corrispettiva colonscopia virtuale che mostra la lesione (*freccia*) parzialmente coperta dai residui fecali fluidi

Adenocarcinoma della valvola ileo-ciecale

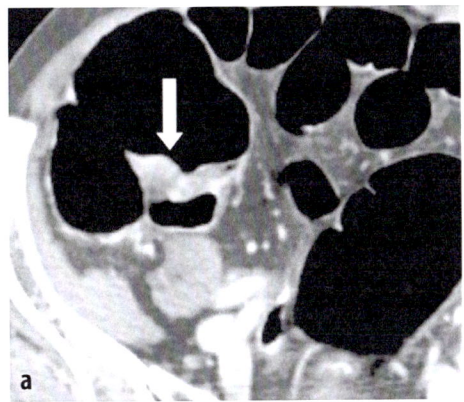

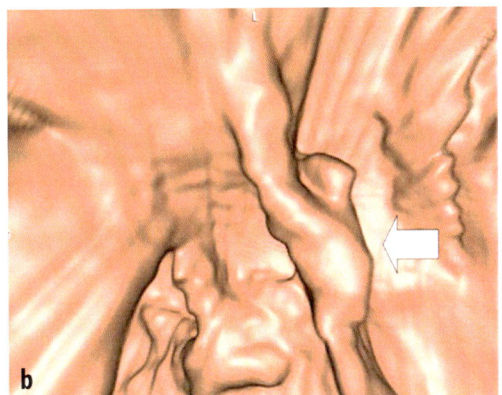

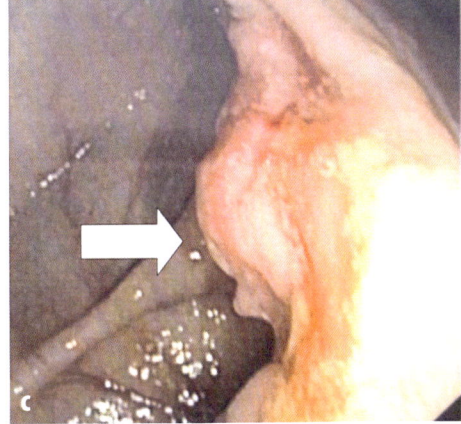

Adenocarcinoma della valvola ileo-ciecale
a Immagine assiale che documenta in corrispondenza della valvola ileo-ciecale una lesione piatta (*freccia*) con morfologia "a scodella" che deforma la normale morfologia valvolare
b Colonscopia virtuale
c Colonscopia convenzionale

Adenocarcinoma della valvola ileo-ciecale

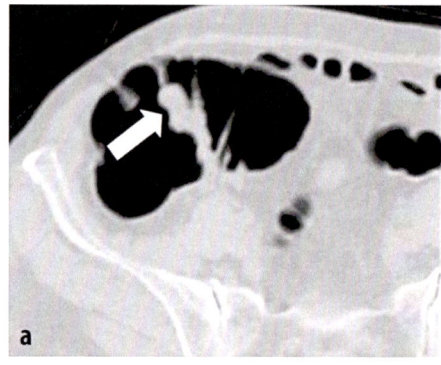
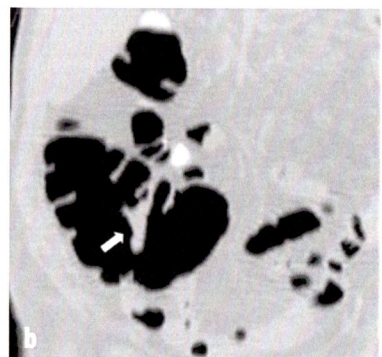
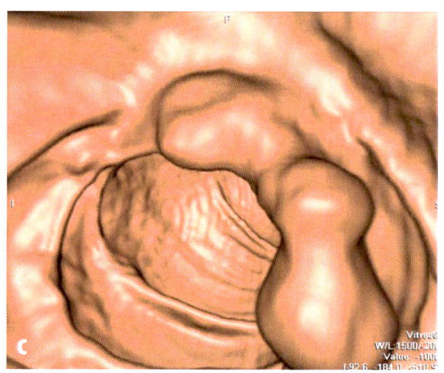
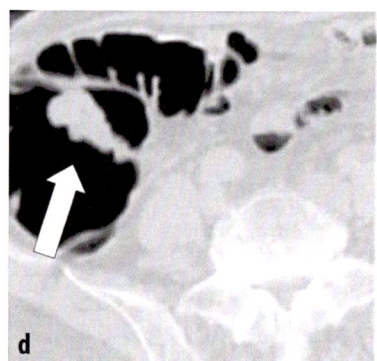

Adenocarcinoma (*freccia*) **della valvola ileo-ciecale**
a Immagine assiale in fase supina
b Corrispettiva riformattazione multiplanare coronale
c Colonscopia virtuale
d Immagine assiale in fase prona

Ileite terminale con coinvolgimento della valvola ileo-ciecale

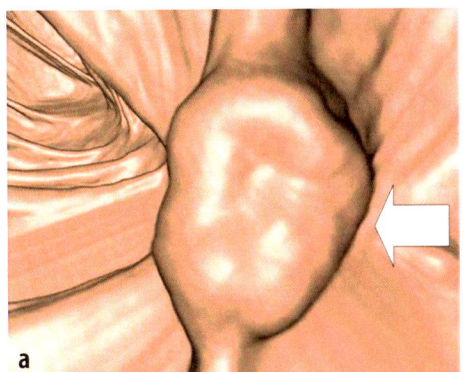

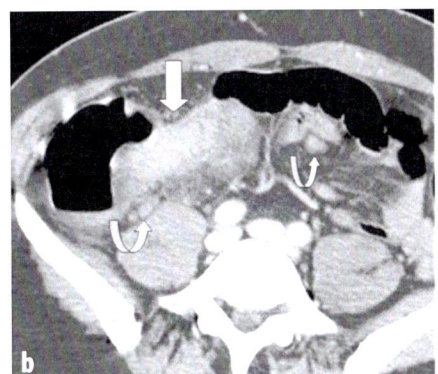

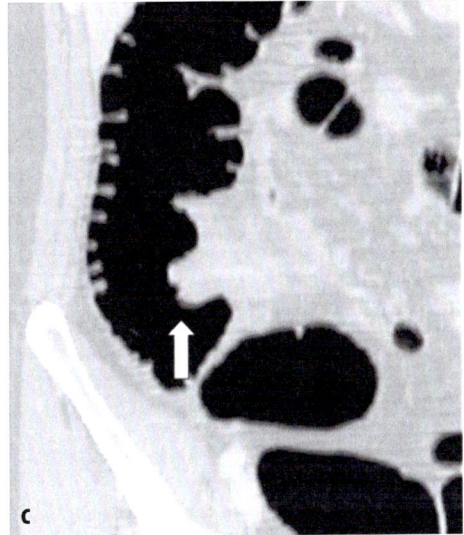

Ileite della valvola ileo-ciecale

a L'immagine di colonscopia virtuale documenta l'aspetto globoso della valvola ileo-ciecale (*freccia*), dovuto ad un'infiammazione dell'ultima ansa ileale e della valvola stessa come ben documentato dall'immagine assiale (**b**) che mette in evidenza anche il contesto del tessuto adiposo pericolico di multiple linfoadenopatie (*freccia curva*)

c Riformattazione multipla coronale

Linfosarcoma della valvola ileo-ciecale

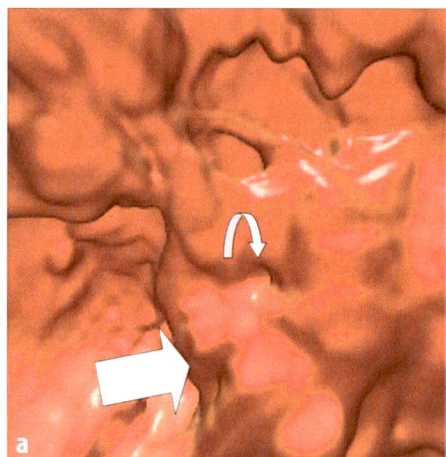

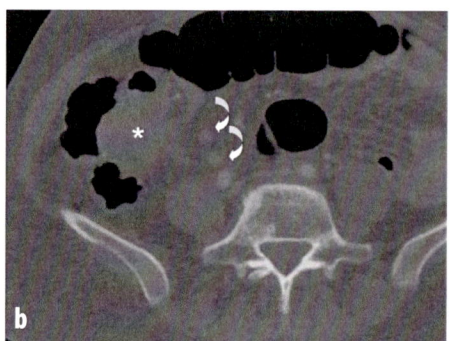

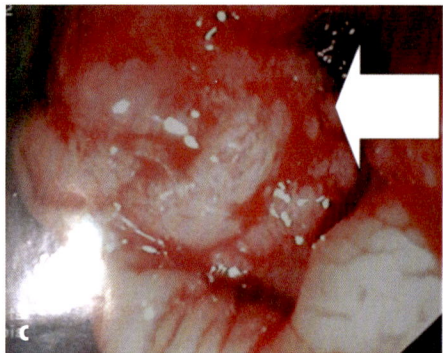

Linfosarcoma (*freccia*) **della valvola ileo-ciecale**
a L'immagine endoluminale mostra un'irregolarità morfologica della valvola ileo-ciecale (*freccia curva*) dovuta alla presenza di una grossolana massa neoplastica (*freccia*) (**b**). L'immagine 2D documenta il coinvolgimento della valvola ileo-ciecale (*) e la presenza di multiple linfoadenopatie locoregionali (*frecce curve*)
c Colonscopia convenzionale

Finito di stampare nel mese di maggio 2008

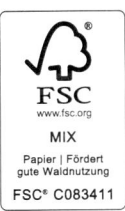

Zeitfracht Medien GmbH
Ferdinand-Jühlke-Straße 7
99095 Erfurt, Deutschland
produktsicherheit@kolibri360.de